愚解経脈論

邦医学テキスト

Traditional Japanese Medicine

木田一歩

静風社

いざない

　1895年ドイツのヴィルヘルム・レントゲンにより発見された「X線」は、当時の医学界に大反響を及ぼした。そしてこの発見から100年以上が経過して、人は身体を切開しなくても自由に体内を見る事ができるようになった。しかしX線は"質・量を有する形をなすモノ"は映しても、"質・量を有さない形をなさないモノの動き"は映せない。その形をなさないモノの動きを外部から知るツールが「経脈」である。例えると"壁の向こうにいる人の数を知る場合"、X線で壁を透視して知る場合と、人の声を聞き分けて知る場合の二通りがある如くである。

　この経脈の発見はX線の発明よりも遥かに遡り、バビロニア王国では『ハンムラビ法典』が作られ、アブラハムが予言を呈していた同じ頃、中国大陸では殷王朝が夏王朝を滅ぼし、巫祝(ふしゅく)が現れ、呪術師が「魔除け」により"憑きモノ"を追い払い、人の苦を除こうとした。最初の原始医療である。その名残が今も頻繁に使われる「疲れた」という言葉で、正しくは「憑かれた」であり、現在も"お祓い"として『殷代療法』が継がれている。その後時代が進みエジプトではプトレマイオス5世が政権を握り、倭の国では（愚木は欠史八代の存在を支持する立場なので）孝元天皇が政権を執行し、中国大陸では、劉邦が漢を建国した頃に『黄帝内経』が書かれたと歴史書は述べている（『黄帝内経』の成立年に関しては諸説あるので、詳細は専門書に委ねることにする）。

　『内経医学』に書かれている「経脈」は、後世の人間にとって最も功績の大きい発見の一つである。そして現在も、将来に作られる高度な機器であっても、その実在を知ることは「本文中で述べた理由」で決して出来ないが、「科学で証明できないモノは存在しない」と永遠に存在を否定し続ければ、"人類皆病人"という笑えない話が本当に現実化するだろう。そしてアジア諸国から欧米各国に至るまで「補完代替医学」受診者が増えていることからも、人類が本能的に「現代最新医療」の進歩を認めて尊重しつつも、それとは異なる「古の伝統医療」へ回帰してきていることが分かる。

　本書は「古の伝統医療」を求める希望者に、それを提供する医療者が、経脈の存在を十分信じるに足ることができる補助になればとの思いで著述した。最後まで読み終えた時に「経脈は存在する」と確信され、日々の臨床に還元してくださればとの思いで、本書の役割は全うする。

　なお、本書サブタイトルに含まれる『邦医学』という言葉は、空白の4世紀日本列島に伝来されたとする大陸医学が、その後独自に進化・発展して、江戸中期の後藤艮山、香川修庵、山脇東洋らから吉益東洞へと変遷する『古方派』の医案・医説を基礎にして、それに現代医療により解明された知識を融合させ、臨床で実践したモノを後世の医家に託す、歴史的責任を果たす事を目的にして名付けた。

著者記す

目　次

いざない ──────────── 3

第 1 章　経脈論・基礎門　　9

- 1 総論　　10
- 2 胃の気からのアプローチ　　10
- 3 血、水からのアプローチ　　12
- 4 衛気、営気からのアプローチ　　13
- 5 1 経脈　　18
- 5 2 経絡　　25
- 5 3 絡脈　　29
- 5 4 経別　　37
- 5 5 経筋　　40

第 2 章　経脈論・十二経流注門　　43

- 1 大経絡脈の流注　　45
  - 1. 陰陽十一脈灸経・足臂十一脈灸経の流注　　45
- 2 歴史的経緯による流注　　48
  - 1. 根結篇と経脈論の流注　　49
- 3 小経絡脈の流注　　52
  - 1 下肢　　52
  - 2 三陰経脈の流注理由　　53
  - 3 三陽経脈の流注理由　　53
- 4 上肢　　54
  - 1 二陰経脈の流注理由　　54
  - 2 三陽経脈の流注理由　　54

第3章　経脈論・十二経脈門　57

- はじめに　58
- 1 手太陰肺経之脈　60
- 2 手陽明大腸経之脈　66
- 3 足陽明胃経之脈　75
- 4 足太陰脾経之脈　88
- 5 手少陰心経之脈　94
- 6 手太陽小腸経之脈　101
- 7 足太陽膀胱経之脈　109
- 8 足少陰腎経之脈　118
- 9 手厥陰心包絡之脈　125
- 10 手少陽三焦経之脈　131
- 11 足少陽胆経之脈　138
- 12 足厥陰肝経之脈　149

第4章　経脈論・奇経門　155

- 1 細胞膜　156
- 2 概略　157
- 3 維脈概論　158
- 4 蹻脈概論　161
- 5 監督脈概論　165
- 6 共通病症　172
- 7 特有病症　173
- 8 帯脈概論　178
- 9 九道脈診・総論　184
- 10 各論　186

第5章　経脈論・病症門　201

- 概論　202
- 1 肺臓の生理　203
- 2 大腸腑の生理　207
- 3 脾臓の生理　208
- 4 胃腑の生理　210
- 5 心臓の生理　211
- 6 小腸腑の生理　213
- 7 腎臓の生理　213
- 8 膀胱腑の生理　216
- 9 肝臓の生理　217
- 10 胆腑の生理　219
- 11 心胞の生理　220
- 12 三焦の生理　222
- 13 是動則病及び所生病の整理　224
- 14 固有病症　229
- 15 共有病症　231
- 16 愚解二十経脈図　234

第6章　経穴論・基礎要穴門　　245

- 1 経穴論　　246
  - ■ 経脈左右論　　246
- 2 左右十経脈各論　　248
  - ■ 手太陰肺経脈　　248
  - ■ 手陽明大腸経脈　　249
  - ■ 足陽明胃経脈　　250
  - ■ 足太陰脾経脈　　251
  - ■ 手少陰心経脈　　252
  - ■ 手太陽小腸経脈　　253
  - ■ 足太陽膀胱経脈　　253
  - ■ 足少陰腎経脈　　254
  - ■ 足少陽胆経脈　　255
  - ■ 足厥陰肝経脈　　256
- 3 五要穴　　257
  - ■ 井穴　　258
  - ■ 榮穴　　261
  - ■ 兪穴　　264
  - ■ 経穴　　267
  - ■ 合穴　　270

第7章　経穴論・生理類門　　273

- 1 生理的寒熱分類　　274
  - ① 『気穴論』309穴　　275
  - ② 『十四経発揮』343穴　　275
- 2 分類　　277
  - ■ 熱兪五十九穴　　277
  - ■ 水兪五十七穴　　281
  - ■ 臓兪五十穴　　284
  - ■ 腑兪七十二穴　　284
  - ■ 中膂両傍十穴　　285
  - ■ 気穴論九十二穴　　285

第8章　経穴論・解剖類門　　287

- □ 解剖的分類　　288
- 1 額部　　288
- 2 目部　　289
- 3 鼻部　　291
- 4 口部　　291
- 5 頬部　　292
- 6 側頭部　　293
- 7 耳部　　295
- 8 顎部　　296
- 9 後頭部　　297

10 顎下部	298	13 体幹部	301
■ 裏大迎穴、裏頬車穴の圧痛意味	298	■ 体幹部・胸部五行30穴	302
		■ 身体側部	304
11 頚部	299	■ 横隔膜	305
12 鎖骨上窩部	300	■ 腹部	305
		■ 背部	320

第9章　経穴論・名称類門　327

□ 名称篇	328	■ 小分類	328
■ 大分類	328		

参考文献 ———— 346

つづきに ———— 348

第1章 経脈論・基礎門

1 総論

　人は天気と地気との間に生じて生長化収蔵のサイクルの中で流転し、小天地と呼ばれるように、人身の気はすなわち天地の気と同等同様である。天地に四象・五行があるように、人にも四象・五行の機があり五臓・六腑・十二経脈・絡脈等に細分されている。そして病という異変は即これらの異変となって五臓が蔵する神気の異変となり、六腑が作るモノに現われて病症が発生する。
　このことを古典では
　『素問』に「臓は蔵して陰に属して閉を主り、五臓は五神を蔵して泄らさず」
　『霊枢』に「六腑は水穀を津液と化して行らす処瀉して蔵さず、胃は五穀の腑、小腸は受盛の腑、大腸は精粕伝導の腑、膀胱は津液の腑、三焦は水穀道路の腑、胆は清浄の腑で陽を為す」
　『難経』に「臓は人の神気を舎すところゆえに肝は魂を蔵し、肺は魄を蔵し、心は神を蔵し、脾は意と智を蔵し、腎は精と志を蔵す」
　と簡潔に述べている。
　このことから東洋医学とはその起源と成り立ちから、常に**形の有無**を意識において考察を行う論理学である。そして経絡を学ぶ際にもその念頭意識で書を読まなければ到底理解できるものではない。そもそも経絡とは経脈と絡脈の合語であり、古典では経絡、経脈、絡脈…とその使い方は明確に分けられ、それらの書において「経絡は質量や形体は有しないが、機能や作用を有すモノ」として記載されている。
　この経絡については『素問』『霊枢』医学以降多くの学士が見解を述べておられるが、愚木もそれらの先生の見解を踏まえ、**経絡は気の集合体がライン化した形状で、胃の気を分配する働きを有するモノ**との一説を立てた。以下に愚解していく。

2 胃の気からのアプローチ

　東洋医学でいう胃の気は、身体が生命を維持するために有形・無形のモノを取り込み代謝し、その形を変化させたことにより作られるもので、西洋医学にはな

```
体表          裏
経穴  孫絡脈   絡脈   経脈   臓腑
 |・・・・・・・・・●●●●●●●●●
      経脈：気の集合体
 ・・・・●  作用が強い大きなモノが流れている
 ・・・・●  作用が弱い小さなモノが流れている
```

い重要な基礎概念である。そしてこの胃の気は、身体がその生命代謝により物質的に作られる血気や非物質的なモノである精気の基本になり、胃の気量の過多は元気の強弱を左右する。この様子が具体的に表れているのは身体各部で見られる**拍動**であり、特に橈骨動脈部や内頚動脈部の拍動部位で行われる脈診は、生命維持の活動を直接見ることができ、かつその様子を的確に知ることができる重要な診断である。拍動部位と経絡が一致するのも以上の理由による。

　この観点から一般にいう"経絡現象"を考えると明らかに意味するところが異なっている。愚考するにこれらは、単に"鍼を行う"ことによって、表の衛気や裏の営血が反応する現象を指しているにすぎない。**経絡は身体の生命維持に関わるモノであるため、表に対しての微細な変化程度で大きく動くことは決してない**のである。

　次に身体の立体構造から考える。経絡はその役割が異なるゆえに経脈と絡脈に分け、それぞれ別に異なる名前を付けている（詳細は後述）。そして身体表面には**表裏を連絡する**等の役割を持った点（経穴）が、生理により整然と配置されている。この表面とは身体を覆う身体内と外を隔てる"膜"を指し、裏とはその膜の内側全部を指す。つまり体表膜に存在する点は系統や役割等によって区切られ、気の強弱によって反応の現われ方を異にする。すなわち経絡を構成する、気の勢いのある経絡を認識することは容易であるが、反対の場合は、経絡の存在を明確に認めることも、迅速にその目的を担うこともできず、極に達した場合は死に到るのである。そう！　経絡は生きている間にのみ存在するモノである。さらに古典の「表の膜に存在する点は、属する臓腑に繋がる」について愚考すると、この体表膜の点は、現在の検査器具で詳細に探しても実在を見つけることはでき

第一章　経脈論・基礎門

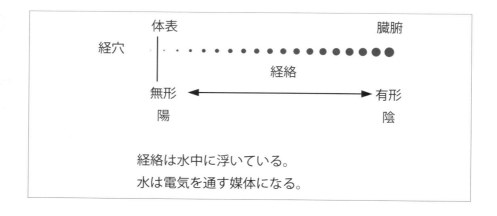

ないが、この点が属する臓腑や器官は、X線等で実在を確認することが可能である。これは体表膜を基点にすると、形をなさないモノから到達する臓腑へ走行するに従い、実在の形をなすモノへと変わっていく構造となっている。つまり無形から有形に、あるいは有形から無形に移行していく過程が経脈・絡脈・孫絡脈である。これを太陽光により育つ植物を例にすると、形をなさない"**太陽の光**"が植物の葉幹花の表面を照射することで内に浸透し、やがて"**植物の実**"へと変わる『有形無形論の法則』と同じ論理である。「体表には陽気が多く裏には陰気が多い」と述べられているのは、この視点から見て古人の発言であろう。

3 血、水からのアプローチ

　経脈と血管は字句の比較からも明確であるが、根本的には脈と管の形態の違いがある。**脈が制約を受けないモノの流れ、管が制約を受けるモノの流れ**である。すなわち経脈に流れているモノは、質量や形を有さない無形の気である。**赤血球や白血球等の働き**であるために制限を加えることはできないが、血管に実際に流れているモノは、質量や形態を有す陰血の構成物である**ヘモグロビンや鉄**であるから、これらを管理することが必要でありかつ可能である。古典には「孫絡は身体を縦横にネットする」と述べているが、これは「血中の陰気は毛細血管で、血中の陽気は孫絡で身体を縦横にネットする」と愚解できる。

　人体は7割を超える水で構成されているが、本来水は形而上学的には自らの

意思を持たないため、加温を行わない限り冷たく、温度を有すことはない。つまり**生きる**という明確な**意識を持たない死の状態にある人間**は、体温を作るという意思を持たないために冷たいのである。換言すれば**生きるという意識を持つ人間は体温を有す**温かい状態にある。この絶対的な生死の論理に対して経絡は、体温である「生命の火」を分配するという働きで関与している。生体の陰陽が交流して正常に生命活動が営まれるためには、生体内の水温はいかなる場合であっても、常に一定に保たれていなければならない。その生命維持の環境を維持していく作用が経絡である。

4 衛気、営気からのアプローチ

『霊枢　營衞生會篇』に「人は胃に穀気を入れ消化した後、肺気により循らされて全身に流布され、五臓六腑すべては気を受けることができる。このうち清なるモノを営、濁なるモノを衛と称し、営は脈中を衛は脈外を循る」と述べられているごとく、衛気と営気はその源を一つにするが、経脈中を流れるのは営気であり、経脈外は衛気が循行する。また『霊枢　本蔵篇』では「経脈は血気を行らせて陰陽を営み、筋骨を濡し関節を利すモノ」と定義付け、「営衛は精気、血は神気でこれらは異名同類である」としている。

つまり経脈は営衛を成分とする精気と神気を主体とする血が流れ、これらの成分を筋骨にデリバリーすることによって関節を利したり、筋を養ったり濡したりする主要なルートなのである。このことから体表に近く経脈の外を走行する衛気と、それと比べてより裏に近く経脈中を流れる営気との両気が同じモノから生まれたにも関わらず、その性状と役割により流注場所を異にする理由が理解できる。

臨床で幼児や風症等の陽気の働きが乱れた場合の鍼灸治療は、衛気を対象にして補瀉を行うが、器質的な疾患や寒症等の陰気の過不足に対しての鍼灸治療は、営気を対象にして補瀉を行っていくのである。

『衛気』古典抜粋
『素問　生氣通天論』
「蒼天之氣清淨．則志意治．順之則陽氣固．雖有賊邪．弗能害也．此因時之序．

故聖人傳精神．服天氣．而通神明．失之則内閉九竅．外壅肌肉．衛氣散解．
此謂自傷氣之削也．」

『素問　五藏生成論』
「人有大谷十二分．
　　　小谿三百五十四名．少十二俞．
此皆衛氣之所留止．邪氣之所客也．」

『素問　八正神明論』
「凡刺之法．必候日月星辰．四時八正之氣．氣定乃刺之．
是故天温日明．則人血淖液．而衛氣浮．故血易寫．氣易行．
　　　天寒日陰．則人血凝泣．而衛氣沈．
月始生．則血氣始精．衛氣始行．
月郭滿．則血氣實．肌肉堅．
月郭空．則肌肉減．經絡虛．衛氣去．形獨居．
榮氣虛．衛氣實也．
榮氣虛則不仁．衛氣虛則不用．榮衛俱虛．則不仁且不用．肉如故也．」

『素問　瘧論』
「衛氣者．晝日行於陽．夜行於陰．此氣得陽而外出．得陰而内薄．内外相薄．是以日作．」
「邪氣客於風府．循膂而下．衛氣一日一夜．大會於風府．其明日日下一節．故其作也晏．
此先客於脊背也．
每至於風府．則腠理開．腠理開．則邪氣入．邪氣入．則病作．以此日作稍益晏也．」
「衛氣每至於風府．腠理乃發．發則邪氣入．入則病作．今衛氣日下一節．其氣之發也．」

『素問　風論』
「風氣與太陽俱入．行諸脉俞．散於分肉之間．與衛氣相干．其道不利．故使肌肉憤䐜而有瘍．
衛氣有所凝而不行．故其肉有不仁也．」

『素問　調經論』
「形有餘則腹脹涇溲不利．不足則四支不用．血氣未并．五藏安定．肌肉蠕動．命曰微風．
岐伯曰．形有餘則寫其陽經．不足則補其陽絡．
岐伯曰．取分肉間．無中其經．無傷其絡．衛氣得復．邪氣乃索．
岐伯曰．寒濕之中人也．皮膚不收．肌肉堅緊．榮血泣．衛氣去．故曰虛．
　　　虛者聶辟氣不足．按之則氣足以温之．故快然而不痛．
岐伯曰．厥氣上逆．寒氣積於胸中而不寫．不寫則温氣去．寒獨留．則血凝泣．凝則脉不通．
　　　其脉盛大以濇．故中寒．
　　　經脉飲酒者．衛氣先行皮膚．先充絡脉．絡脉先盛．故衛氣已平．營氣乃滿．
　　　而經脉大盛．
　　　脉之卒然動者．皆邪氣居之．留于本末．不動則熱．不堅則陷且空．不與衆同．
　　　是以知其何脉之動也．」

『霊枢　營衛生會篇』
「人受氣于穀．穀入于胃．以傳與肺．五藏六府．皆以受氣．

其清者爲營．濁者爲衞．營在脉中．衞在脉外．營周不休．五十而復大會．陰陽相貫如環無端．
衞氣行于陰二十五度．行于陽二十五度．分爲晝夜．故氣至陽而起．至陰而止．故曰．
日中而陽隴．爲重陽．
夜半而陰隴．爲重陰．
故太陰主內．太陽主外．各行二十五度．分爲晝夜．夜半爲陰隴．
夜半後而爲陰衰．平旦陰盡．而陽受氣矣．
日中而陽隴．日西而陽衰．日入陽盡而陰受氣矣．
夜半而大會．萬民皆臥．命曰合陰．
平旦陰盡而陽受氣．如是無已．與天地同紀．人有熱飲食下胃．其氣未定．汗則出．或出于面．
或出于背．或出于身半．其不循衞氣之道而出．何也．
此外傷于風．內開湊理．毛蒸理泄．衞氣走之．固不得循其道．此氣慓悍滑疾．見開而出．
故不得從其道．故命曰漏泄．
願聞中焦之所出．
中焦亦並胃中．出上焦之後．此所受氣者．泌糟粕．蒸津液．化其精微．上注于肺脉．
乃化而爲血．以奉生身．莫貴于此．故獨得行于經隧．命曰營氣．
夫血之與氣．異名同類．何謂也．
營衞者．精氣也．血者．神氣也．故血之與氣．異名同類焉．故奪血者無汗．奪汗者無血．
故人生有兩死而無兩生．
願聞下焦之所出．
下焦者．別廻腸．注于膀胱而滲入焉．故水穀者．常并居于胃中．成糟粕．而俱下于大腸．
而成下焦．滲而俱下．濟泌別汁．循下焦而滲入膀胱焉．
人飲酒．酒亦入胃．穀未熟．而小便獨先下．何也．
酒者．熟穀之液也．其氣悍以清．故後穀而入．先穀而液出焉．
余聞上焦如霧．中焦如漚．下焦如渎．此之謂也．」

『靈樞　口問篇』
「夫百病之始生也．皆生于風雨寒暑．陰陽喜怒．飲食居處．大驚卒恐．則血氣分離．
陰陽破散．經絡厥絶．脉道不通．陰陽相逆．衞氣稽留．經脉虛空．血氣不次．乃失其常．
論不在經者．請道其方．人之欠者．何氣使然．
衞氣晝日行于陽．夜半則行于陰．陰者主夜．夜者臥．陽者主上．陰者主下．故陰氣積于下．
陽氣未盡．陽引而上．陰引而下．陰陽相引．故數欠．
陽氣盡．陰氣盛．則目瞑．
陰氣盡．而陽氣盛．則寤矣．
寫足少陰．補足太陽大陽．」

『靈樞　五亂篇』
「清氣在陰．濁氣在陽．營氣順脉．衞氣逆行．清濁相干．亂于胸中．是謂大悗．」

『靈樞　脹論』
「夫胸腹．藏府之郭也．膻中者．心主之宮城也．
　　　　　胃者．大倉也．

　　　　咽喉小腸者．傳送也．
　　　　胃之五竅者．閭里門戶也．
　　　　廉泉玉英者．津液之道也．
　　　　故五藏六府者．各有畔界．其病各有形狀．
營氣循脉．衛氣逆．爲脉脹．
衛氣並脉循分．爲膚脹．三里而寫．近者一下．遠者三下．無問虛實．工在疾寫．
衛氣之在身也．常然並脉循分肉．行有逆順．陰陽相隨．乃得天和．
五藏更始．四時有序．五穀乃化．然後厥氣在下．
營衛留止．寒氣逆上．眞邪相攻．兩氣相摶．乃合爲脹也．」

『靈樞　本藏篇』
　「人之血氣精神者．所以奉生而周于性命者也．
經脉者．所以行血氣．而營陰陽．濡筋骨．利關節者也．
衛氣者．所以温分肉．充皮膚．肥腠理．司開闔者也．
志意者．所以御精神．收魂魄．適寒温．和喜怒者也．
是故血和．則經脉流行．營覆陰陽．筋骨勁強．關節清利矣．衛氣和．則分肉解利．皮膚調柔．
腠理緻密矣．志意和．則精神專直．魂魄不散．悔怒不起．五藏不受邪矣．寒温和．
則六府化穀．風痺不作．經脉通利．肢節得安矣．此人之常平也．
五藏者．所以藏精神血氣魂魄者也．
六府者．所以化水穀而行津液者也．此人之所以具受于天也．
然猶不免於病衛氣五藏者．所以藏精神魂魄者也．
六府．所以受水穀而化行物者也．
其氣内于五藏．而外絡肢節．
其浮氣之不循經者．爲衛氣．
其精氣之行于經者．爲營氣．
陰陽相隨．外内相貫．如環之無端．亭亭淳淳乎．孰能窮之．然其分別陰陽．
皆有標本虛實所離之處．
能別陰陽十二經者．知病之所生．
　候虛實之所在者．能得病之高下．
　知六府之氣街者．能知解結契紹于門戶．
能知虛石之堅軟者．知補寫之所在．
能知六經標本者．可以無惑于天下．」

『靈樞　水脹篇』
　「腹脹．身皆大．大與膚脹等也．
色蒼黃．腹筋起．此其候也．腸覃何如．寒氣客于腸外．與衛氣相摶．氣不得榮．因有所繫．
癖而内著．惡氣乃起．瘜肉乃生．其始生也．大如雞卵．稍以益大．至其成．如懷子之狀．
久者離歲．按之則堅．推之則移．月事以時下．此其候也．」

『靈樞　衛氣失常篇』
　「衛氣之留于腹中．稽積不行．苑蘊不得常所．使人肢脇胃中滿．喘呼逆息者．何以去之．

其氣積于胸中者．上取之．
　　積于腹中者．下取之．
　　上下皆滿者．傍取之．」

『靈樞　邪客篇』

「夫邪氣之客人也．或令人目不瞑．不臥出者．何氣使然．
五穀入于胃也．其糟粕津液宗氣．分爲三隧．故宗氣積于胸中．出於喉嚨．以貫心脉．
而行呼吸焉．
營氣者．泌其津液．注之於脉．化以爲血．以榮四末．内注五藏六府．以應刻數焉．
衞氣者．出其悍捍氣之慓疾．而先行於四末分肉皮膚之間．而不休者也．
晝日行於陽．夜行於陰．常從足少陰之分間．行於五藏六府．」

『靈樞　刺節眞邪篇』

「眞氣者．所受於天．與穀氣并而充身也．
正氣者．正風也．從一方來．非實風．又非虛風也．
邪氣者．虛風之賊傷人也．」

『靈樞　歲露論篇』

「人氣血虛．其衞氣去．形獨居．肌肉減．皮膚縱．腠理開．毛髮殘．膲理薄．煙垢落．
當是之時．遇賊風．則其入深．其病人卒暴也．」

『靈樞　大惑論篇』

「病而不得臥者．何氣使然．
衞氣不得入於陰．常留於陽．留於陽．則陽氣滿．陽氣滿．則陽蹻盛．不得入於陰．則陰氣虛．
故目不瞑矣．
此人腸胃大而皮膚濕．而分肉不解焉．腸胃大．則衞氣留久．皮膚濕．則分肉不解．其行遲．
夫衞氣者．晝日常行於陽．夜行於陰．故陽氣盡則臥．陰氣盡則寤．故腸胃大．則衞氣行留久．
皮膚濕．分肉不解．則行遲．留於陰也久．其氣不精．則欲瞑．故多臥矣．其腸胃小．
皮膚滑以緩．分肉解利．衞氣之留於陽也久．故少瞑焉．」

『靈樞　癰疽篇』

「經脉留行不止．與天同度．與地合紀．故天宿失度．日月薄蝕．地經失紀．水道流溢．
草萱不成．五穀不殖．徑路不通．民不往來．巷聚邑居．則別離異處．血氣猶然．請言其故．
夫血脉營衞．周流不休．上應星宿．下應經數．經脉敗漏．薰於五藏．藏傷故死矣．
營衞稽留於經脉之中．則血泣而不行．不行則衞氣從之而不通．壅遏而不得行．故熱．」

『難經　三十難』

「榮氣之行．常與衞氣相隨不．然．
經言．人受氣於穀．穀入於胃．乃傳與五藏六府．五藏六府．皆受於氣．其清者爲榮．濁者
爲衞．榮行脉中．衞行脉外．榮周不息．五十而復大會．陰陽相貫．如環之無端．
故知榮衞相隨也．」

5　1　経脈

　人は口や鼻から生命維持に必要なモノを摂取し、太陰の臓腑によってこれらを水穀の精と化し、まず裏の十二の経脈を縦方向に流注して内を十分に満たした後、表の絡脈を満たしていく。これゆえに経脈は足太陰経脈の骨上を通過するところを除いて、身体内の奥深いところを通過するため触れることも現われることはない。『内経』で「経脈は人が生まれるところに生じ、経脈の異常は病因になり得る」というのは、経脈が生命現象を直接現わすからである。

　また経脈は身体の絶対的方向である"縦"を上下に循環する脈道である。この時下肢に起始する経脈についての異論はないと思われるが、上肢を流注する経脈については疑問を持たれるかもしれない。それは**上肢の正しい位置**の不認識による。その認識を正すために出生後の乳児を想像していただきたい。産院で見かける彼らは誰もが同じように上肢をW、下肢をMの状態にして寝ている（下図参照）。乳児には本来的な知識しかないのに皆一様に同じ姿勢でいるのは何故だろうか。その答えを愚木は「未発達な呼吸環境で、最も効率よく呼吸できるように身体の位置を設定しているため」と仮説した。

　つまり生後間もなく呼吸機能が十分でない状態において、最も効率よく呼吸するための上肢の自然な位置、すなわち呼吸の補助を行う生理作用から見た場合の上肢の位置と認識すれば、この姿勢こそが本来的な基本体位になり、以下で述べる経脈走行もこの位置を基準にして古典では展開されている。

　繰り返すが、身体の奥深いところを流れる「経脈」は、直接鍼でも灸でも触れることはできないし、また決して触れてはいけない。なぜなら死生を決するモノであるがために、簡単に触れるということはいつも死生にさらされることになるからである。

　それを「浅く皮膚に接触するだけで経脈の流れが調えられる…」というのは、絡脈を介して衛の陽気が調えられるのであって、決し

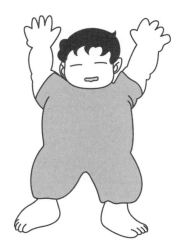

乳児寝図

てその鍼によって直接経脈が調うのではない。

　経脈の流れが変わるということは、臓が蔵している感情、例えば肝は怒る、肺は悲しむといった感情が変わることで、極端にいうと"神の有様"が変わるということだからである。

『経脈』古典抜粋

『素問　陰陽應象大論』

　「余聞上古聖人．論理人形．列別藏府．端絡經脉．會通六合．各從其經．氣穴所發．各有處名．谿谷屬骨．皆有所起．分部逆從．各有條理．四時陰陽．盡有經紀．外内之應．皆有表裏．其信然乎．」

『素問　診要經終論』

　「帝曰．願聞十二經脉之終奈何．
　太陽之脉．其終也．戴眼．反折瘈瘲．其色白．絶汗乃出．出則死矣．
　少陽終者．耳聾．百節皆縱．目睘絶系．絶系一日半死．其死也．色先青白．乃死矣．
　陽明終者．口目動作．善驚妄言．色黄．其上下經盛不仁．則終矣．
　少陰終者．面黒．齒長而垢．腹脹閉．上下不通而終矣．
　太陰終者．腹脹閉．不得息．善噫．善嘔．嘔則逆．逆則面赤．不逆則上下不通．不通則面黒．皮毛焦．而終矣．
　厥陰終者．中熱乾．善溺．心煩．甚則舌卷卵上縮．而終矣．此十二經之所敗也．」

『素問　脉要精微論』

　「診法常以平旦．陰氣未動．陽氣未散．飲食未進．經脉未盛．絡脉調勻．氣血未亂．故乃可診有過之脉．」

『素問　三部九候論』

　「一候後則病．
　二候後則病甚．
　三候後則病危．所謂後者．應不俱也．察其府藏．以知死生之期．必先知經脉．然後知病脉．眞藏脉見者．勝死．足太陽氣絶者．其足不可屈伸．死必戴眼．」

『素問　離合眞邪論』

　「夫聖人之起度數．必應於天地．故天有宿度．地有經水．人有經脉．」

『素問　熱論』

　「陽明者．十二經脉之長也．其血氣盛．故不知人三日．其氣乃盡．故死矣．」

『素問　擧痛論』

　「經脉流行不止．環周不休．」

『素問　痿論』

　「衝脉者．經脉之海也．主滲灌谿谷．與陽明合於宗筋．陰陽摠宗筋之會．會於氣街．而陽明爲之長．皆屬於帶脉．而絡於督脉．故陽明虚．則宗筋縱．帶脉不引．故足痿不用也．」

『素問　厥論』

　「酒入於胃．則絡脉滿而經脉虚．脾主爲胃行其津液者也．陰氣虚則陽氣入．

陽氣入則胃不和．胃不和則精氣竭．精氣竭則不營其四支也．」

『素問　皮部論』

「岐伯曰．欲知皮部．以經脉爲紀者．諸經皆然．
　　岐伯曰．皮者脉之部也．邪客於皮．則份理開．開則邪入客於絡脉．絡脉滿則注於經脉．
　　　　　經脉滿則入舍於府藏也．故皮者有分部．不與而生大病也．」

『素問　經絡論』

「經之常色何如．
岐伯曰．心赤．肺白．肝青．脾黄．腎黑．皆亦應其經脉之色也．」

『素問　調經論』

「夫十二經脉．皆生其病．今夫子獨言五藏．夫十二經脉者．皆絡三百六十五節．節有病．
必被經脉．經脉之病．皆有虛實．何以合之．
岐伯曰．五藏者．故得六府．與爲表裏．經絡支節．各生虛實．其病所居．隨而調之．
　　　　病在脉．調之血．
　　　　病在血．調之絡．
　　　　病在氣．調之衞．
　　　　病在肉．調之分肉．
　　　　病在筋．調之筋．
　　　　病在骨．調之骨．」

『素問　繆刺論』

「夫邪之客於形也．必先舍於皮毛．
留而不去．入舍於孫脉．
留而不去．入舍於絡脉．
留而不去．入舍於經脉．内連五藏．散於腸胃．陰陽俱感．五藏乃傷．此邪之從皮毛而入．
極於五藏之次也．如此則治其經焉．
今邪客於皮毛．入舍於孫絡．留而不去．閉塞不通．不得入於經．流溢於大絡．而生奇病也．
脉先病．如此者．必巨刺之．必中其經．非絡脉也．故絡病者．其痛與經脉繆處．故命曰繆刺．
凡刺之數．先視其經脉．切而從之．審其虛實而調之．不調者．經刺之．有痛而經不病者．
繆刺之．因視其皮部有血絡者．盡取之．此繆刺之數也．」

『素問　四時刺逆從論』

「是故春氣在經脉．夏氣在孫絡．長夏氣在肌肉．秋氣在皮膚．冬氣在骨髓中．
夏刺經脉．血氣乃竭．令人解㑊．
夏刺肌肉．血氣内却．令人善恐．
夏刺筋骨．血氣上逆．令人善怒．
秋刺經脉．血氣上逆．令人善忘．
秋刺絡脉．氣不外行．令人臥不欲動．
冬刺經脉．血氣皆脱．令人目不明．
冬刺絡脉．内氣外泄．留爲大痺．
冬刺肌肉．陽氣竭絶．令人善忘．」

『素問　示從容論』
「夫傷肺者．脾氣不守．胃氣不清．經氣不爲使．眞藏壞決．經脉傍絶．五藏漏泄．不衄則嘔．此二者．不相類也．」

『素問　徵四失論篇』
「夫經脉十二．絡脉三百六十五．此皆人之所明知．工之所循用也．所以不十全者．精神不專．志意不理．外内相失．故時疑殆．診不知陰陽逆從之理．此治之一失矣．受師不卒．妄作雜術．謬言爲道．更名自功．妄用砭石．後遺身咎．此治之二失也．」

『素問　方盛衰論』
「此皆五藏氣虚．陽氣有餘．陰氣不足．合之五診．調之陰陽．以在經脉．診有十度度人．脉度．藏度．肉度．筋度．兪度．陰陽氣盡．人病自具．脉動無常．散陰頗陽．脉脱不具．診無常行．診必上下．度民君卿．受師不卒．使術不明．不察逆從．是爲妄行．持雌失雄．棄陰附陽．不知并合．診故不明．傳之後世．反論自章．至陰虚．天氣絶．至陽盛．地氣不足．陰陽并交．至人之所行．陰陽并交者．陽氣先至．陰氣後至．」

『靈樞　九鍼十二原篇』
「欲以微鍼．通其經脉．調其血氣．營其逆順出入之會．令可傳於後世．必明爲之法．令終而不滅．久而不絶．易用難忘．爲之經紀．異其章．別其表裏．爲之終始．令各有形．先立鍼經．
岐伯曰．五藏五腧．五五二十五腧．六府六腧．六六三十六腧．經脉十二．絡脉十五．凡二十七氣．以上下．
所出爲井．
所溜爲滎．
所注爲腧．
所行爲經．
所入以爲合．二十七氣所行．皆在五腧也．」

『靈樞　邪氣藏府病形篇』
「十二經脉．三百六十五絡．其血氣皆上于面．而走空竅．其精陽氣．上走於目．而爲睛．其別氣．走於耳．而爲聽．其宗氣．上出於鼻．而爲臭．其濁氣．出於胃．走脣舌．而爲味．其氣之津液．皆上燻于面．而皮又厚．其肉堅．故天熱甚．寒不能勝之也．」

『靈樞　根結篇』
「刺不知逆順．眞邪相搏．滿而補之．則陰陽四溢．腸胃充郭．肝肺内䐜．陰陽相錯．虚而寫之．則經脉空虚．血氣竭枯．腸胃儒辟．皮膚薄著．毛腠夭膲．予子之死期．」

『靈樞　終始篇』
「終始者．經脉爲紀．持其脉口人迎．以知陰陽有餘不足．平與不平．天道畢矣．所謂平人者不病．不病者．脉口人迎．應四時也．上下相應而俱往來也．
六經之脉．不結動也．本末之寒温之相守司也．形肉血氣．必相稱也．是謂平人．
必先通十二經脉之所生病．而後可得傳于終始矣．故陰陽不相移．虚實不相傾．取之其經．
凡刺之屬．三刺至穀氣．邪僻妄合．陰陽易居．逆順相反．沈浮異處．四時不得．稽留淫泆．須鍼而去．

第一章　経脉論・基礎門

故一刺則陽邪出.
　再刺則陰邪出.
　三刺則穀氣至. 穀氣至而止.
所謂穀氣至者. 已補而實. 已寫而虚. 故以知穀氣至也.」

『靈樞　經脉論』
「凡刺之理. 經脉爲始. 營其所行. 制其度量. 内次五藏. 外別六府. 願盡聞其道.
黄帝曰. 人始生. 先成精. 精成而腦髓生. 骨爲幹. 脉爲營. 筋爲剛. 肉爲墻.
　　　　皮膚堅而毛髮長. 穀入于胃. 脉道以通. 血氣乃行.
雷公曰. 願卒聞經脉之始生.
　　　經脉者. 所以能決死生. 處百病. 調虚實. 不可不通. 經脉十二者. 伏行分肉之間.
　　　深而不見. 其常見者. 足太陰過于外踝之上. 無所隱故也. 諸脉之浮而常見者. 皆
　　　絡脉也.
　　　六經絡. 手陽明少陽之大絡. 起于五指間. 上合肘中. 飲酒者. 衛氣先行皮膚. 先
　　　充絡脉. 絡脉先盛. 故衛氣已平. 營氣乃滿. 而經脉大盛. 脉之卒然動者. 皆邪氣
　　　居之. 留于本末. 不動則熱. 不堅則陷且空. 不與衆同. 是以知其何脉之動也. 何
　　　以知經脉之與絡脉異也.」

『靈樞　經別篇』
「十二經脉者. 此五藏六府之所以應天道.
十二經脉者. 人之所以生. 病之所以成. 人之所以治. 病之所以起. 學之所始. 工之所止也.
粗之所易. 上之所難也.」

『靈樞　經水篇』
「經脉十二者. 外合于十二經水. 而内屬于五藏六府.
　　十二經水者. 其有大小深淺廣狹遠近. 各不同. 五藏六府之高下小大. 受穀之多少.
　　　　　　亦不等. 相應奈何.
　　經水者. 受水而行之. 五藏者. 合神氣魂魄而藏之.
　　六府者. 受穀而行之. 受氣而揚之.
　　經脉者. 受血而營之. 合而以治奈何. 刺之深淺. 灸之壯數. 可得聞乎. 經脉也.
　　　　　其遠近淺深. 水血之多少. 各不同. 合而以刺之.
夫經脉之小大. 血之多少. 膚之厚薄. 肉之堅脆. 及膕之大小. 可爲度量量度乎.
骨度脉度言經脉之長短. 何以立之. 人骨之度也. 所以立經脉之長短也.
是故視其經脉之在于身也.
　其見浮而堅. 其見明而大者. 多血.
　　　　　　細而沈者. 多氣也.」

『靈樞　五十營篇』
「人經脉上下. 左右前後. 二十八脉. 周身十六丈二尺. 以應二十八宿. 漏水下百刻.
以分晝夜. 故人一呼脉再動. 氣行三寸. 一吸脉亦再動. 氣行三寸.」

『靈樞　脉度篇』
「經脉爲裏. 支而橫者爲絡. 絡之別者爲孫. 盛而血者. 疾誅之. 盛者寫之. 虚者飲藥以補之.

五藏常内閲于上七竅也．十二經脉陰陽之病也．」

『靈枢　口問篇』
「經脉虚空．血氣不次．乃失其常．論不在經者．請道其方．」

『靈枢　海論篇』
「夫十二經脉者．内屬于府藏．外絡于肢節．夫子乃合之于四海乎．
岐伯荅曰．人亦有四海十二經水．經水者．皆注于海．海有東西南北．命曰四海．」

『靈枢　五亂篇』
「黄帝曰．五亂經脉十二者．別爲五行．分爲四時．何失而亂．何得而治．
岐伯曰．五行有序．四時有分．相順則治．相逆則亂．
黄帝曰．何謂相順．
岐伯曰．經脉十二者．以應十二月．十二月者．分爲四時．
　　　四時者．春秋冬夏．其氣各異．營衞相隨．陰陽已和．清濁不相干．如是則順之而
　　　治．」

『靈枢　陰陽清濁篇』
「余聞十二經脉．以應十二經水者．其五色各異．清濁不同．人之血氣若一．應之奈何．」

『靈枢　陰陽繋日月篇』
「腰以上爲天．腰以下爲地．故天爲陽．地爲陰．故足之十二經脉．以應十二月．月生于水．
故在下者爲陰．手之十指．以應十日．日主火．故在上者爲陽．」

『靈枢　本藏篇』
「經脉者．所以行血氣．而營陰陽．濡筋骨．利關節者也．
　志意者．所以御精神．收魂魄．適寒温．和喜怒者也．
是故血和．則經脉流行．營覆陰陽．筋骨勁強．關節清利矣．經脉通利．肢節得安矣．
此人之常平也．」

『靈枢　禁服篇』
「凡刺之理．經脉爲始．營其所行．知其度量．内刺五藏．外刺六府．審察衞氣．爲百病母．
調其虚實．虚實乃止．寫其血絡．血盡不殆矣．」

『靈枢　天年篇』
「十二經脉．皆大盛以平定．腠理始疏．榮華頽落．髮頗班白．平盛不搖．故好坐．
九十歳．腎氣焦．四藏經脉空虚．
　百歳．五藏皆虚．神氣皆去．形骸獨居．而終矣．」

『靈枢　玉版篇』
「内別五藏．外次六府．經脉二十八會．盡有周紀．能殺生人．不能起死者．子能反之乎．」

『靈枢　動輸篇』
「黄帝曰．經脉十二．而手太陰．足少陰陽明．獨動不休．何也．」

『靈枢　百病始生篇』
「募原之間．留著於脉．稽留而不去．息而成積．
或著孫脉．或著絡脉．或著經脉．或著輸脉．或著於伏衝之脉．或著於膂筋．
或著於腸胃之募原．上連於緩筋．邪氣淫泆．不可勝論．」

『靈樞　邪客篇』

「人有十二經脉．地有泉脉．

必先明知十二經脉之本末．皮膚之寒熱．脉之盛衰滑濇．

其脉滑而盛者．病日進．

　　虛而細者．久以持．

　　大以濇者．爲痛痺．

　　陰陽如一者．病難治．」

『靈樞　九鍼論篇』

「六者律也．律者．調陰陽四時．而合十二經脉．虛邪客於經絡．而爲暴痺也．故爲之治鍼．

必令尖如氂．且圓且鋭．中身微大．以取暴氣．癰疽津液和調．變化而赤爲血．

血和則孫脉先滿溢．乃注於絡脉．皆盈．

　　　　　　乃注於經脉．陰陽已張．因息乃行．行有經紀．周有道理．與天合同．

　　　　　不得休止．切而調之．從虛去實．寫則不足．疾則氣減．留則先後．

　　　　　從實後虛去虛．補則有餘．血氣已調．形氣乃持．余已知血氣之平與不平．

　　　　　未知癰疽之所從生．成敗之時．死生之期．有遠近．何以度之．可得聞乎．

岐伯曰．經脉留行不止．與天同度．與地合紀．故天宿失度．經脉敗漏．薰於五藏．

　　　　藏傷故死矣．

岐伯曰．營衞稽留於經脉之中．則血泣而不行．不行則衞氣從之而不通．壅遏而不得行．

　　　　故熱．」

『難経　八難』

「諸十二經脉者．皆係於生氣之原．所謂生氣之原者．謂十二經之根本也．謂腎間動氣也．

此五藏六府之本．十二經脉之根．呼吸之門．三焦之原．一名守邪之神．故氣者人之根本也．

根絶則莖葉枯矣．寸口脉平而死者．生氣獨絶於内也．」

『難経　二十三難』

「此所謂十二經脉長短之數也．經脉十二．絡脉十五．何始何窮也．

然．經脉者．行血氣通陰陽．以榮於身者也．

其始從中焦．注手太陰陽明．陽明注足陽明太陰．太陰注手少陰太陽．太陽注足太陽少陰．

少陰注手心主少陽．少陽注足少陽厥陰．厥陰復還注手太陰．

別絡十五．皆因其原．如環無端．轉相溉灌．朝於寸口人迎．以處百病．而決死生也．」

『難経　七十二難』

「所謂迎隨者．知榮衞之流行．經脉之往來也．隨其逆順而取之．故曰迎隨．調氣之方．

必在陰陽者．知其内外表裏．隨其陰陽而調之．故曰．調氣之方．必在陰陽．」

『傷寒論　辨太陽病脉證并治下』

「傷寒吐下後．發汗．虛煩．脉甚微．八九日心下痞鞕．脇下痛．氣上衝咽喉．眩冒．

經脉動惕者．久而成痿．傷寒發汗．若吐若下．解後心下痞鞕．噫氣不除者．

旋復代赭湯主之．」

『傷寒論　辨發汗吐下後病脉證并治』

「傷寒吐下發汗後．虛煩．脉甚微．八九日心下痞鞕．脇下痛．氣上衝咽喉．眩冒．

經脉動惕者．久而成痿．陽明病．能食．下之不解者．其人不能食．若攻其熱必噦．
所以然者．胃中虛冷故也．以其人本虛．攻其熱必噦．」

2　経絡

　経脈とよく似た字句に経絡があり、四大古典にも「経脈」と「経絡」の二つの語句が使われている。
　字源では
「経」は経糸、東西に対して南北の方向、営む、括れる。
「絡」は纏う、絡む、繋がる、廻る。
「脈」は血の筋、血の廻る道。
　これをこのまま組み合わせて読むと、「経脈」は南北に（身体を縦方向に）行る血の道。「経絡」は南北に行り営むモノに対して、絡み繋がる道と解釈できる。
　しかし古典では同義語とはいえ、少し字句の意味に異なりがあって使われている。愚木は**経絡**を読解するのに、字句の間に"と"という句を入れて読めば、意味が通じることを確認した。つまり古典で使用されている"経絡"は「経脈も絡脈も同時に病む場合は、あるいは経脈と絡脈の両経に意識をおいて治療する程度に、病が表裏に蔓延して実している場合は」と読み、この字句に込めている意味を理解した。確認していただきたい。

『経絡』古典抜粋

『素問　三部九候論』
「必審問其所始病．與今之所方病．而後各切循其脉．視其經絡浮沈．以上下逆從循之．
其脉疾者不病．其脉遲者病．脉不往來者死．
岐伯曰．經病者．治其經．孫絡病者．治其孫絡血．血病身有痛者．治其經絡．」

『素問　經脉別論』
「陽并於上．四脉爭張．氣歸於腎．宜治其經絡．」

『素問　血氣形志篇』
「經絡不通．病生於不仁．治之以按摩醪藥．是謂五形志也．」

『素問　八正神明論』
「月始生．則血氣始精．衛氣始行．
　月郭滿．則血氣實．肌肉堅．

月郭空. 則肌肉減.
經絡虛. 衛氣去. 形獨居. 是以因天時而調血氣也.」

『素問　通評虛實論』
「帝曰. 經絡俱實何如. 何以治之.
岐伯曰. 經絡皆實. 是寸脉急而尺緩也. 皆當治之.
故曰.　滑則從. 濇則逆也. 夫虛實者. 皆從其物類始. 故五藏骨肉滑利. 可以長久也.
帝曰.　絡氣不足. 經氣有餘. 何如.
岐伯曰. 絡氣不足. 經氣有餘者. 脉口熱而尺寒也.
　　　　秋冬爲逆. 春夏爲從. 治主病者. 熱論三陽經絡. 皆受其病. 而未入於藏者.
故可汗而已.」

『素問　瘧論』
「風氣留其處. 故常在. 瘧氣隨經絡. 沈以内薄. 故衛氣應乃作.」

『素問　痺論』
「榮衛之行濇. 經絡時疏. 故不通.」

『素問　厥論』
「陽氣衰. 不能滲營其經絡. 陽氣日損. 陰氣獨在. 故手足爲之寒也.」

『素問　皮部論』
「絡盛則入客於經. 凡十二經絡脉者. 皮之部也. 是故百病之始生也.
必先於皮毛. 邪中之. 則腠理開.
　　　　　　　　開則入客於絡脉.
　　　　　　　　留而不去. 傳入於經.
　　　　　　　　留而不去. 傳入於府. 廩於腸胃.
邪之始入於皮也. 泝然起毫毛. 開腠理. 其入於絡也.
則絡脉盛色變. 其入客於經也.
則感虛. 乃陷下. 其留於筋骨之間.
寒多則筋攣骨痛.
熱多則筋弛骨消. 肉爍䐃破. 毛直而敗.
　帝曰. 夫子言皮之十二部. 其生病皆何如.
岐伯曰. 皮者脉之部也.
　　　　　邪客於皮. 則腠理開. 開則邪入客於絡脉. 絡脉滿則注於經脉.
　　　　　經脉滿則入舍於府藏也.
　　　　　故皮者有分部. 不與而生大病也.」

『素問　經絡論』
「黄帝問曰. 夫絡脉之見也. 其五色各異. 青黄赤白黒不同. 其故何也.
岐伯對曰. 經有常色. 而絡無常變也.
　帝曰. 經之常色何如.
岐伯曰. 心赤. 肺白. 肝青. 脾黄. 腎黒. 皆亦應其經脉之色也.
　帝曰. 絡之陰陽. 亦應其經乎.

　　　　岐伯曰．陰絡之色．應其經．陽絡之色．變無常．隨四時而行也．」

『素問　調經論』
　「帝曰．神有餘不足何如．
　　岐伯曰．神有餘則笑不休．神不足則悲．
　　　　　　血氣未并．五藏安定．邪客於形．洒淅起於毫毛．未入於經絡也．故命曰神之微．
　　帝曰．夫子言虛實者有十．生於五藏．五藏五脉耳．夫十二經脉．皆生其病．
　　　　　今夫子獨言五藏．夫十二經脉者．皆絡三百六十五節．節有病．必被經脉．
　　　　　經脉之病．皆有虛實．何以合之．
　　岐伯曰．五藏者．故得六府．與爲表裏．經絡支節．各生虛實．其病所居．隨而調之．
　　　　　病在脉．調之血．
　　　　　病在血．調之絡．
　　　　　病在氣．調之衞．
　　　　　病在肉．調之分肉．
　　　　　病在筋．調之筋．
　　　　　病在骨．調之骨．」

『素問　四時刺逆從論』
　「長夏者．經絡皆盛．内溢肌中．」

『素問　氣交變大論』
　「外在經絡．土不及．四維有埃雲潤澤之化．則春有鳴條鼓拆之政．
　　　　　　　四維發振拉飄騰之變．則秋有肅殺霖霪之復．其眚四維．」

『素問　五常政大論』
　「夫經絡以通．血氣以從．復其不足．與衆齊同．養之和之．靜以待時．謹守其氣．
　無使傾移．其形廼彰．生氣以長．命曰聖王．」

『靈樞　本輸篇』
　「凡刺之道．必通十二經絡之所終始．絡脉之所別處．五輸之所留．六府之所與合．
　四時之所出入．五藏之所溜處．闊數之度．淺深之狀．高下所至．願聞其解．」

『靈樞　小鍼解篇』
　「皮肉筋脉各有所處者．言經絡各有所主也．」

『靈樞　邪氣藏府病形篇』
　「陰之與陽也．異名同類．上下相會．經絡之相貫．如環無端．邪之中人．或中于陰．
　或中于陽．上下左右．無有恒常．其故何也．」

『靈樞　根結篇』
　「必審五藏變化之病．五脉之應．經絡之實虛．皮之柔麤．而後取之也．」

『靈樞　壽夭剛柔篇』
　「形與夭氣相任則壽．不相任則夭．皮與肉相果則壽．不相果則夭．血氣經絡．勝形則壽．
　不勝形則夭．」

『靈樞　官鍼篇』
　「豹文刺者．左右前後鍼之．中脉爲故．以取經絡之血者．此心之應也．」

第一章

経脈論・基礎門

『靈樞　經脉論』

「經脉十二者. 伏行分肉之間. 深而不見. 其常見者. 足太陰過于外踝之上. 無所隱故也.
諸脉之浮而常見者. 皆絡脉也.
六經絡. 手陽明少陽之大絡. 起于五指間. 上合肘中.
飮酒者. 衞氣先行皮膚. 先充絡脉. 絡脉先盛. 故衞氣已平. 營氣乃滿. 而經脉大盛.
脉之卒然動者. 皆邪氣居之. 留于本末. 不動則熱. 不堅則陷且空. 不與衆同.
是以知其何脉之動也.」

『靈樞　陰陽二十五人篇』

「按其寸口人迎. 以調陰陽. 切循其經絡之凝濇. 結而不通者. 此於身皆爲痛痺. 甚則不行.
故凝濇.
凝濇者. 致氣以温之. 血和乃止. 其結絡者. 脉結血不行. 決之乃行.」

『靈樞　五音五味篇』

「黃帝曰. 婦人無鬚者. 無血氣乎.
岐伯曰. 衝脉任脉. 皆起於胞中. 上循背裏. 爲經絡之海. 其浮而外者. 循腹右上行.
　　　　會於咽喉. 別而絡唇口. 血氣盛. 則充膚熱肉. 血獨盛. 則澹滲皮膚. 生毫毛.
　　　　今婦人之生. 有餘於氣. 不足於血. 以其數脱血也. 衝任之脉. 不榮口唇.
　　　　故鬚不生焉.」

『靈樞　邪客篇』

「此所謂決洃壅塞. 經絡大通. 陰陽和得者也.
凡此八虛者. 皆機關之室. 眞氣之所過. 血絡之所遊. 邪氣惡血. 固不得住留. 住留則傷經絡.
骨節機關. 不得屈伸. 故病攣也.」

『靈樞　刺節眞邪篇』

「上熱下寒. 視其虛脉而陷之於經絡者取之. 氣下乃止. 此所謂引而下之者也.」

『靈樞　九鍼論篇』

「時者. 四時八風之客於經絡之中. 爲瘤病者也. 故爲之治鍼. 必筩其身而鋒其末.
　　　　令可以寫熱出血. 而瘤病竭. 五者音也.
音者. 冬夏之分. 分於子午. 陰與陽別. 寒與熱爭. 兩氣相搏. 合爲癰膿者也.
　　　　故爲之治鍼. 必令其末如劍鋒. 可以取大膿. 六者律也.
律者. 調陰陽四時. 而合十二經脉. 虛邪客於經絡. 而爲暴痺者也. 故爲之治鍼.
　　　　必令尖如氂. 且圓且銳. 中身微大. 以取暴氣. 七者星也.
星者. 人之也七竅. 邪之所客於經. 而爲痛痺. 舍於經絡者也. 故爲之治鍼.
　　　　必令尖如蚊虻喙. 靜以徐往. 微以久留. 正氣因之. 眞邪俱往. 出鍼而養者也.
岐伯曰. 風氣留其處. 瘕氣隨經絡. 沈以内搏. 故衞氣應乃作也.」

『靈樞　癰疽篇』

「夫血脉營衞. 周流不休. 上應星宿. 下應經數. 寒邪客於經絡之中. 則血泣. 血泣則不通.
不通則衞氣歸之. 不得復反. 故癰腫.
寒氣化爲熱. 熱勝則腐肉. 肉腐則爲膿. 膿不寫則爛筋. 筋爛則傷骨. 骨傷則髓消.
不當骨空. 不得泄寫. 血枯空虛. 則筋骨肌肉不相榮. 經脉敗漏. 薰於五藏. 藏傷故死矣.」

『難経　三十二難』
「心者血．肺者氣．血爲榮．氣爲衞．相隨上下．謂之榮衞．通行經絡．營周於外．故令心肺在膈上也．」

『金匱要略　辨脉法臟腑經絡先後病脉證』
「夫人稟五常．因風氣而生長．風氣雖能生萬物．亦能害萬物．如水能浮舟．亦能覆舟．若五臟元眞通暢．人即安和．客氣邪風．中人多死．千般疢難．不越三條．
一者．經絡受邪入臟腑．爲内所因也．
二者．四肢九竅．血脉相傳．壅塞不通．爲外皮膚所中也．
三者．房室金刃蟲獸所傷．以此詳之．病由都盡．
若人能養愼．不令邪風干忤經絡．適中經絡．未流傳腑臟．即醫治之．四肢才覺重滯．即導引吐納．鍼灸膏摩．勿令九竅閉塞．更能無犯王法．禽獸災傷．房室勿令竭乏．服食節其冷熱．苦酸辛甘．不遺形體有衰．病則無由入其腠理．腠者．是三焦通會元眞之處．爲血氣所注．理者．是皮膚臟腑之文理也．」

『金匱要略　百合狐惑陰陽毒病脉證并治』
「五勞虚極．羸瘦腹滿．不能飲食．食傷．憂傷．飲傷．房室傷．飢傷．勞傷．經絡榮衞氣傷．内有乾血．肌膚甲錯．兩目黯黑．緩中補虚．大黄䗪蟲丸主之．」

『金匱要略　婦人雜病脉證并治』
「婦人之病．因虚積冷結氣．爲諸經水斷絶．至有歴年．血寒積結．胞門．寒傷經絡．」

5　3　絡脈

　四大古典中の経脈と絡脈についての記述は、身体生理と邪気に対しての反応現象である病理について述べられている箇所と、身体を走行する経絡の位置について解剖的に記述されている箇所の二つが混在して書かれている。歴代の医師の書物からこの点の記述を抜粋して愚考する。

『鍼灸甲乙經』
「凡此十五絡者．實則必現．虚則必下．視之不現．求之上下．人經不同．絡脈異所別也．」

『医学綱目』
「經脉十二．伏行分肉之間．深而不見．諸脉浮常見者．皆絡脉也．
又言諸絡脉不能經大節之間．必絶道而出入．複合於皮．
凡十二經脉之支脉．伏行分肉者．皆釋爲絡脉．則是絡脉亦伏行分肉之間．而不浮見．亦能經大節．不行絶道．」

『十四經発揮』
「經脉者．本經之傍支．別出以関絡十二經也．本經之脉．由絡脉而交他經．

經脉之流行不息者．所以運行血気．流通陰陽．以栄養於人身者也．」

『医学入門』
「經．径也．径直者為經．經之支脉傍出者為絡．界為十二実出一脉．医而不夫經絡．犹人夜行無人独並者不可不熟．」

『医門法律』
「絡者．兜絡之義．即十二經之外城也．故又曰絡有十五馬．十二經生十二絡．十二絡生一百八十纒絡．纒絡生三万四千孫絡．自内而生出者．愈多則愈小．梢大者在愈穴肌肉．営気所在．外郭繇是出諸皮毛．方為小絡．方為衛気所主．故外邪従衛而入．不遂入於営．亦以絡脉纒絆之也．故曰絡脉盛則入於經．以営行經脉之中故也．」

『中医学基礎』
「経絡は経脈と絡脈の二つの部分を包括している。経脈は経絡中の主幹で、大部分は深部を走行し、一定した順行経路がある。絡脈は経脈の分枝である」

上述の文献から臨床経験も交え、下図のような構造を愚考し4点にまとめた。

1. 経脈、絡脈、孫絡脈は流注における走行位置を表す記号であり、それぞれ胃の気の脈が流行する。そして経脈の体表側を絡脈が走行し、その外側を孫絡脈が走行する。
2. 経脈が臓腑より出入する位置においては有形であるが、臓腑より出入し、体幹から四肢末端や頭部に到るに従い、形状は消失し無形となる。
3. 絡脈と十五絡脈は別のルートである。
4. 経脈は体幹では胃の気の中における気の割合が多いが、四肢末端では血の割合が気よりも多くなる。

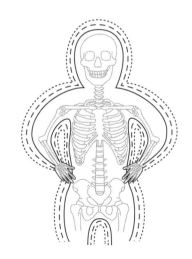

――――― （実線）：経脈
― ― ― ― （点線）：絡脈
･･･････････ （細線）：孫絡脈

経脈・絡脈・孫絡脈と体幹位置図

1. **経脈、絡脈、孫絡脈は流注における走行位置を表す記号であり、それぞれ胃の気の脈が流行する。そして経脈の体表側を絡脈が走行し、その外側を孫絡脈が走行する。**

現代中医学では「絡脈は経脈の分枝である」と認識している。これは『医学入門』で述べられていることより理解したと思われるが、愚木は『医門法律』と同意義である。すなわち**絡脈**の認識である。

『中医学』で絡脈は「比較的大きなものを別絡といい、別絡は十五条ある。そして表裏をなす二脈の、経脈の間を連絡する通路である」としているが、これによると絡脈は、表裏をなす二経脈間を連絡する**ブリッジ**的な解釈になるが、愚木はこれとは異なり「経脈、絡脈、孫絡脈の各名称は、臓腑より出入して、四肢或いは頭部に走行していく流注において、走行する脈の**深さ**を表す記号」と理解した。

これは図解しているように、体表より孫絡脈、絡脈、経脈と、同じ臓腑から発した胃の気の流れが体表に到るに従い、その密度が疎になり拡散していく様子を表現したモノである。つまり三脈の共通点は**胃の気の流れを表す**ことであり、異点は**胃の気の密度が異なる**のである。この愚解は**気の語源**から連想した。

古代の人々は「水が沸騰した時に発する湯気」を観察して、**気を認識する**に到った。湯気はその立ち上がりこそ目視でき、実態を確認できるが、上方に昇るに従い空気中に拡散して、目視することができなくなる。この湯気の変態を経、絡、孫の三脈の位置記号に当てはめると、経脈の走行は臓腑より直接出る胃の気の流れであり、胃の気は臓腑に入ったモノの代謝により作られた、36.5℃の体温を内に含む気の流れであるから、臓腑より立ち上がった湯気が体表に到るに従って、拡散して体外に出ていく流れである。そしてこの湯気（胃の気の拡散）の水蒸気の密度を表す記号が経、絡、孫であり、孫絡脈は分布範囲は広いが、密度は疎であり、経脈は分布範囲は狭いが、密度が濃い流れである。この論は『素問医学』が天、地、人の三才思想を中心に展開されていることを参考にして、成立したものである。

2. **経脈が臓腑より出入する位置においては有形であるが、臓腑より出入し、体幹から四肢末端や頭部に到るに従い、形状は消失して無形となる。**

この着眼は臓腑から末端に到る経脈の流れに相当する。経脈は身体を縦に走行することは既述したが、これは湯気が内に含む火気の性質によるものである。つまり五臓六腑がある体幹で、湯気は縦に立ち上がり、四肢末端に到るに従い密度

第一章　経脈論・基礎門

は疎になっていく。また逆に末端より体幹に近づくに従い、目視できる程度に胃の気のラインが集約されて走行する。この生理事実を『内経』で表現したのが経絡論である。

3. 絡脈と十五絡脈は別のルートである。

「絡脈」は経脈よりも体表近くを走行する。経脈は体外からの按圧や、体内の温度変化等に対し、体色の変化や腠理の開閉といった生理現象で、機敏に対応できるように作用する。『素問　皮部論』に「邪気は皮毛に宿り、衛気の抵抗の後腠理が開けば、初めて身体内の絡脈に侵入する」とあるが、この「皮毛に宿り」の文で、邪気が留まっているのは絡脈で、絡脈に邪気が留まっている時に、治療により体外に追い出すことができれば病にはならないが、その時点でそれができなければ、経脈を経て臓腑に入る。この絡脈は皮部近くにあることから腠理の開閉を担い、体内外温度の恒常性維持を保っている。また絡脈は経脈と異なり常色は持たないが、この働きは例えば発熱による発赤、鬱血による紫斑等の内外環境による変色で、身体内の温度や流注状況を体外にアピールするように働く。このように時々の変化に対応するために、主風の肝支配にある。

「十五絡脈」は『経絡図譜』を見れば、経脈上の**絡穴**より体幹に向かい一律に走行している。このルートは、臓腑を中心に作られた経脈論とは別に、四肢から臓腑に走行する流れとして考案された流注である。例えると立ち上がっている湯気をパイプ等の物理的器具を使い、直接別の箇所に強制的に配管するような流れである。すなわち経脈では流注せず、胃の気が到っていない箇所に行き渡らせる目的を有している。また別に四肢から臓腑内の働きに対しフィードバックさせて、働きを調節する作用もこの脈により可能になる。経絡は本来臓腑の状態をつぶさに四肢末端或は頭部に送る流れであり、四肢頭部は臓腑の状態に対して従わざるを得ない。この関係を**縦**といい、従うと読む。これに対して十五絡脈はこの関係に従わず、唯一四肢から属する臓腑に対して調節をすることができるルートである。これを**横**といい、従わないという意味がある。経脈と十五絡脈はこのような縦と横の関係にある。

さらに異なる解釈をすると、古典によっても異なるが表裏を結ぶルートは十五本しかなく、どこでも裏に繋がっているわけではないということである。これは外表の状況に応じて絡脈が働き、気血に過不足が生じて裏の臓腑に影響が及んだ場合、その過不足は属する十五絡脈からしか受給することができない。換言すると特定の限られたルートしか、裏の臓腑へは繋げられないということである。

例えると「肺の絡脈は列穴という」文の解釈は、「肺経脈と表を循行する肺絡脈を繋ぐパイプを列缺といい、その出入口が列缺穴である」という意味であるゆえに、十五絡脈の出入口のみ古典では経穴名を付けて他の脈、他の穴とは異にしている。このことを理解すれば、絡穴に働きかける意味や、奇経八脈の交会穴に絡穴が使われている意味が自ずと明白になる。表裏間の経絡を連絡するという限定された働きだけでは決してないのである。

4. 経脈は体幹では胃の気の中における気の割合が多いが、四肢末端では血の割合が気よりも多くなる。

　先に臓腑体幹では目視できる程に湯気が立ち上がり、四肢末端に到るに従い密度は疎になると述べたが、これは気血の割合が変わるだけで、胃の気の絶対値が変わるわけではない。陰経脈は上腕部では体幹から上肢に、下腿部では下肢から体幹に向かい走行するが、この時それぞれに手首、足首、肘、膝、肩関節、股関節と順に大きな関節を経るが、いずれにしてもその関節を越すごとに血気の割合は変化する。具体的に上肢では、肩から肘手首と到るに従い気血の割合は逆転し、肩関節と手首では手首のほうが血の割合が多い。下肢では、足首から膝股関節と到るに従い気血の割合は逆転し、股関節と足首では足首のほうが血の割合が多い。この理は体幹・臓腑と四肢における陰陽だけでも理解ができるが、別の理解では、四肢末端の方が体幹よりも運動量が多い、すなわち筋血を支配する肝の管理下によるからである。それは四肢を動かせば末端の毛細血管が動き、体色が赤みを帯びて**血行が良くなる**ことからも理解できる。この事実は経穴を介して治療を行う鍼灸治療では重要な意味を持つ。それは肘、膝関節より末端に向けて五要穴と呼ばれる経穴が多く、それらの経穴を使い治療する時に、**気よりも血が多い**経穴を使うということは、鍼灸も湯液もその治療は気（陽）よりも血（陰）に主眼をおいて治療するということに通じる。『格致余論』でいう「治療は陰に主眼を於いて行わなければならない」という句の意味が、このことからも十分理解ができる。

　鍼灸師が治療する際に常に診るのはこの絡脈で、鍼・灸の媒体を通して体表近くにある絡脈の気血を調えれば、自然に経脈の流れがその病人の呼吸の速さに調えられて病が治るのである。しかし古典にあるように「飲食が足りず臓腑が虚して精が乾いている場合は、飲薬により先ずその虚を補わなければならない」つまり鍼法は"盛者を瀉す"のである。一般に"鍼で補う"というのは、内が十分に満ちて絡脈の陽気が虚している場合に、絡脈の陽気を補うことで、全体の陽気の

動きが調い、身体自らの動きが正常に復元されるだけのことである。ただしこれは全体論で、『素問　血気形志篇』や『霊枢　九鍼論』で述べられている各経脈の気血量の過少とは異なる。混同されないことを願う。

『絡脈』古典抜粋
『素問　脉要精微論』
「診法常以平旦．陰氣未動．陽氣未散．飲食未進．經脉未盛．絡脉調匀．氣血未亂．
故乃可診有過之脉．」

『素問　三部九候論』
「其脉代而鉤者．病在絡脉．九候之相應也．索其結絡脉．刺出其血．以見通之．瞳子高者．
太陽不足．」

『素問　逆調論』
「夫起居如故而息有音者．此肺之絡脉逆也．
絡脉不得隨經上下．故留經而不行．絡脉之病人也微．故起居如故．而息有音也．」

『素問　痿論』
「肺熱者．色白而毛敗．
　心熱者．色赤而絡脉溢．」

『素問　厥論』
「酒入於胃．則絡脉滿而經脉虛．脾主爲胃行其津液者也．」

『素問　奇病論』
「胞之絡脉絶也．」

『素問　長刺節論』
「一日數過．先刺諸分理絡脉．」

『素問　皮部論』
「凡十二經絡脉者．皮之部也．是故百病之始生也．
必先於皮毛．邪中之．則腠理開．
　　　　　　　　開則入客於絡脉．
　　　　　　　　留而不去．傳入於經．
　　　　　　　　留而不去．傳入於府．廩於腸胃．
邪之始入於皮也．泝然起毫毛．開腠理．其入於絡也．
則絡脉盛色變．其入客於經也．
則感虛．乃陷下．其留於筋骨之間．
寒多則筋攣骨痛．
熱多則筋弛骨消．肉爍䐃破．毛直而敗．
　帝曰．夫子言皮之十二部．其生病皆何如．
岐伯曰．皮者脉之部也．
　　　　邪客於皮．則份理開．開則邪入客於絡脉．絡脉滿則注於經脉．
　　　　經脉滿則入舍於府藏也．

故皮者有分部．不與而生大病也．」

『素問　經絡論』
「夫絡脉之見也．其五色各異．青黃赤白黑不同．其故何也．
經有常色．而絡無常變也．氣穴論孫絡之脉別經者．其血盛而當寫者．亦三百六十五脉．
並注於絡．傳注十二絡脉．非獨十四絡脉也．內解寫於中者十脉．」

『素問　水熱穴論』
「春取絡脉分肉．何也．
春者木始治．肝氣始生．肝氣急．其風疾．經脉常深．其氣少．不能深入．故取絡脉分肉間．」

『素問　調經論』
「風雨之傷人也．先客於皮膚．傳入於孫脉．
孫脉滿．則傳入於絡脉．
絡脉滿．則輸於大經脉．血氣與邪并．
客於分份之間．其脉堅大．故曰實．實者外堅充滿．不可按之．按之則痛．」

『素問　繆刺論』
「夫邪之客於形也．必先舍於皮毛．
留而不去．入舍於孫脉．
留而不去．入舍於絡脉．
留而不去．入舍於經脉．
內連五藏．散於腸胃．陰陽俱感．
五藏乃傷．此邪之從皮毛而入．極於五藏之次也．如此則治其經焉．
今邪客於皮毛．入舍於孫絡．留而不去．閉塞不通．不得入於經．流溢於大絡．而生奇病也．
邪客於經．左盛則右病．右盛則左病．亦有移易者．左痛未已．而右脉先病．如此者．
必巨刺之．必中其經．非絡脉也．
故絡病者．其痛與經脉繆處．故命曰繆刺．」

『素問　四時刺逆從論』
「春刺絡脉．血氣外溢．令人少氣．
春刺肌肉．血氣環逆．令人上氣．
春刺筋骨．血氣內著．令人腹脹．
秋刺絡脉．氣不外行．令人臥不欲動．
秋刺筋骨．血氣內散．令人寒慄．
冬刺絡脉．內氣外泄．留為大痺．
冬刺肌肉．陽氣竭絕．令人善忘．」

『素問　徵四失論』
「經脉十二．絡脉三百六十五．此皆人之所明知．工之所循用也．所以不十全者．精神不專．
志意不理．外內相失．故時疑殆．診不知陰陽逆從之理．此治之一失矣．
受師不卒．妄作雜術．謬言為道．更名自功．妄用砭石．後遺身咎．此治之二失也．」

『靈樞　九鍼十二原篇』
「五藏五腧．五五二十五腧．

六府六腧．六六三十六腧．
經脉十二．絡脉十五．凡二十七氣．
以上下．所出爲井．所溜爲滎．所注爲腧．所行爲經．所入以爲合．二十七氣所行．
皆在五腧也．」

『靈樞　本輸篇』
「凡刺之道．必通十二經絡之所終始．絡脉之所別處．五輸之所留．六府之所與合．
四時之所出入．五藏之所溜處．闊數之度．淺深之状．高下所至．願聞其解．
春取絡脉諸滎．大經分肉之間．甚者深取之．間者淺取之．」

『靈樞　小鍼解篇』
「節之交三百六十五會者．絡脉之滲灌諸節者也．」

『靈樞　壽夭剛柔篇』
「病在陰之陽者．刺絡脉．故曰．
　病在陽者．命曰風．
　病在陰者．命曰痺．
經脉諸脉之浮而常見者．皆絡脉也．
飮酒者．衞氣先行皮膚．先充絡脉．絡脉先盛．故衞氣已平．
雷公曰．何以知經脉之與絡脉異也．
黃帝曰．經脉者．常不可見也．其虛實也．以氣口知之．脉之見者．皆絡脉也．
黃帝曰．諸絡脉．皆不能經大節之間．必行絶道而出入．復合于皮中．其會皆見于外．
　　　　故諸刺絡脉者．必刺其結上．甚血者．雖無結．急取之．以寫其邪．而出其血．留
　　　　之發爲痺也．
　　　　凡診絡脉．脉色青則寒且痛．赤則有熱．
　　　　胃中寒．手魚之絡多青矣．
　　　　胃中有熱．魚際絡赤．其暴黑者．留久痺也．
　　　　其有赤有黑有青者．寒熱氣也．
　　　　其青短者．少氣也．皆取之脾之大絡脉也．
　　　　凡此十五絡者．實則必見．虛則必下．視之不見．求之上下．人經不同．絡脉異所
　　　　別也．」

『靈樞　四時氣篇』
「視其絡脉．與厥陰小絡．結而血者．腫上及胃脘．取三里．視其色．察其目以．
知其散復者．視其目色．以知病之存亡也．」

『靈樞　寒熱病篇』
「春取絡脉．夏取分腠．秋取氣口．冬取經輸．
凡此四時．各以時爲齊．絡脉治皮膚．分腠治肌肉．氣口治筋脉．經輸治骨髓．」

『靈樞　百病始生篇』
「皮膚緩則腠理開．開則邪從毛髮入．入則抵深．深則毛髮立．毛髮立則淅然．故皮膚痛．
留而不去．則傳舍於絡脉．在絡之時．痛於肌肉．其痛之時息．大經乃代．
留而不去．傳舍於經．在經之時．洒淅喜驚．

留而不去．傳舍於輸．在輸之時．六經不通．四肢則肢節痛．腰脊乃強．
　留而不去．傳舍於伏衝之脉．在伏衝之時．體重身痛．
　留而不去．傳舍於腸胃．在腸胃之時．賁響腹脹．多寒則腸鳴飧泄．食不化．多熱則溏出麋．
　留而不去．傳舍於腸胃之外．募原之間．留著於脉．
稽留而不去．息而成積．
或著孫脉．或著絡脉．或著經脉．或著輸脉．或著於伏衝之脉．或著於膂筋．
或著於腸胃之募原．上連於緩筋．邪氣淫泆．不可勝論．起居不節．用力過度．則絡脉傷．
陽絡傷則血外溢．血外溢則衄血．
陰絡傷則血內溢．血內溢則後血．
腸胃之絡傷．則血溢於腸外．腸外有寒汁沫．與血相搏．則并合凝聚不得散．而積成矣．卒
然外中外於寒．通天少陽之人．多陽少陰．經小而絡大．血在中而氣外．實陰而虛陽．獨
寫其絡脉則強．氣脫而疾．中氣不足．病不起也．」

『難経　二十三難』

「經脉十二．絡脉十五．何始何窮也．然．經脉者．行血氣通陰陽．以榮於身者也．
其始從中焦．注手太陰陽明．陽明注足陽明太陰．太陰注手少陰太陽．太陽注足太陰少陰．
少陰注手心主少陽．少陽注足少陽厥陰．厥陰復還注手太陰．
別絡十五．皆因其原．如環無端．轉相漑灌．朝於寸口人迎．以處百病．而決死生也．」

『難経　二十七難』

「此絡脉滿溢諸經．不能復拘也．」

『金匱要略　中風歷節病脉證并治』

「夫風之爲病．當半身不遂．或但臂不遂者．此爲痺．脉微而數．中風使然．
寸口脉浮而緊．緊則爲寒．浮則爲虛．寒虛相搏．邪在皮膚．浮者血虛．
絡脉空虛．賊邪不瀉．或左或右．邪氣反緩．正氣即急．正氣引邪．喎僻不遂．邪在於絡．
肌膚不仁．邪在於經．即重不勝．邪入於府．即不識人．邪入於藏．舌即難言．口吐涎．」

『金匱要略　水氣病脉證并治』

「沈則絡脉虛．伏則小便難．虛難相搏．水走皮膚即爲水矣．」

『神農本草經・卷上』

「麥門冬．味甘平．生川谷．治心腹結氣．傷中傷飽．胃絡脉絶．羸瘦短氣．
久服輕身不老不飢．」

4　経別

『太素』の注に

「十二体系復有正別．正謂六陽大経別行還合腑経．別謂六陰大経別行合於腑経．
不還本経故名為別．」

> 「足三陽大経従頭至足．其正別則従足向頭．其別皆従足指大経終処．別而上行．併至其出処而論属合也．足三陰大経従足至胸．其正別則従足上行向頭．亦至其出処而言属合．」

『張志聡』は
> 「正者謂経脈之外．別有正経．非支絡也．」

と述べているごとく、「経別」は正経以外の別ルートを有し、表裏の臓腑で一つの組をなして、相互にリンクしながら流注していくことを本旨として作られている脈である。

- 足の三陽経は頭から足に向かい走行するが、経別は足から上行して頭に到る。
- 足の三陰経は足から胸に向かい走行するが、経別は足より上行して頭に向かうのを特徴とする。

このようなルートが作られている解釈を、歴代の医家は述べていないが、これは『素問医学』が天地人の三つのカテゴリーで、人体を空間により区分して、神の動きにスポットを当て論述しているのに対し、『霊枢医学』はこれを継いで三陰三陽医学をさらに発展させ、表裏間のリンクを密にさせた六合理論を完成させたことも一つの要因ではないだろうか。

つまり『素問』にしても『霊枢』にしても経脈の意義に変わりはないが、より細かく観察、あるいは実験的に鍼を用いて人体に働きかけた場合、**生体には十二経脈以外の別流注が表裏する臓腑の間において存在する**という発見をしたのだろう。そしてこの事実が優先して六合理論が発展し、完成したのではないだろうか。いずれにしても表裏する経脈間において、正経脈以外の別脈が存在し、それを「経別脈」という。

経別脈が病んだ場合の病症を『霊枢』は記載していないが、流注上に病症が出現した場合は、表裏する経脈を使っての治療が可能であると理解できる。さらにルートをよく見ると、**足厥陰之正以外のルートはすべて、下肢は関節より上方、上肢は腋窩、または肘関節より体幹を頭に向かい上行している**。これは経別のルートが体幹より出ないことを示している。これよりこの脈は、すべて頭部に営気を集めるルートであることが分かる。仮にこれが理由であれば、足厥陰之正のみ足背にあるのは、足厥陰脈が頭部**百会**穴に到る経脈であって、その正経をさらにサポートする意味からも理論にかなう。

このことから「経別脈は頭部に営気が不足し、頭部を養うことが十分できなく

なった時にバックアップする経脈」と仮説を立てた。臨床ではこのルートもしっかり認識して、表裏間における営気のリンクができているかを見極めていかなければならない。

次にその流注から経別脈の持つ、もう一つの意義を愚考する。

経別のルートを整理すると五点挙げられる。

1. ルートは足厥陰正を除き肘・膝から胸腹腔内に入り、頭面部に上っている。
2. 陰経は陽経を、陽経は本経と合流する。
3. 六陽経は表裏する臓に入る。
4. 経別脈だけの独自の病症を持たない。
5. 経脈が流注しない部位にも流注する。

以上から経別脈は交流することのない、他経脈間をリンクさせる脈と結論付けられる。正経脈は通常、中焦、胃の腑より始まり、手太陰肺経脈より足厥陰肝経脈に到る12の区切りを持つ一つの大きなループであり、ループの途中にそれらの経脈間同士で交流することはない。そのため生理上で種々の不具合が生じる。

例えば陰経脈は頭部には流注しないために、陰経脈が病んで頭部に病症が出現しても、陰経脈では治療できない等である。この場合を補足、補充する目的で作られているルートが、経別脈である。

これにより陰陽表裏の正経脈は、相互にリンクして胃の気を循環させることができる。そして独自の病症を有さないのは、経別は正経のサブルートであるがゆえに、経別の異常が単独で出現することはなく、すべて正経脈の胃の気を調えれば、経別の病症は消失するからである。

この経別脈の臨床上の利用法は
- 陽経の病症を陰経で治療することが可能である。
- 陽経を使っても臓証を治療することが可能である。

具体的な臨床は、足太陽経脈の流注は肛門には入らないので、脱肛等の傷害を治療することはできないが、**足太陽正**が肛門をカバーしているので、**承山穴**で治療することができる。

足少陰経脈は帯脈にリンクはしていないので、帯下等の胞宮疾患を治すことができないが、十四椎で**帯脈**と**足少陰正**がリンクするので、足少陰経脈を使い帯下を治療することが可能である等、その経別を用いた治療はすでに取り込まれている。

第一章 経脈論・基礎門

5 経筋

「経筋」は『霊枢　経筋篇』を中心にして述べられている内容の脈群を指す。これは経脈流注上の筋脈群を指し、抹消から中枢に向かう一方向性の特色がある。以下3つの項目で述べる。

1. 筋は肝の管理下にある

筋はすべて木性肝の管理下にあり、筋が正しく緊張や弛緩しない病症は、すべて肝に原因を求めて対処する。換言すると、肝が病邪を受けて正常に働きを全うできなければ、その現象はすみやかに筋に現われる。また筋は十分な血と水がある状態でこそ、意識通りにその目的を果たすことが可能であるが、病でそれらが常に一定量供給できなければ、すぐに症状となって現われる。

つまり筋は、常に緊張しているのを宜とする木性の支配下にあり、それを弛緩させて不足を補う土性との相剋関係と、運動により乾いた筋肉を潤す水性との相生関係により動かすことが可能なモノである。この生理は骨格筋だけではなく、内臓筋も含めた筋群に当てはまる。

2. 筋の病は寒・熱の二法で対処する

筋はそれらの中に含むモノを代謝、燃焼させて体温を作っている。つまり体温を作るために、筋は常に緊張していなければならないが、その働きを担う木気の作用が強ければ、生体が必要とする緊張の度を越えて過緊張となり、体温の上昇をみる。この時に出現する「萎症」には、過緊張を起こしている筋に直接冷却を行っていくか、土性や水性に働きかけて弛緩させて潤す方法を取れば、この場面に対処できる。

これとは逆に、木性の働きが弱く緊張が維持できない場合や、身体の循環が悪く筋が水気を多く含んでいるか、あるいは甘いモノの多量摂取により弛緩が強く、緊張できない場合がある。その際、結果的に筋が体温を作れず、さらに循環が悪化する時に多く出現する「痺症」に陥るため、体温を作る目的で筋を動かす治療を考えなくてはいけない。そのために骨格筋にリハビリテーションを行ったり、温補剤を服用させて内臓筋を動かしたり、苦痛を与える鍼灸の術を行い、筋に緊張を与えていく。

これらを行うことで筋は緊張が与えられ、痺病を治すことが可能になる。この

ように筋が病んで出現する病症に対しては、冷却か温熱かの補瀉を行っていくのである。

3. 外傷の場合

人体を構成する骨格筋は種々の動きを行うが、ときにその範囲を超えて起こる捻挫や、筋に直接強い衝撃が加わり、物理的に血の循環が阻害され、鬱血して瘀血が形成される外傷がある。

このような物理的外傷は日常で頻発に起こることであるが、これはその部に直接冷却、あるいはマッサージを行い患部の血行を良くすればよい。

つまり筋病はすべて裏病であるが、手に触れて確認できる程度に浅く表に近い場合は、表熱証として治療を行えばよい。湯液では桂枝湯加減で対処する。しかしこのような筋病の表証でも、治療するのには必ずタイミングがあり、その機を逃がすと裏病になるため、経筋病から経脈病に病が伝わる可能性が生じる。

- 経筋の流注法則

経筋流注は末端より体幹部に向かい走行し関節部において結する。
そのルートの特徴は以下のようである。

手三陽経　末端→頭部
手三陰経　末端→胸部
足三陽経　末端→側頭部
足三陰経　末端→陰部

第2章

経脈論・十二経流注門

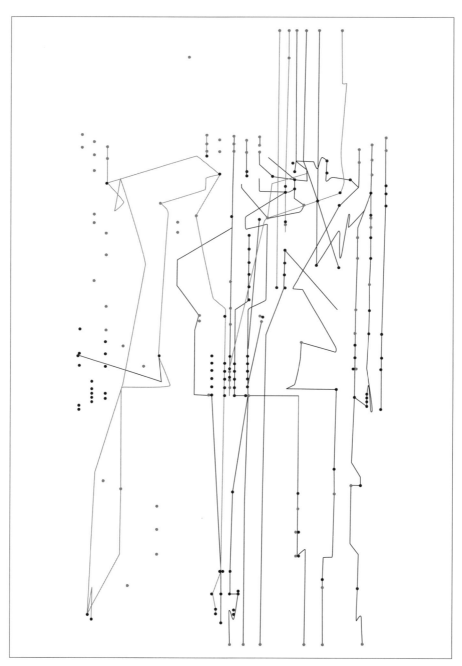

右正経脈・左奇経脈　流注図譜

1 大経絡脈の流注

　内経医学で述べられている経絡流注は、『霊枢　経脈論』で述べられている以外にいくつか述べられている。それはこの流注に到る過程で考案された三つの流注と、治病生理から考案された二つの流注である。

1. 陰陽十一脈灸経・足臂十一脈灸経の流注

　考古学的に経絡流注について書かれている最も古い文献は、馬王堆第三号漢墓より出土した医帛の『陰陽十一脈灸経』と『足臂十一脈灸経』である。

『陰陽十一脈灸経』には
1. 鉅陽脈、少陽脈、陽明脈、肩脈、耳脈、歯脈の六陽経の流注と、是動則病、其所生病が述べられた後、太陰脈、厥陰脈、少陰脈、臂鉅陰脈、臂少陰脈について同様に述べられている。

『足臂十一脈灸経』には
1. 先に足の三陽経（足泰陽、足少陽、足陽明）の流注と其病が述べられ、続いて三陰経(足少陰、足泰陰、足厥陰)が同様に述べられている。
2. 先に手（臂）の二陰経（臂泰陰、臂少陰）の流注と其病が述べられ、続いて三陽経（臂泰陽、臂少陽、臂陽明）が同様に述べられている。

　これら『足臂・陰陽十一脈灸経』の流注は『経脈論』の流注と一部は類似しているが、1，それぞれの脈が臓腑と絡属になっていない。2，臓腑⇔四肢の法則がまだ作られていない。この二点が未完成である。これらから経脈論流注が当時の医師による追試と思考学習により、『十一脈灸経』が作られた時期以降に作成されたモノであることが分かる。

　つまり経脈論流注は、内経で述べられている陰陽論や天地人の三才思想のように、あるがままの天地の動きを読み取り思惟して作られたモノではなく、人が人を観察して推考し作られたモノであるために、絶対的な不変の真理ではない。しかし、経脈論流注が完成されたモノであるために、その後の推考を奪っているのである。

『陰陽十一脈灸經』

「鉅陽脈．潼外踝婁中．出郄中．上穿跣．出獸中．夾脊．出於項．×頭角．下顏．夾鬝．觳目內廉．
是動則病．潼．頭痛．××××脊痛．要以折．脾不可以運．膕如結．腨如裂．此爲踝蹶．
是鉅陽脈主治．其所產病．頭痛．耳聾．項痛．耳彊．瘧．北痛．要痛．尻痛．痔．胳痛．腨痛．足小指痺．爲十二病．」

「少陽脈．觳於外踝之前廉．上出魚股之外．出×上．出目前．
是動則病．心與脇痛．不可以反稷．甚則無膏．足外反．此爲陽蹶．是少陽脈主治．
其所產病．×××．頭頸痛．脇痛．瘧．汗出．節盡痛．脾外廉痛．×痛．魚股痛．膝外廉痛．振寒．足中指踝．爲十二病．」

「陽明脈．觳於骭骨外廉．循骭而上．穿臏．出魚股××××．穿乳．穿頰．出目外廉．環顏×．
是動則病．洒洒病寒．喜龔．婁吹．顏黑．病種．病至則惡人與火．聞木音則惕然驚．心腸欲獨閉戶牖而處．病甚則欲登高而歌．棄衣而走．此爲骭蹶．是陽明脈主治．
其所產病．顏痛．鼻鼽．領頸痛．乳痛．心與胠痛．腹外種．陽種．膝跳．付××．爲十病．」

「肩脈．起於耳後．下肩．出臑外廉．出×××．乘手北．
是動則病．嗌痛．頷種．不可以顧．肩以脫．臑以折．是肩脈主治．
其所產病．領痛．喉痺．臂痛．肘痛．爲四病．」

「齒脈．起於次指與大指．上出臂上廉．入肘中．乘臑．穿頰．入齒中．夾鼻．
是動則病．齒痛．朏種．是齒脈主治．
其所產病．齒痛．朏種．目黃．口乾．臑痛．爲五病．」

「大陰脈．是胃脈殹．彼胃．出魚股陰下廉．腨上廉．出內踝之上廉．
是動則病．上當走心．使復張．善噫．食欲歐．得後與氣則快然衰．是鉅陰脈主治．
其所產病．××．心煩．死．心痛與復張．死．不能食．不能臥．強吹．三者同則死．唐泄．死．水與閉同則死．爲十病．」

「厥陰脈．觳於足大指叢毛之上．乘足跗上廉．去內踝一寸．上踝五寸而出大陰之後．上出魚股內廉．觸少腹．大漬旁．
是動則病．丈夫隤山．婦人則少腹種．要痛不可以卬．甚則嗌乾．面疵．是厥陰脈主治．
其所產病．熱中．降．隤．扁山．××有而心煩．死．勿治殹．有陽脈與之俱病．可治殹．」

「少陰脈．觳於內踝外廉．穿腨．出胳中央．上穿脊之×廉．觳於腎．夾舌．
是動則病．忉忉如喘．坐而起則目瞙如毋見．心如縣．病饑．氣不足．善怒．心腸恐人將捕之．不欲食．面黧若朏色．欬則有血．此爲骨蹶．是少陰脈主治．
其所產病．××××××．舌柝．嗌乾．上氣．饐．嗌中痛．癉．耆臥．欬．音．爲十病．少陰之脈．久則強食產肉．緩帶皮髮．大丈．重履而步．久幾息則病已矣．」

「臂鉅陰脈．在於手掌中．出內臂兩骨之間．上骨下廉．筋之上．出臂內陰．入心中．
是動則病．心滂滂如痛．缺盆痛．甚則交兩手而戰．此爲臂蹶．是臂鉅陰脈主治．
其所產病．脑痛．癒痛．心痛．四末痛．叚．爲五病．」

「臂少陰脈．起於臂兩骨之間之．下骨上廉．筋之下．出臑內陰．

是動則病．心痛．益渇欲飲．此爲臂蹶．是臂少陰脈主治．
其所產病．脇痛．爲一病．」

『足臂十一眽灸經』

「足．足泰陽温．出外踝窶中．上貫䏶．出於胳．枝之下脾．其直者．貫×．夾脊．××．上於豆．枝顏下．之耳．
其直者．貫目内漬．之鼻．
其病．病足小指廃．膞痛．胳縊．腄痛．產寺．要痛．夾脊痛．×痛．項痛．手痛．顏寒．產聾．目痛．尪肭．數瘨疾．
諸病此物者．皆久泰陽温．」

「足少陽温．出於踝前．枝於骨間．上貫膝外兼．出於股外兼．出脅．枝之肩薄．
其直者．貫腋．出於項．耳．出䐐．出目外漬．
其病．病足小指次指廃．胻外兼痛．胻寒．膝外兼痛．股外兼痛．脾外兼痛．脅痛．×痛．產馬．缺盆痛．瘻聾．䐐痛．耳前痛．目外漬痛．脅外穜．
諸病此物者．皆久少陽温．」

「足陽明温．循胻中．上貫膝中．出股．夾少腹．上出乳内兼．出䐐．夾口．以上之鼻．
其病．病足中指廃．胻痛．膝中穜．腹穜．乳内兼痛．×外穜．頰痛．尪肭．數熱汗出．
胜瘦．顏寒．諸病此物者．皆久陽明温．」

「足少陰温．出内踝窶中．上貫䏶．入胳．出股．入腹．循脊内×兼．出肝．入胅．骰舌×．
其病．病足熱．膊内痛．股内痛．腹街．脊内兼痛．肝痛．心痛．煩心．
涸××××舌䇼×旦尚×××数膓．牧牧耆臥以欤．
諸病此物者．皆久足少陰温．」

「足泰陰温．出大指内兼骨蔡．出内踝上兼．循胻内兼．×膝内兼．出股内兼．
其病．病足大指廃．胻内兼痛．股内痛．腹痛．腹張．復×．不耆食．善意．心×．善肘．
諸病此物者．皆久足泰陰温．」

「足夵陰温．循大指間．以上出胻内兼．上八寸．交泰陰温．×股内．上入胜間．
其病．病胜瘦．多弱．耆飲．足枛穜．疾界．
諸病此物者．皆久夵陰温．」

「皆有此五病者．有煩心．死．三陰之病亂．不過十日死．
温如人參春．不過三日死．温絶如食頃．不過三日死．煩心．有腹張．死．不得臥．有煩心．死．唐泄恒出．死．三陰病雜以陽病．可治．陽病北如流湯．死．陽病折骨絕筋而無陰病．不死．臂．」

「臂泰陰温．循筋上兼．以奏臑内．出夜内兼．之心．其病．心痛．心煩而意．
諸病此物者．皆久臂泰陰温．

臂少陰温．循筋下兼．出臑内下兼．出夜．奏脇．其病．脇痛．
諸病此物者．皆久臂少陰温．

臂泰陽温．出小指．循骨下兼．出臑下兼．出肩外兼．出項×××目外漬．其病．臂外兼痛．
諸病此物者．皆久臂泰陽温．

臂少陽温．出中指．循臂上骨下兼．奏耳．其病．產聾．×痛．

諸病此物者．皆久臂少陽之温．
臂陽明温．出中指間．循骨上兼．出臑××上．奏臏．之口．其病．病齒痛．××××．
諸病此物者．皆久臂陽明．
上足温六．手温五．」

2 歴史的経緯による流注

『内経』で述べられている流注はどのようなモノであろうか。内経全篇に渡り断片的に流注が記されているが、主に三つの流注にまとめられる。

経脈流注は『十一脈灸経』で示されて以後段階的に完成を見るが、その過程で示されたモノを以下に示す。

1. 『素問　気府論』『霊枢　衛気行篇』の二篇で述べられている流注
2. 『霊枢　本輸篇』で述べられている流注
3. 『霊枢　経脈論』で述べられている流注

『素問　気府論』には足太陽、足少陽、足陽明、手太陽、手陽明、手少陽、督脈、任脈、衝脈の流注が述べられ、頭部あるいは顔面部から**四肢末端に向けて遠心的に走行している**。しかし陰経脈については記載されていない。

『霊枢　衛気行篇』は全篇を通じ、衛気の循行と経絡について述べられているが、このうち足太陽、手太陽、足少陽、手陽明の流注のみが記載されて、これ以外の陽経脈、陰経脈については紹介されていない。この篇でも**四肢末端に向けて遠心的に走行している**。

しかし『霊枢　本輸篇』には手太陰経、手少陰、足厥陰、足太陰、足少陰経、足太陽、足少陽、足陽明、手太陽経、手陽明と順に手少陰心経を除く、十一経脈の**四肢末端から求心的に走行する**流注が述べられている。さらにこの流注は『十一脈灸経』『素問　気府論』『霊枢　衛気行篇』で述べられている内容とは異なり、**足経脈ではなく手太陰経から始まる記述に変わっている**が、この記述順序の変化は、当時の人達の意識が変わったことを意味し、『霊枢　経脈論』で述べられている**中脘**から始まり**中脘**に帰る流注へと完成されつつあることが分かる。これらをまとめると

1. 経脈流注が当初から、**中脘**を起点として臓腑を絡い三往復する流れではなかった。

2. 流注の起源は四肢末端、顔面部から中央に向かい走行する流注であった。といえる。

　この論理は『霊枢　根結篇』流注と『霊枢　経脈論』流注という形で現在に到り臨床で用いられている。

　考証的に『霊枢　本輸篇』には手太陰経、足少陰経、手太陽経の三経のみ"経也"と記され、他の経には"也"だけしか記入されていない。単純に欠落したのか、あるいは意味があることなのかを未だ理解していない。諸先生方の見解を切に希望する。

1. 根結篇と経脈論の流注

　『霊枢』は『素問』とは異なり、高度な知識を持った医師により編集された内容であるから、編集順序にも当然意味がある。そのうちの『霊枢　九鍼十二原・第一篇』から『霊枢　終始篇・第九篇』は、特に編集人の意図を感じる内容である。そして『霊枢　根結篇』は、その九篇中の五番目に述べられている。つまり第四篇に書かれている「邪気が身体内に侵入したことにより、臓腑が病形に変わっていく様子と脈状」（**邪気側からみた正気の変遷**）を受けて、『霊枢　根結篇・第五篇』が書かれているのである。その第五篇は「邪気が経脈に侵入したところ（根）と、臓腑を行き反応・症状を発現させるところ（結）」について書かれているが、これより導き出されるのは、**邪気が具体的に侵入するルート**である。つまり五邪あるいは六の淫邪が、身体内に侵入した場合は、**末端の経穴から体幹内に向かって内向する**のであるから、それを駆除する際も、末端の経穴を取穴して経脈に侵入している邪気を除く、という単純な治療と思われる。これは『霊枢　経脈論』で述べられている意図とは全く異なるのであるが、『霊枢　根結篇』以前の思考過程から、**末端から中央へと向かう流れを使い治病することも**可能であることを教えてくれる。

　これとは異なり『霊枢　経脈論・第十篇』は、体内に入った飲食物が流れていく、身体生理の立場から考案された流注（**正気側から見た邪気の変遷**）である。そして東洋医学の治療は、この経脈論で書かれている流注を使い、**身体の過不足に対してモノで治療する投薬治療と、それが正しく行るように流注経路を正す鍼灸治療**の、二系統から行っていくことを本旨として、湯液と鍼灸の両方を時に応じ、使い分けて対処しなければならない。よって両法を決して分けるべきではないのである。

以上『霊枢　根結篇』流注と『霊枢　経脈論』流注を単述した。詳しくはそれぞれをよく読み、自らの神に響くことから読み取るのがよいが、これらの共通事項は、足陰経は末端より体幹に向かうということである。それは『霊枢　経脈論』を書いた作者が**天地よりモノを得る**という、それ以前の精神を重視して経脈の流行順位を考えた時に、**足三陰経は末端より体幹部に入る**という流注を優先すべく考案されたのではないだろうか。そしてこれを第一条件に考え、最後は厥陰肝経脈で終わりたかったのである。なぜなら厥陰肝経脈は東方で木気に属し春に相当する。

　つまり十二経が終わる時に、木気の動くことを主にする経脈を配すことで、次の始点の原動力になるからである。こうすると第一番目の経脈は、その相剋である金経となり『難経一難』でいう意味も含み、手太陰拍動部を通過する手太陰肺経脈が考えられ、次に太陰脾経脈、陽明胃経脈の補給経脈を配したのであろう。すなわち『霊枢　経脈論』で述べられている経脈の順番はこの変遷を基にして

1. 足三陰を末端→体幹部にする。
2. 手太陰経脈に肺を属させることで、営気・宗気・衛気の三気を最初に流行させることができる。さらに脈動部位で生死吉凶を診る脈診論が作られる。
3. そして太陰肺経脈から太陰脾経脈の両太陰脈を十二経脈中の最初に流注させることで、純なるモノを行らせることができる。

　　　　根結篇流注　　　　　　　　　　経脈論流注

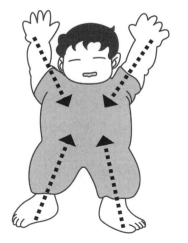
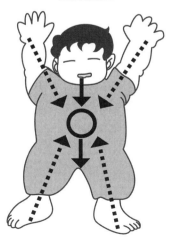

経脈走行図

4. 最後に厥陰肝経脈を流注させることで動きを内に含み、次の循環の原動力にさせることができる。
5. 五行相伝で金→土…→木と決定されたので、順に土→火→水→木の順序が決定された。

ということができるのだろうか。

いずれにしても『霊枢　経脈論』流注は、このような思考と追試により考案された。しかし愚木的に経脈流注は、『霊枢　経脈論』以前の方が天地の生理に適うように思われる。

それは『経脈論』は**中央→陰経→陽経→中央の流れ**で、これは生体の生理からみた流注図である。しかし天地の生理からみた流れは**陰経→中央→陽経**となる。

翻って人が生きるということは、天地の恵みを体内に取り込んで、形を変えて生を営むのであるから、これからすればそれを流す流注は、四肢末端から中央に流すほうが自然な気がする。『内経』にある二つの流注について認識しておく必要はある。

□ 根結篇流注参考

経脈は身体を縦方向に流注することは述べたが、このとき手掌は空天を向き、足底は地に密着している。そして四肢末端に起こる経脈のうち、足三陰経脈は、地気の含む一切の成分を三陰経脈の末端より、内に取り込んで体幹中央に送り、手二陰経脈は、天気の含む一切の成分を二陰経脈の末端より、内に取り込んで体幹中央に送る作用を有す。

これらの五陰経脈（足・三陰経脈、手・二陰経脈）から入ったモノは、陰の開闔枢生理により代謝還元されて、手足の六陽経にそれぞれ送られ、一つの循環をなすゆえに、治病はモノがどこより侵入して、どこに到るのかを知ることが大事である。これを**病気が始まる根本になる起点と、どこに結するかを知るという意味において根結**という。

つまり『霊枢　根結篇』には、手足の経脈の役割と流注の方向性を開闔枢理論により解説し、三気（宗気は上焦、営気は中焦、衛気は下焦）がどこより作られて、経脈中を流行するかが述べられている。

この論理による具体的な治療行為は、一般に行われている足湯や足のマッサージ、素人的な足の灸等であり、これは足三陰経を上行した寒冷の邪を追うように、温かい熱気を入れて除く治療行為である。この概念は**標本理論**と似るが、標

本はどこの経脈から病邪が来て、どこに行くかについて詳述したのであって、陰陽・五行論の総括になる根幹の論理であるから、混同してはいけない。

『霊枢　根結篇』
- 太陽．根于至陰．結于命門．命門者目也．
- 陽明．根于厲兌．結于顙大．大者．鉗耳也．
- 少陽．根于竅陰．結于窓籠．窓籠者．耳中也．

太陽爲開．陽明爲闔．少陽爲樞．故開折．則肉節瀆．而暴病起矣．
故暴病者．取之太陽．視有餘不足．瀆者．皮肉宛膲而弱也．闔折．則氣無所止息．
而痿　疾起矣．
故痿疾者．取之陽明．視有餘不足．無所止息者．眞氣稽留．邪氣居之也．樞折．
即骨繇而不安於地．故骨繇者．取之少陽．視有餘不足．骨繇者．節緩而不收也．
所謂骨繇者．搖故也．當窮其本也．

- 太陰．根于隱白．結于大倉．
- 少陰．根于湧泉．結于廉泉．
- 厥陰．根于大敦．結于玉英．

絡于膻中．太陰爲開．厥陰爲闔．少陰爲樞．故開折．則倉廩無所輸．膈洞．
膈洞者．取之太陰．視有餘不足．故開折者．氣不足而生病也．闔折．即氣絶而喜悲．
悲者．取之厥陰．視有餘不足．樞折．則脉有所結而不通．不通者．取之少陰．視有餘不足．
有結者．皆取之不足．

- 足太陽．根于至陰．溜于京骨．注于崑崙．入于天柱飛揚也．
- 足少陽．根于竅陰．溜于丘墟．注于陽輔．入于天容光明也．
- 足陽明．根于厲兌．溜于衝陽．注于下陵．入于人迎豊隆也．
- 手太陽．根于少澤．溜于陽谷．注于少海．入于天窓支正也．
- 手少陽．根于關衝．溜于陽池．注于支溝．入于天牖外關也．
- 手陽明．根于商陽．溜于合谷．注于陽谿．入于扶突偏歴也．

此所謂十二經者．盛絡皆當取之．

3　小経絡脈の流注

1　下肢

　『霊枢　経脈論』と『足臂十一脈灸経』の足三陰経の流注部位は、大きく変わることなく述べられている。おそらく口腔と鼻腔の頭部二口部以外の補給経路として、"地気は足より受ける"との認識が、歴史的に早い時期から考察されていたのだろう。そして**臓腑により代謝還元されて足三陽経に再分配される**とする確

立された生理から、『霊枢　経脈論』で下肢の陰経脈と陽経脈の流注方向を決める時にも、ゆるぎないものであったに違いない。

2　三陰経脈の流注理由

- ■足厥陰肝経脈は月編に"干かす"と書くように、硬く緊張することを宣しとする。これより足部内側で最も硬い脛骨上を上行して陰部に流注させた。
- ■足少陰腎経脈は膀胱経脈と表裏をなす経脈で、上肢の肺経脈と大腸経脈ペアと同様に、下肢ではこのペアしか表裏二経が隣接して走行していない。これは腎臓が蔵する水気を管理する脈として常に柔らかくなければいけない腎経脈が、何かの理由で硬くならないように、また腎経脈が流注する部位が水気を含み過ぎて緊張が失われた場合に水気の濡給が膀胱経脈と直ちに行えるようにするためである。
- ■足太陰脾経脈は肝・腎経脈の二経脈の位置が決定されて、両経脈の間になったのであろう。それはこの経脈が土経で、しかも五行の中心に位置して四方にモノを与えるという生理からすれば、自ずとこの位置になる。

これは、1．経脈を流れる胃の気を両経脈に供給する生理、2．肝腎と相剋関係にある、3．脾経脈が胃の気量の増減で脈幅が変化する臨床事実等からも証明され理解できる。

3　三陽経脈の流注理由

- ■足少陽胆経脈は肝経脈同様、木経である。この経脈は常に水と膏を代謝還元する働きを担い、体温を微調整する経脈であるため、経脈の形態も常に緊張していなければならない。ゆえに肝経脈同様、腓骨上に配置されている。
- ■足太陽膀胱経脈は少陰腎経脈の項でも述べたごとく、水経であるために常に柔らかくなければいけない。ゆえに腓腹筋に配当し、陽経の膀胱経脈から腎経脈に働きかけて水の需給を行っている。
- ■足陽明胃経脈は大腿部前面を通って足 2.3 指に到る経路を取り、肝経脈の直ぐ横を通る。また心肝胃の三経脈は、方向は異なるが血臓がある胸中を通過する流注からも、肝臓と胃腑が共に血に関わる臓腑であることが分かる。また足厥陰肝経脈は木気であるので、常に生体の"動"を担い、血循環の推進力をなしているが、この生理以外に肝経脈が**中脘**に還るその経絡の意図は、胃腑に関わることで、経絡も臓腑も血を作るという意志目的で存在すること

にある。このようなことも胃経脈が肝経脈の傍らを走行する理由の一つである。

ここまで下肢を流注する六経脈について述べた。整理すると
1. 古くから足三陰経脈は末端より体幹に求心的に流注する。
2. 足三陽経脈は体幹より末端に遠心的に流注する。
3. 古くに書かれている流注は、足三陰経脈よりも足三陽経脈が先に述べられている。これは補給と代謝という生理に置き直した場合は、代謝を先にして補給を後に述べていることになる。

つまり脚部流注の論理は、後人により意識して作られたということである。なぜなら『内経』で述べられている他の論理は、陰主陽従の法則により、まず補給について述べられているからである。

4 上肢

1　二陰経脈の流注理由

上肢を流注する経絡脈は、『霊枢　経脈論』にて手少陰心経脈が加味されて完成をみるが、それ以前は『霊枢　邪客篇』で理由が述べられているように、手少陰心主として手脈は五経脈で考えられていた。

それは『足臂十一脈灸経』では、臂少陰脈と臂太陰脈の流注が混合して述べられ、『陰陽十一脈灸経』では、臂の陽経が歯脈、耳脈、肩脈として述べられて名称すら与えられていない。さらに『霊枢　経脈論』が脚部の三陰経を中心に作られているために、どのようにしても陰経と陽経の流注方向に矛盾が起こるが、この矛盾を解決すべく『霊枢　経脈論』の作者は、手太陰経脈に肺を配当させ、しかも橈骨動脈部に流注させた。

またそれまでの**末端から中央という流注**とは逆の立場から生体を診た場合に立って、**中央から末端という流注**の最初に、手太陰肺経脈を配当したのである。真にすばらしい発想というしかない。そしてそれまで混合して流注していた経脈を、肺経脈以外という枠でくくり作られたのが、手少陰心主の脈である。

2　三陽経脈の流注理由

手三陽経脈は『霊枢　本輸篇』にあるように、手太陽小腸経脈、手陽明大腸経

脈、手少陽三焦経脈の三脈である。
- ■手少陽三焦経脈は『足臂十一脈灸経』に、"耳脈"と記述されている経脈である。この流注は手少陰心主と表裏をなして走行する。これは水火の相剋関係にある。つまり手少陰心主脈の働きに対し、経脈を介して心主の水調整をする役割を担うゆえに、この経脈の流注部位は常に柔らかい状態がよい。
- ■手陽明大腸経脈は金経で陽明の気が流行する。つまり常に熱を有し、金のごとく硬い形状をなしている部位を通過するという意味であり、その部位は前腕橈骨筋しかない。またこの経脈の流注部位は、常に乾いて硬い状態がよいのであるから、経気は常に太陰の気を補給されて流注している。この意味から太陰肺経脈の傍らを走行しているのである。
- ■太陽小腸経脈『足臂十一脈灸経』に"肩脈"と記述されている経脈であるから、古くからこの流注は確認され、手陽明経脈と手少陽経脈以外で尺側を通る流注である。本来この脈は小腸に絡属して、脈中に水穀エキスを豊富に含む経脈であるから、流注部位は常に柔らかい部位を通行するべきであるが、実際は尺骨に沿った硬い部位を通る。しかも十一経脈であるから相対するペアの陰経脈がなく、この部に流注させた意思が読み取れない。邪推だがそれほどの深い思慮もなく、古くから確認されている脈道ということで、太陽経脈としたのかもしれない。この点は識者の知をご教授願いたい。

第3章

経脈論・十二経脈門

はじめに

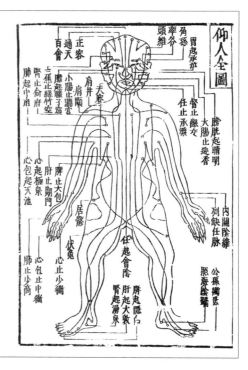

　人は天地の間において生じ、内の五臓、六腑、精気、骨髄、筋脈、九竅、皮毛、歯爪、咽喉、唇舌、肛門、胞嚢等のモノにより、身躯が作られ生命が営まれている。

　そして五労、六因、七傷、八風の害にさらされながらも、百脈の和が取れるように均一を保っているのであるが、一度この和が自ら保てなくなった場合は、鍼灸、薬石、気功等の法を用いてその人に代わり、これらの和が保てるように策を講じなければならない。

　その時に行う方法を「治法」と呼び、生体の内外環境すべての情報を取得して考慮し、邪気の性質と勢いの方向を確認してから、治法の内容を決めて、正気が時々の正しい向きになるように術を行っていくのである。そして鍼灸医学における治法術に不可欠なツールが**十二経絡**である。

　すでに述べたように、経絡は生理学的な角度から見る時には「臓腑経絡」という名で呼ばれることが多い。それは臓腑と経絡の生理を考察していくうえにおい

て、両者は陰陽関係にあるために、単方だけの解釈では理解ができないからである。

以下に経絡循行部位の生理と、解剖的見地を中心に臓腑の生理を明らかにしていく。

『内経』に「凡人両手足．各有三陰脈．以合為十二経也」

『十四経発揮』に「謂之経者．以血気流行．経常不息者而言．謂之脈者．以血理分表行体者而言也」

『類経図翼』に「人身正脈．十有二経．毎於平旦寅時営気始於中焦．上注手陰肺経．自胸中而出於中府．至於少商．以次行於手陽明大腸等十二経．経於足厥陰肝経．而復始於太陰肺也」

と述べられていて、経脈の定義と経脈循行を明確に示している。

これらから平人の経脈は、営気が平旦(日の出)の時刻から、中焦を起点として足厥陰肝経脈までの十二経脈を循行し始める経路であることが分かる。

『張志聰』は「十二経は有形の臓腑経絡と無形の太陰、少陰、厥陰、太陽、陽明、少陽の六気からなり、内の臓腑において生じたモノに、外の六気が合わさった**陰陽のモノ**が脈気として流れている」と述べている。

つまり十二経脈流注は臓腑で作られたモノの流れであり、外界の六気と体表膜を境として相互にモノの出入が行われる生理において、かつ全体として調和を図るための生理構造物である。

その具体的な循行物質が脈中では営血、脈外では衛気であり、陰陽の区別により分けられているが、本来は分けることのできないひとつのモノである。

1

手太陰肺経之脈

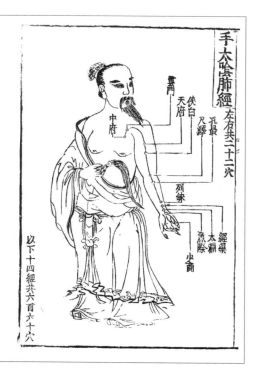

『霊枢　経脈論』に
「肺手太陰之脉．起于中焦．下絡大腸．還循胃口．上膈．屬肺．
　從肺系橫出腋下．下循臑內．行少陰心主之前．下肘中．循臂內上骨下廉．
　入寸口．上魚．循魚際．出大指之端．
　其支者．從腕後．直出次指內廉．出其端．」
とその本経流注が記されている。

「肺手太陰之脉．」

　手太陰肺経脈二十二穴は多気少血の経脈をなす。運気で太陰経脈は、十二ヵ月の六月中旬から八月中旬の、熱盛寒少の時期に相当する。つまり熱は陽気、寒は陰気が変化したモノであるから、太陰経脈は多気少血の経脈をなすのである。

「起于中焦.」

『霊枢　経脈論』や『難経』に「肺経脈は中焦・**中脘**を起点として**水分**にて大腸を絡い、膈を上がって肺に属す」と述べられているように、**中脘**を起点とするのは、摂取した陰気と陽気の物質代謝により、経脈内外を循行するモノを作る土気の中心をなすからである。そしてこれより発して経脈中には営気が、経脈外には衛気が流行し、体表より孫絡脈、絡脈、経脈の三脈が走行している。

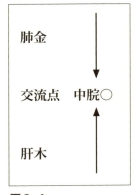

図3-1

またこの**中脘**は肺経脈より始まる十二経脈の始穴であると同時に、肝経脈で終わる十二経脈の終穴である。つまり身体のベクトルを下方に向けることを宜しとする肺金の気と、ベクトルを上方に向けることを宜しとする肝木の気の両気が交流する穴でもある。

すなわち経脈は外界六気の状況を臓腑に伝え、臓腑は内傷七情や、取り込んだモノの代謝状況を経脈に伝えて、相互に身体の恒常性を維持するという生理構造を有して、陰陽相互の関係を成り立たせている。このため肺経脈と肺臓の臓象は、**肺経脈の発散・肺臓の収斂**と相反する陰陽関係が存在する。具体的に肺経脈区間は、営気中の辛味が持つ効用と濃度を管理し、衛気は身体内外の燥気を管理している。

鍼灸各家がこの穴を必須の穴としているのも、**モノの質量と方向性を示して管理する穴**という理由に他ならない。本来肺経脈は肺臓に属すのであるから、**中脘**より直接上行するほうが理にはかなうが、一度**水分**に下がって大腸を絡うのは、肺経脈より経脈循行がすでに始まり、生体の基本ベクトルは「モノを下に下ろすことである」ということを示して、流体の方向を決定づけるためではないだろうか。

「下絡大腸.」

手太陰肺経脈は、手陽明大腸経脈と臓腑・経脈共に表裏剛柔関係にある。これは太陰の湿気を管理する臓・経と、陽明の燥を管理する腑・経の陰陽関係にあるという意味である。この陰陽関係で身体の湿と燥は管理されている。

「還循胃口.」

『十四経発揮』に「胃口は胃の上下の口」とある。すなわち胃の噴門と幽門を指すのであるが、解剖的に噴門はおよそTh11、幽門と**水分**はL1の高さで、ほとんど同じ高さに位置する。また胃部大弯、胃底の最も低い位置は、L1の高さにある**水分**より低い場合もある。このような位置関係で「上に還る」というのは、**水分**よりも高い位置に還るという意味であるから、胃の上口（噴門）に相当する**上脘**を指すことは明らかである。整理すると**中脘**を起点として**水分・上脘**と胃三脘を行い、経脈中に営血を十分含んで膈を上がるということである。

「上膈.」

営陰の気を十分に含んだ脈気は、膈膜で隔てられた上焦の空間に入り肺臓に属す。西洋医学で横膈膜は「胸部と腹腔を遮断する筋性の膜で、腰椎は第1～4腰椎、錐体前面及び第1・2腰椎肋骨突起、肋骨部は第7～12肋骨内面、胸骨部は胸骨剣状突起および腹直筋鞘後葉で、中心部は腱膜からなり周辺部は筋質の構造を為している」と述べられているが、東洋医学では「水気を含まなければいけないモノと、含んではいけないモノが存在する空間を隔てる膜」と定義する。

この膜については以下順次詳述する。

「屬肺.」

経脈は膈膜を経て上焦空間に入り肺臓に属す。肺臓は第三胸椎の**身柱**に付着し、蓮華様の八つの葉をひっくり返したように、上から下に垂れ下がる形態をしている。肺臓は四季では秋に旺気し、陰気の働きである収斂の作用をなして、呼吸を第一の生理とする肺臓の活動を行い、無形のモノを全身に循環させている。

「從肺系横出腋下.」

聖人は南面して、上肢を天に上げて天気と交会している。この姿勢で肺経脈は横に出ず、上方に上がって天気を受け、外界との交流をなすのであるが、『経脈論』に書かれている「横出」はこの姿勢からすると、上肢を下に下ろした時の**中**

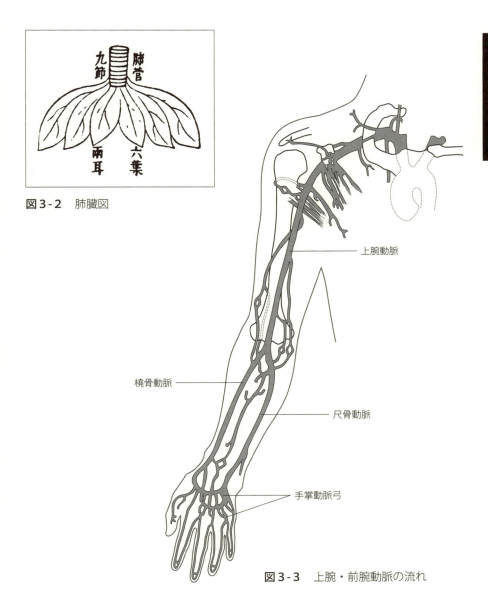

図3-2　肺臓図

図3-3　上腕・前腕動脈の流れ

府に出るという意味ではなく、同じように体幹から上肢へ出る他の二経脈（心経脈と心包絡之脈）の文に「横」という句がないことから愚考して、これより左右別々に経脈循行が始まる、ということを示す句と思われる。つまり肺経脈の外方

を通り膈上した一本の経脈が、左右の上肢に分かれて**中府**に流行するとなる。
　これにより足厥陰肝経脈の経脈流注にある「其支者復従」の「復」も、左右の二経脈が再び一本の経脈になり、**中脘**に還るという意味で解した。

「下循臑内．行少陰心主之前．」

　付図（図3-3）するように、動脈の上腕動脈が橈骨動脈と尺骨動脈の二脈に分かれ、橈骨動脈は深浅の掌動脈弓を作り、尺骨動脈は掌背側の手根枝を作って互いに吻合している。肺経脈と少陰心主の流注経絡と、橈骨動脈と尺骨動脈の経路が酷似しているが、「行少陰心主之前．」の文は、両経脈と両動脈が同じ上腕動脈が始まる位置から分かれる、ということを示唆する目的であえて挿入しているのだろうか。

「下肘中．循臂内上骨下廉．入寸口．上魚．循魚際．出大指之端．」

　橈骨動脈に沿い上肢を上げた時には上行、下ろした時には下行して、橈骨茎状突起上の寸口脈診部を経て、母指主動脈に沿い母指末端に到る。

「其支者．従腕後．直出次指内廉．出其端．」

　腕関節の後方から分岐するというこの解剖的位置は、橈骨動脈→浅掌動脈弓→第2指固有掌側動脈と分かれる分岐点に相当し、東洋医学では**絡穴**に当たる。
　この解剖からも注解書に書かれている**絡穴**の効能の理由が理解説明できる。

■十五絡脈

『霊枢　経脈篇』
手太陰之別．名曰列缺．去腕一寸半別走陽明．起于腕上分間．
並太陰之経直入掌中．散入于魚際．
　　▶▶手の太陰経脈の別を「列缺」という。この脈は腕関節より肘関節に向かい一寸半（約5cm）の**列缺**より発し、手太陰之経脈と並行して走行し、掌中に直接入り**魚際**において散布する。

『素問　皮部論』
太陰之陰．名曰関蟄．視其部中有浮絡者．皆太陰之絡也．絡盛則入客于経．
▶▶手足の太陰脈が流注する皮膚に病状がある場合を、別名「關蟄」という。そしてその部位に絡脈が浮いて見えれば、皆太陰の絡病である。邪気が絡脈に侵入したと判断すればよい。

■ 経別

『霊枢　経別篇』
手太陰之正．別入淵腋少陰之前．入走肺．散之大腸．上出缺盆．循喉．
復合陽明．此為六合．
▶▶手の太陰経脈の別行する正経は、少陰経脈の前方にある**淵腋**より別れて肺臓に入り、大腸腑に散布する。そして**缺盆**より出て上行して喉を行き、再び大腸経脈と合わさる。この手太陰経脈と手陽明経脈の表裏する組み合わせを六合と称する。

■ 経筋

『霊枢　経筋篇』
手太陰之筋．起於大指之上．循指上行．
結于魚際後．行寸口外側．上循臂．結肘中．上臑内廉．入腋下．上出缺盆．
結肩前．上結．下結于胸裏．散貫賁．合脇下．抵季肋．
治在燔鍼劫刺．以知為数．以痛為輸．名曰仲冬痺．
▶▶手の太陰経筋は大指の爪の角より発して指に沿い上行し、**魚際**で集結する。そして橈骨茎状突起上の寸口脈診部**太淵**の外側を走行し、腕橈骨筋に沿い肘関節前面を経て、上腕二頭筋に沿い腋下に到り、鎖骨上窩の**缺盆**に出て、肩峰の肩髃に集結する。そして胸部を構成する上部・下部・表部・裏部の各筋と結合し、胸部下部の賁門を貫いて散布した後、脇下季肋部に到る。
病状は経筋脈が走行する部位の引きつることが主になるが、これを治療するには燔鍼を用いて速刺・速抜して、効果が現れれば宜しとする。痛点が治穴である。これは旧暦の11月頃に発症しやすく「仲冬痺」という。

2

手陽明大腸経之脉

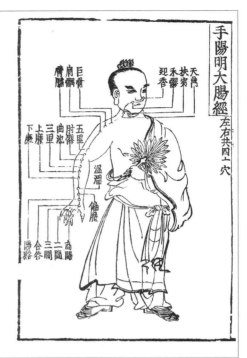

> 『霊枢 経脈論』に
> 「大腸手陽明之脉．起于大指次指之端．循指上廉．出合谷兩骨之間．
> 　上入兩筋之中．循臂上廉．入肘外廉．上臑外前廉．上肩．出髃骨之前廉．
> 　上出于柱骨之會上．下入缺盆．絡肺．下膈．屬大腸．
> 　其支者．從缺盆．上頸．貫頰．入下齒中．還出挾口．交人中．左之右．
> 　右之左．上挾鼻孔．」
> とその本経流注が記されている。

▎「大腸手陽明之脉．」

　手陽明大腸経脈四十穴は多気多血の経で、手太陰肺経脈と表裏をなす。身体生理で太陰経脈は補給を担うモノを多く含む経脈で、陽明経脈は太陰経脈を動かすことで適度に乾かす経脈である。手太陰経脈は鼻を介して、天にあるモノ

を身体内に入れて呼吸をなす臓に属し、足太陰経脈は口を介して、地にあるモノを身体内に入れて代謝をなす臓に属すのであるから、この二経脈は属している臓の役割から、実質的に多くのモノを含むゆえに、"動き" は他経脈に比べて遅い。その動きが遅い太陰経脈をサポートし、十二経脈としてのリズムを取るには、それだけ他経脈よりも動きに余裕のある "熱" を有す経脈が必要になる。それが多気多血の陽明経脈を配している理由である。

> 鼻：天の無形のモノを取り込む。手太陰肺経脈が担う。
> 口：地の有形のモノを取り込む。足太陰脾経脈が担う。

図 3-4　鼻と口の役割

「起于大指次指之端．」

　手陽明大腸経脈は手太陰肺経脈の経穴より分枝し示指先端から起こる。他の陽経井穴も同様であるが、人が正しく立った時の姿勢は、両手を上げて天の気を受け取り、かつ呼吸の補助動作において手を下ろしてまた挙げる。ゆえに『霊枢経脈論』の「陰経は下行し、陽経は上行し」という記述は、呼吸補助動作における "排気動作" での、手を下ろした状態を述べているのであるが、生理的に "補給" を優先するために、両手を上げて指先を天に向けている姿勢を基本にする。**商陽**が他井穴と比較して陽気が多いのは、天陽気を身体内に多く取り込んで、肺経脈を動かすという働きをなすためである。

「循指上廉．出合谷兩骨之間．上入兩筋之中．循臂上廉．入肘外廉．」

　大腸経脈は呼気時には手を下ろしているので上行、吸気時には手を上げているので下行して、体幹に向かい第1と第2指間を流注する。そして解剖学的に母指球を構成する四筋（短母指外転筋、母指対立筋、短母指屈筋、母指内転筋）の背側を通る。「出合谷」とはこの四筋上にある経穴で、手の動きにおいて最も頻繁に動き、熱が作られる構造を有すがゆえに大腸経脈の原穴に配されている。この穴は第1と第2指間で作られる三角面の中にあり、術者はこの中から**合谷**を探し手技を行っていく。その後、深層屈筋の橈骨手根屈筋、浅層伸筋の長短橈側

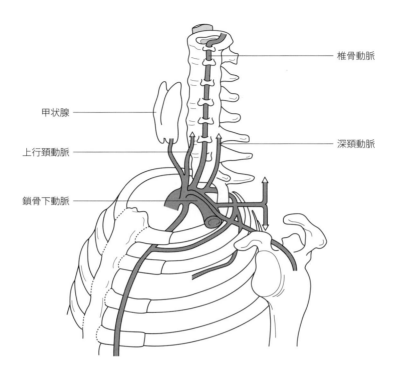

図3-5　欽盆部周辺解剖図

手根伸筋間を通り肘関節へ上がる。

「上臑外前廉．」

大腸経脈は上腕骨小頭を経て腕橈関節上を経由し、上肢三屈筋のうち、腕橈骨筋から上腕二頭筋上に経穴を配しながら、上腕骨小結節に向けて上行する。

「上肩．」

肩関節は全方向に動かすことができる関節であるが、この時上肢を動かす肩関節、肩関節を動かす筋肉・神経群、それらに流注する陽経脈という環境で考える

と、前後に動かすあるいは上肢を挙げ降ろしするといった対立する動きは、屈筋群を経由する大腸経脈と、伸筋群を経由する小腸経脈の拮抗により動かされている。この二経脈は肩関節を動かすことで熱が発生しても、どちらも津・液を主るので、熱に対して応じられるようになっている。また両筋群と両経脈を比較すると、爆発的な力を必要とする屈筋群に、多気多血の陽明大腸経脈を配していることも注目に値する。

　また身体の左右論から、左は循環圧力が強く代謝されたモノを多く含む経脈で、右は静脈系の肺循環に関わり、陽気が少なく虚熱を内に含む経脈である。さらに呼吸補佐という役割を持つ上肢は、身体循環に大きく関わっている。それは静止時に肩関節だけを動かしても、脈拍数や心拍数の上昇を見ることからも証明される。

　これらから肩関節痛の原因は右関節と左関節とでは異なる。一般に右肩関節の運動困難は**呼吸**、主に大腸経熱に由来することが多く、左肩関節の運動困難は**循環**、主に小腸経熱に起因することが多い。具体的に右肩痛は例えば潜在的に風邪に罹っているとか、左肩痛の場合は慢性的に血圧の異常があるといったことである。しかし肩関節痛はこれ以外に日常生活で多様の動きをすることから、関節を構成する靱帯や筋腱が熱を含む経筋や、表熱痛によることが多いので、患部の瘀血（瘀熱）を除く目的で刺鍼したり、単純に冷却する程度で疼痛は消失することが多く、鑑別も治療も難しくないが、筋を主る肝、靱帯や腱を主る胃等、血に関わる臓腑の関わりも考慮に入れて望まなくてはいけない。

「出髃骨之前廉．上出于柱骨之會上．」

　髃骨とは関節窩をいう。柱骨とは第7頚椎で手足の二陽経と督脈が交会し、陽気の流通が行われている。つまりこの部で左右の経脈が一つに再び合わさるということである。

　大腸経脈の流注上で書かれている「上出于柱骨之会上．」と「交人中．左之右．右之左．上挟鼻孔．」の解釈について、歴代医家による指摘はないが、最終的に"鼻孔"に終わる大腸経脈の左右は、同側か反対側かという疑問が生じた。経脈は肺経脈から「横」の左右に出て、途中交叉が幾度かはあるにしても、肝経脈の「複」によって再び一つの経脈に帰るまで、左右の経脈が頻繁に交錯することは基本的にはない。それは血管や神経の走行に左右交錯がないことから想像で

第3章　経脈論・十二経脈門

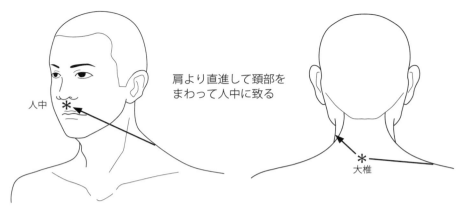

図3-6　大椎より人中に到る　大腸経脈図

きる。これを愚木は上肢を横あるいは上に挙げた場合で考え「大腸経脈は肩から咽に上がるのではなく、**大椎**に入って直進し、右は左に、左は右に進んでから咽を上がり、反対になった左右を**人中**において再び元に戻す」とした。

1. 咽喉部より上行するのではなく、上肢から直進して**大椎**に入り、督脈と交会して陽気を授受する。
2. **大椎**から頚部を上がって**人中**に到る。
3. 鼻孔に到る脈は上肢と変わらず同側である。

とまとめた。諸家の意見を参考にしたい。

「下入欠盆．絡肺．」

欠盆部は上肢動脈を流れる上腕動脈の源である。腋窩動脈を経て鎖骨窩動脈となり、左は大動脈弓、右は腕頭動脈が深部では通過する位置に相当する。立体的に頚部前方では鎖骨と胸鎖乳突筋、後方では僧帽筋、前斜角筋に囲まれた**窩**で肺臓の上葉、肺先が膜に覆われて数センチ上に突き出している部に当たる。つまり大腸経脈は上肢、肩関節部から**欠盆**を経て**大椎**に進む経路上で、解剖的に肺臓とリンクする。これを「絡肺」という。そして解剖的に絡肺した大腸経脈は、天の陽気を肺に与え注入する生理を有す。

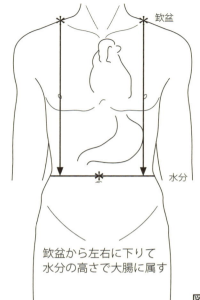

図3-7 体幹大腸経脈図

「下膈.」

　欠盆から胃経脈上に沿って**乳中**を下り、膈を貫いて**水分**の高さで大腸を絡うが、この部位に経穴は配されていないために**天枢**を募穴としたのではないだろうか。これは次経の胃経脈が、天枢においてリンクすることで燥気を受け取り、経気を同じくするためと思われる。

「屬大腸.」

　古書に「大腸は二丈一尺、直径四寸、**水分**の位置から大腸の

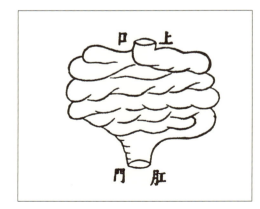

図3-8 大腸腑図

上口が始まる。そして右にまず廻曲して十六曲し魄門（肛門）に到る」と記されている。この**右にまず廻曲する**説を岡本一抱子は「五行図で金は常に土の隣で、大腸腑は胃腑の支配を受けるため」としている。参考にしたい。

　大腸腑は送られてきたモノから摂取する水量を調節し、摂取した水は相生関係の腎臓、膀胱腑に送られて営衛気として使われる。また津を主る生理から表で必要な鼻水、涙、自汗水、関節水等としても使われる。そして陽腑で胃の支配下にあるために熱を含む傾向にあり、大腸腑が正しく働いていない状態では、熱症状が出現するが時間経過に従って寒証が出現する。

「其支者．從缺盆．」

　大腸経脈の本経は**欽盆**から膈を下がる。そしてこの脈の支別脈も含め、手三陽経脈は皆肩上部より頚部を上がって、顔面部に到り足三陽経と交会する。
　その意味を以下の１、２のように愚解した。
　1. それだけ手三陽経脈には陽気が多く、胸部の臓に陽気を十分与えてもまだ余る。
　2. 上焦空間に臓が熱を有した場合の陽気を抜くため。

「上頚．貫頬．」

　古代の身体用語で頚部の前方を頚（コクビ）、後方を項（ウナジ）という。大腸経脈は前方の"頚"を上がり、解剖的に前斜角筋と胸鎖乳突筋を上行する。そして流注過程で総頚動脈の拍動部に触れる。

「入下歯中．還出挾口．」

　下歯の歯肉に入り、左右の口角に出る。

「交人中．左之右．右之左．上挾鼻孔．」

　鼻の溝の口輪筋で左右の経脈が交差して鼻翼外方から眼下に到る。

■ 十五絡脈

『霊枢　経脈篇』

手陽明之別．名曰偏歷．去腕三寸別走太陰．
其別者．上循臂．乗肩．上曲頬．偏歯．
其別者．入耳．会于宗脈．

▶▶ 手の陽明経脈の別脈を「偏歷」という。この脈は橈骨茎状突起の端より三寸（約10cm）にある**偏歷**より発し、手太陰経脈と連絡する。

別行脈は本経脈に沿い前腕・上腕を上行して肩髃に到り、上行して頬から上歯に入る。

別行脈は耳に入り、本経脈と合流する。

『素問　皮部論』

陽明之陽．名曰害蜚。十二経上下同法．視其部中有浮絡者．
皆陽明之絡也．其色多青則痛．多黒則痺．黄赤則熱．多白則寒．
五色皆見．則寒熱也．絡盛則入客于経．陽主外．陰主内．
故在陽者主内．在陰者主出以滲于内．諸經皆然．

▶▶ 陽経脈で手足の陽明脈が流注する皮膚に病状がある場合を、別名「害蜚」という。そしてその部位に絡脈が浮いて、しかもその色が青が多ければ痛み、黒が多ければ痺、黄赤は熱、白が多ければ寒、五色皆現われれば寒熱が混在していると判断すればよい。皆陽明の絡病である。そして絡脈の邪気が満ちれば経脈本経に邪気が侵入する。この経脈と絡脈は陰陽関係にある。すなわち陽主外は絡脈、陰主内は経脈を指す。つまり陽経の絡脈に邪気があれば、邪気は時間経過とともに本経脈に侵入し、治療により排除されることがなければ、さらに内向して筋骨等の内部組織に邪が伝わる。

■ 経別

『霊枢　経別篇』

手陽明之正．従手循膺乳．別于肩．入柱骨．下走大腸．属于肺．上循喉．
出缺盆．合于陽明．

▶▶ 手の陽明経脈の別行する正経は、手から胸部・乳を循行する。

その別脈は肩髃から柱骨の**大椎**に入って大腸腑に到り、肺臓の支配を受ける。

咽喉に上って**缺盆**にて手陽明本経脈と合流する。

■ 経筋

『霊枢　経筋篇』

手陽明之筋．起于大指次指之端．結于腕．上循臂．上結于肘．上繞臑．結于肩．

其支者．繞肩胛．俠脊．其直者．従肩．上頚．其支者．上頬．結于．其直者．上出手太陽之前．上左角．絡頭．下右頷．

治在燔鍼劫刺．以知為数．以痛為輸．名曰孟夏痺．

　▶▶手の陽明之経筋は、次指の爪の角より発して前腕・橈骨茎状突起において集結する。そして橈骨に沿い上行し、肘関節と上腕骨で集結する。

　さらに上腕二頭筋に沿い肩峰の肩髃に集結する。此処よりの別脈は肩胛を廻り脊柱を挟む。ここより直行する脈は肩髃から頚部を上がり、頬骨に集結する支脈もあるが、直脈は頚部より手太陽経脈の前方から側頭を経て頭頂に上がる脈と、頤に下る脈がある。

　病状は経筋脈が走行する部位の引きつることが主になるが、これを治療するには燔鍼を用いて速刺・速抜して、効果が現れれば宜しとする。痛点が治穴である。これは旧暦の4月頃に発症しやすく「孟夏痺」という。

3

足陽明胃経之脈

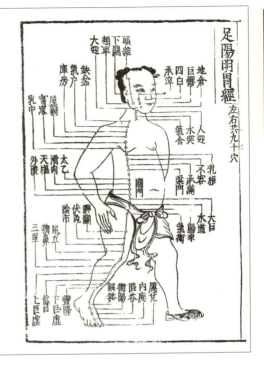

『霊枢　経脈論』に
「胃足陽明之脉．起于鼻之．交頞中．旁勞納太陽之脉．下循鼻外．
　入上齒中．還出挾口．環脣．下交承漿．却循頤後下廉．出大迎．循頬車．
　上耳前．過客主人．循髮際．至額顱．
1　其支者．從大迎前．下人迎．循喉嚨．入缺盆．下膈．屬胃．絡脾．
　其直者．從缺盆．下乳内廉．下挾臍．入氣街中．
2　其支者．起于胃口．下循腹裏．下至氣街中而合．以下髀關．抵伏兎．
　下膝臏中．下循脛外廉．下足跗．入中指内間．
3　其支者．下廉三寸而別．下入中指外間．
4　其支者．別跗上．入大指間．出其端．」
とその本経流注が記されている。

「胃足陽明之脉.」

足陽明胃経脈九十穴は多気多血の経脈で足太陰脾経脈と表裏をなし、足太陽膀胱経脈と身体の前後面という一対をなす。『素問』に「聖人は南面に向かって立つ」とあるように、常に前面で天の陽気を受け、頭部から足の第二.三指末端まで縦に長く走行し、脾脈が主る臓腑の活動をサポートする。この脈は身体活動における産熱量が最も多い胃腑に属し、膈より上の上焦、膈から臍までの中焦、臍から下の下焦の三焦を貫き、三焦が扱う気・血・水の授受を基本生理とする。

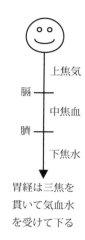

図3-9

「起于鼻之.」

足陽明胃経脈は鼻翼外方の**迎香**より起こり、天の陽気を受け取って流注が始まる。

「交頞中. 旁勞太陽之脉. 下循鼻外.」

『十四経発揮』に「頞」は鼻莖也とある。鼻骨のことである。この部で左右の胃経脈は交わり、右胃経脈は**左晴明**（鼻骨上顎骨、前頭骨の節点）、左胃経脈は**右晴明**に出て、眼窩下縁中央より口角に向かい直下する。解剖的に顔の表情を作る多くの皮筋を走行し、**承泣**から**地倉**間の四穴は表情筋の間隙に位置する。中医学の面部陽明経は、同側の**迎香**から**承泣**を経て胃経脈が始まるが、愚木は**迎香**から反対側の**晴明**を経て、**承泣**より胃経脈が始まるとした。

「入上齒中.」

大腸経脈は下歯に入るが、胃経脈は**地倉**から上歯に入る。すなわち上下歯は共に陽明経支配の範疇にある。臨床の歯肉の腫熱を、経脈病では上下歯に分けて施治を行えばよいが、臓腑病は対胃腑を基本に治療を行っていく。その鑑別は口臭の有無がポイントになる。「歯中」は歯肉を指す（歯は骨余で陽明支配を受けない）。

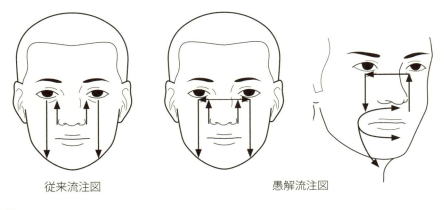

従来流注図　　　　　愚解流注図

図 3-10

「還出挾口．環脣．」

　還が二回繰り返されるが、これを「上下にグルグル回って」と解した。解剖的に口は口輪筋のほかに、上唇鼻翼挙筋、上唇挙筋等多くの筋が重なって口の表情や動きが作られている。そして東洋医学の「口は地気を身体内に入れる戸口」とする解釈も合わせると、胃経脈が**地倉**から上歯に入り**大迎**に出るのでは、その戸口を管理するという意味において不十分であるし、さまざまな動きが求められる口の動きに対し十分な陽気を与えることができない。よってこれらを意識付ける目的であえて繰り返したのだろう。男性では成年以降に、女性も閉経以降口唇に"髭"が生えるのは陽明の濁気による。

「下交承漿．」

　口唇を行った後、再び眼窩直下の線（正中線外方約２寸）に戻って、下顎窩中央にある**承漿**（下顎中央で浅部では広頚筋、深部では下骨上筋の顎二腹筋、顎舌骨筋がある）において、再び左右の経脈が入れ替わり最初の側に戻る。この左右交差は大腸経脈の**大椎交差**と対をなし、**晴明交差**とも対をなす交差である。すなわち鼻・口・咽という、頭頚部の中央に位置するモノに絡む陽明経脈が、三度も左右を交差させている。その意味は、

1. 晴明 - 承漿交差

督脈が中央を通る左右の**晴明**と、身体中央を通る任脈上にある**承漿**の交差である。陽明経脈がこれに絡む意図は、**晴明**では陽明・太陽間の陽経脈間で、**承漿**では任脈の陰経脈と陽明の陽経脈間で陽気を供受する目的である。また緊急時の活用ルートとしても考えられる。

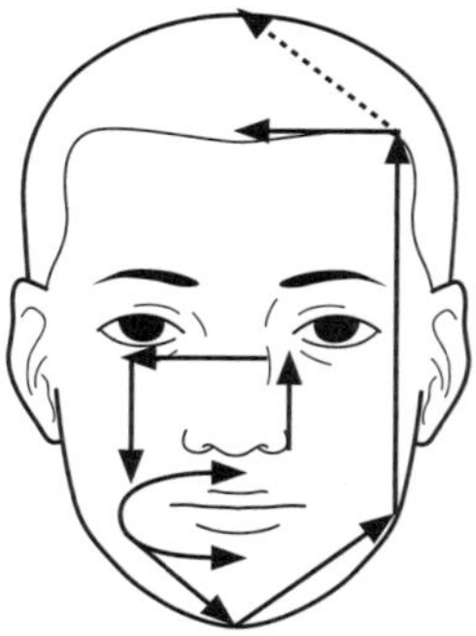

2. 大椎 - 承漿交差

身体中央を通る督脈上にある**大椎**と、身体中央を通る任脈上にある**承漿**の交差である。

図3-11　頭部胃経脈図

身体の前と後という位置の交差も考慮すると、1の交差で述べた理由のほかに、水気を主る陽経脈の膀胱経脈が両側を通る**大椎交差**と、血造に関わる陽経脈の胃経脈が両側を通る**承漿交差**であるから、水・血の管理をするということが考えられる。

「却循頤後下廉．出大迎．」

『十四経発揮』に「䐇下為頷中為頤」とあり、『十四経絡発揮和解』に「䐇とは觀骨下 頤(オトガイ)骨の上、俗に顎という。頷とは䐇の下の骨をいう。頰と頤との間也。頤とは両頷の中央口の下をいう」と注釈が付いている。

『解剖学』で䐇とは下顎骨を指し、この部に他骨は結合していないことから、解剖学が発達していなかった時代、この部をいくつもの名で分類していたと思われる。そして**承漿**にて交差して下顎下縁に沿い、外頸動脈分枝の顔面動脈拍動部に位置する**大迎**に出る。

「循頰車．上耳前．過客主人．」

大迎から下顎骨と頰骨、側頭骨の連合部で外側翼突筋が起始し、外頸動脈分枝の顔面横動脈が深部で拍動する**下関**、側頭骨頰骨弓・上方側頭筋部で浅側頭動脈が深部で拍動する**客主人**を経て、外頸動脈に沿って上行する。

「循髪際．至額顱．」

外頚動脈を直上し、前側頭泉門を過ぎて頭髪際と接する**頭維**で、およそ直角に曲がり、頭髪に沿い**神庭**において督脈と交会する。ここで

1. この頭髪際は年齢による位置移動により、これらの経穴の位置は変わるのか。
2. 通常経絡は縦に走行するのを基本とするが、なぜこの経脈は頭髪に沿い直角に曲がるのか。
3. 督脈との交会を目的とするのであれば、頭部を行く他の経脈と同様、直進して**百会**にて交会しないのか等の愚問が生じた。

これらについて現時点での愚解を試みる。

1. 年齢による頭髪の位置移動と経穴の位置

『類経』に「頭維は在額角入髪際．挟．本神傍一寸五分．神庭傍四寸五分」とあり、**神庭**は「頭髪際五分」とある。

『十四経絡発揮和解』に「両眉の中心から頭度に沿い大椎に到る長さを18等分し、**大椎**より 1/18 × 3 の位置を**亜門**、両眉中央より 1/18 × 3 × 2 ＋ 9/18 の位置を髪際とする」と、頭髪際が不明な場合における骨度法が記されている。

つまり必ずしも現象的な頭髪際に限ることはなく、骨度法において位置を決定することが可能であるから、年齢により位置が変わっても、**神庭・頭維**の位置は変わらないのである。

2. 胃経脈が直上せず、髪際に沿い走行する理由

陽明経脈は多気多血の経脈で、『難経』にも「冬でも寒く冷えないのは陽明経が面を流注しているから」と述べられている。胃経脈は大腸経脈を引継ぎ鼻翼外方よりスタートして鼻をまとい、下顎より外頚動脈上に沿い上行する。この時面の中央・下辺と側辺は循行しているが、上辺は循行していない。つまり理論上は直上すべきなのであろうが"面を主る"とする以上、上辺に流注させないと四辺が完成しないことになる。おそらく古人が経脈の走行を決定する場合において憂慮した箇所ではないのだろうか。そして「胃腑に熱がある場合は発熱、発汗が頭髪際に出現する」という現象から、四辺を完成させる目的で、このような流注にしたのであろう。愚解するに"麺類等の熱いモノを食した時に髪際に発汗した

り、発熱時に額が熱くなる現象"は、胃経脈の流注による現象ではなく、督脈と膀胱経脈の経絡現象である。愚木は「胃経は直上して**百会**に到る」と意味があって解した。

3. 胃経脈が神庭と交会せず百会と交会すると解した理由

すでに胃経脈は**承奨**において督脈と交会し、陽明経脈は面に流注するとの愚解を述べたが、p.78をごらんいただければ分かるように、頭部における**承奨**は頭部の底辺に位置する。東洋医学はすべて陰陽論で構成されているのであるから、位置的に対極するのは**神庭**ではなく**百会**である。つまり**百会-承奨ライン**で任督脈と交会するとしたほうが位置的に対極になり、陰陽交会の理に適うと解した。

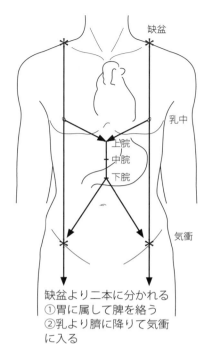

図3-12　体幹胃経脈図

「其支者.」

胃経脈はこれまでを本経とし、これ以降は支別をなすということである。

「従大迎前. 下人迎.」

大迎より頚動脈洞の部位にある**人迎**に下り咽頭部を循る。

「循喉嚨.」

「咽喉」は咽頭部と喉頭部に分けて考えるが、東洋医学では咽頭部は陽明経支配、喉頭部は少陰経支配とする。解剖的に乳幼児が風邪に傷つけられて中耳炎になりやすいのは、耳管が短く耳管扁桃が未熟なことにもよるが、陽明腑が未発達

なために、身体から熱を追い出すことができず、陽明が管理する咽頭より耳に伝わり、炎症を発生させることにもよる。成人において咽頭の熱を除くのは右合谷瀉法であるが、乳幼児に使ってはいけない。

「入缺盆．下膈．」

缺盆はすでに述べたように手三陽経脈が交会し、ここで足陽明経脈も交会して、乳房の真中を通って膈を貫く。

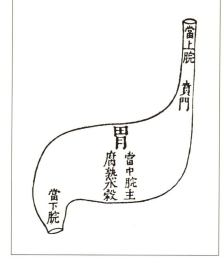

図3-13　胃腑図

「屬胃．」

古書に胃は一尺五寸の大きさで、噴門から幽門まで二尺六寸あると記されている。胃腑は後天の気の源で、身体内に取り込んだ有形のモノは、必ず胃腑を経由して、小腸腑において吸収される。胃腑は東西医学共に、小腸腑にてモノが吸収されやすいように形を化すための腑で、それを消化する陽気に溢れていることから、陽気の源・五臓六腑の海と呼ばれる。

「絡脾．」

自然現象的に土は自ら動くことはなく、ただなされるがままにさまざまな出来事を受けている。脾臓と胃腑は五行においてその土に属す。すなわち脾胃の臓腑はこの現象と同じく、四象で起こっているさまざまな出来事に対し、常にバックアップし供給するだけの作用を持つ。そしてこの二象でも特に脾臓は、自らの意思を有さず、取り込んだモノを化して与えている。脾臓が至陰と呼ばれるのも、陰気を供給する目的しか持たないからである。その至陰の臓を動かすのが陽気の源をなす胃腑で、対極する陰陽関係にある。

「其直者.」

胃経脈の流注において「其支者」の箇所が四カ所、「其直者」が一カ所あるが、整理すると

1. 「其支者」従大迎前. 下人迎、「其直者」従欠盆. 下乳内廉
2. 「其支者」起于胃口
3. 「其支者」下廉三寸而別
4. 「其支者」別附上

となる。これら四支は他の「支者」を継がず、そこから独自に胃経脈として分岐している。これに対し「其直者. 従欠盆. 下乳内廉.」は、1の支者が流注する**缺盆**より分かれて経脈が継がれていることからすると、この直者は1の分岐であることが分かる。

「従欠盆. 下乳内廉.」

骨度法で正中線より乳中点（乳頭中央）までを四寸とし、**缺盆**より**乳根**までの七穴は肋骨間を一寸六分の等間隔において位置する。

なお胸腹部の経穴解はこの後まとめて愚解するため、ここでは詳解はせず特異点だけを述べる。

「下挟臍. 入氣街中.」

不容から**滑肉門**までは正中線より三寸、**天枢**から**帰来**までは正中線より二寸の位置にある。そして**不容**から**太巨**までは一寸の等間隔にあり、**太巨・水道**間が三寸、**水道・帰来**間が二寸の位置にある。

「其支者. 起于胃口.」

これより別の第2胃経脈ルートを指す。このルートは『十四経発揮』に「胃口」を胃の下口**下脘**であるとしている。

「下循腹裏.」

腎経脈と第1胃経脈の間を通り下行する。

「下至氣街中而合.」

第1胃経脈と第2胃経脈が、大腿動脈拍動部上に位置する**気衝（気街）**にて合流する。

「以下髀關. 抵伏兎.」

髀関は大腿四頭筋上で筋の割れ目に位置する**伏兎**周辺を指す。大腿動脈拍動部から、大腿四頭筋に沿い最も隆起した位置に到る。

「下膝臏中.」

古名で臏は膝蓋骨を指す。膝関節は四つの靭帯により大腿骨、膝蓋骨、脛骨、腓骨を固定して構成されている。この靭帯は繊維性結合組織の束で、二つ以上の軟骨を連結支持するモノだが、この靭帯が動く時に必要な温度や、血を補給するのは陽明の作用によるため、陽明は宗筋を主るというのである。

　これらから陽明病の膝関節炎を考えると
　1. 陽明経熱が膝関節を通る第2流注上で、炎症として発生した。
　2. 靭帯に補給する作用が適切でなく、正しく機能せず発生した。
　等の病理が考えられる。

　一般的に陽明病の膝関節炎は陽明腑、経に対して瀉法を行って、陽明経脈が正しく役割を果たし、患部が冷却されて熱が除かれるようにするのを指針にする。具体的に膝関節を構成する靭帯に炎症が生じて発症した場合は、水穀の陰気を直接補給できない足陽明経病と、動かす陽気が処理できずに熱化した、足少陽経病の複合病として治療すればよい。

「下循脛外廉．下足跗．入中指内間．」

足陽明経脈は前脛骨動脈に沿って下行し、足背動脈、弓状動脈を経て足指末端に到るが、『霊枢　経脈論』では「中指内間」と限定している。解剖的に動脈は五指全部に到り、第2指だけに限定しているわけではない。また流注には**足三里**以下、**厲兌**まで治療効果が期待できる経穴が並んでいるが、これらが胃腑に直接繋がっている解剖的な根拠はない。これはいかなることであろうか。愚木はその理由を**動脈の走行部位**とした。

上肢の動脈走行部位は、身体内側の陰経の流注部位を走行するのに対し、下肢大腿部の動脈走行部位は、大腿前面部を通行する大腿動脈を主として大腿深動脈、内側大腿回旋動脈等が走行する。これらは胃経脈前面の流注部位と酷似するが、実際には少し内側で大腿四頭筋の中を

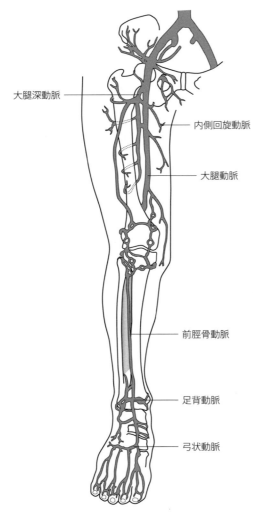

図3-14　脚部動脈解剖図

守られながら走行する。しかし下腿は前脛骨筋に沿うように下腿前面を走行して、他の部位のように身体位置や筋肉に守られていることはない。つまり下腿背部を腓腹筋に守られながら走行する後脛骨動脈、脛骨動脈とは対象的である。これらから**胃経脈がむき出しの動脈上を走行**し、しかもそれに沿って経穴が配置されているという特長で考えると、この経への施術は、直接動脈に対して働きかけ

ることができるということ、すなわち鍼灸でこれらの穴へ働きかけるということは、直接動脈を介して陽気の調節をすることができるということであるから、間接的に陽気の源である胃腑に伝わり、治療効果が期待できるということになる。

　また足甲部は足背動脈から弓状動脈が五指全部に行き渡っているが、これは胃経脈が胃の気の源に関わる経脈と考えれば理解ができる。すなわち**経脈の長をなす胃経脈**は、解剖的に動脈の走行部と同じ部位を走行することで、平等に胃の気の分配ができる形体をなしているのであり、本来は第2指だけに限定しているのではない。脾経脈が第1指内端から始まっているのであるから、同じ第1指外端になれば、手太陰・陽明経脈同様にワンセットになるが、実際は肝経脈が流れている。このように他の足六経脈の流注から、消去法的に第2指、あるいは第3指を胃経脈としたのであるが、本来五指末端は、平等に胃の気が流注しているということを、臨床で確認して活用すべきである。

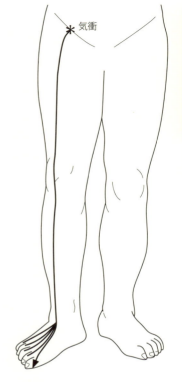

図3-15　下肢胃経脈図

「其支者．下廉三寸而別．下入中指外間．」

　第3胃経脈である。『十四経発揮』には「膝下三寸循三里穴之外」とあるが、他書をみると「豊隆穴」を指している。絡穴の**豊隆**のほうが理論に適う。前脛骨動脈の筋枝が吻合する動脈に沿い下行する経脈と思われる。

「其支者．別跗上．入大指間．出其端．」

　第4胃経脈である。弓状動脈上で最も拍動が感じられる箇所は、第2、3指間

上にある**衝陽**で、この部位から足太陰脾経脈にリンクしている。

■ 十五絡脈

『霊枢　経脈篇』

足陽明之別．名曰豊隆．去踝八寸別走太陰．

其別者．循脛骨外廉．上絡頭項合諸経之気．下絡喉．

▶▶足の陽明経脈の別脈を「豊隆」という。この脈は腓骨外髁脛より八寸（約24cm）にある**豊隆**より発し、足太陰経脈と連絡する。別行脈は本経に沿い脛骨の外廉を上行し、他の諸経脈気と頭項部で絡し喉に下る。

『素問　皮部論』

陽明之陽．名曰害蜚．十二経上下同法．視其部中有浮絡者．皆陽明之絡也．
絡盛則入客于経．陽主外．陰主内．故在陽者主内．在陰者主出以滲于内．
諸経皆然．

▶▶陽経脈で手足の陽明脈が流注する皮膚に病状がある場合を、別名「害蜚」という。そしてその部位に絡脈が浮いて、しかもその色が、青が多ければ痛み、黒が多ければ痺、黄赤は熱、白が多ければ寒、五色皆現われれば寒熱が混在していると判断すればよい。皆陽明の絡病である。

そして絡脈の邪気が満ちれば経脈本経に邪気が侵入する。この経脈と絡脈は陰陽関係にある。すなわち陽主外は絡脈、陰主内は経脈を指す。つまり陽経の絡脈に邪気があれば、邪気は時間経過とともに本経脈に侵入し、治療により排除されることがなければ、さらに内向して筋骨等の内部組織に邪が伝わるのである。

■ 経別

『霊枢　経別篇』

足陽明之正．上至髀．入于腹裏．属于胃．散之脾．上通于心．上循咽．
出于口．上還繋目．合于陽明．

▶▶足の陽明経脈の別行する正経脈は、本経脈と別れて髀に到って腹裏（中）に入る。胃腑の支配を受け脾臓に散ず。そして心臓を経て、咽喉、口、頬、目と行り、陽明本経と合流する。

■ 経筋

『霊枢　経筋篇』

足陽明之筋．起于中三指．結于上．斜外上加于輔骨．上結于膝外廉．
直上結于髀枢．上循脇．属脊．
其直者．上循骭．結于膝．其支者．結于外輔骨．合少陽．其直者．
上循伏兎．上結于髀．聚于陰器．上腹而布．至缺盆而結．上頸．上侠口．
合於．下結于鼻．上合于太陽．太陽為目上綱．陽明為目下綱．其支者．
従頬結于耳前．
治在燔鍼劫刺．以知為数．以痛為輸．名曰季春痺．

▶▶ 足の陽明之経筋は、足次指外側の爪の角より発して、第3・第4指と足背で連絡しながら、斜め外方、腓骨外側に沿い上行して膝関節外側に集結する。そして大腿骨に沿い上行し股関節・**環跳**で集結して、胸脇を行り背に到る。

別脈は足背より脛骨を上行し膝関節に集結する。また腓骨外側を走行する足少陽とも合流する。膝関節より**伏兎**を経て鼠蹊部から陰部に集結するが、その後腹部全体に散じ**缺盆**から、頸に上がり口を回って頬から鼻に到り集結する。そして鼻を上がって足太陽経脈と合流する。この時上眼瞼は太陽経筋支配、下眼瞼は陽明経筋が管理する。また頬より耳前集結する支脈もある。

病状は経筋脈が走行する部位の引きつることが主になるが、これを治療するには燔鍼を用いて速刺・速抜して、効果が現れれば宜しとする。痛点が治穴である。これは旧暦の3月頃に発症しやすく「季春痺」という。

4

足太陰脾経之脈

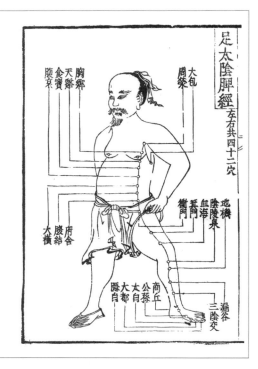

『霊枢　経脈論』に
「脾足太陰之脉. 起于大指之端. 循指内側白肉際. 過核骨後. 上内踝前廉.
　上踹内. 循脛骨後. 交出厥陰之前. 上膝股内前廉. 入腹. 屬脾. 絡胃.
　上膈. 挾咽. 連舌本. 散舌下.
　其支者. 復從胃別上膈. 注心中.」
とその本経流注が記されている。

「脾足太陰之脉.」

　足太陰脾経脈四十二穴は多気少血の経脈で、足陽明胃経脈と表裏関係にある。足陰経三脈は足と体幹を結ぶラインで、それぞれ扱うモノが異なる以外は作用的に大差はない。つまり脾経脈は水穀の気、肝経脈は血気、腎経脈は水気を中

下焦を経て、上焦に到らせてモノを気化させている。その三経脈中の脾経脈は、最も陰気が多い至陰の脈で、脛骨内側を上行して腹中に到る。

「起于大指之端．循指内側白肉際．過核骨後．上内踝前廉．上腨内．循脛骨後．」

第1指は五指の中で最も太い骨で、足背の弓状動脈枝と、足背動脈がリンクした足底動脈弓枝が走行する。そして重層扁平上皮で、角質層の厚さが異なる境の末節骨と、第一中足骨端に穴を配しながら内踝の下を通り、脛骨内側と腓腹筋、ヒラメ筋の間隙に沿い上行する。つまり下腿を流注する脾経脈は、骨際と筋肉の間で柔らかい部位を流注する。これは大腿三頭筋の内側で筋上を通る胃経脈も同様であるが、扱うモノがともに水穀の気であることから、この二経を指で触れた触覚は必ず柔らかくなくてはいけない。仮に硬い感覚であれば、水穀の気の質と量に異常があると判断する。

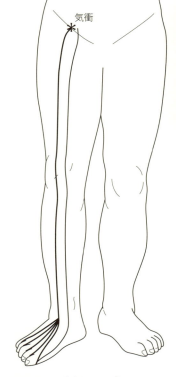

図3-16　土経ループ

「交出厥陰之前．」

脛骨上を流注する足厥陰経脈と、脛骨内側を直上する足太陰経脈が交わる箇所があり、内踝より八寸（一寸＝3.3cm×八寸＝26.4cm）の位置で**地機**に当たる。

「上膝股内前廉．」

脛骨上端を過ぎて内側踝を上がり、内側側副靭帯を通って直上する。

足陽明の項でも述べたごとく、膝関節を構成する靭帯は足陽明経病で治療するが、そのうち内側という限られた箇所が痛む場合は、脾経脈が扱う穀気が陽明の燥熱の影響を受けて変化したと考える。脾経脈は胃腑に入ったモノが液化した水穀の気を管理し、この水穀の気を用いて逆に胃経脈に対して冷却させる作用を有している。一般的な膝関節内側痛は、陽明病により身体が乾き、動作時に靭帯を冷却させる水気が**熱水化**し、十分冷却できず関節炎を起こす、あるいは物理的に内側に負荷が加わって膝関節が熱を持ち、胃経脈に対して冷却水を供給する役割を有す脾経脈が、この熱のために冷水ではなくなった場合等を原因とする。
　そして膝を上がり閉鎖神経に支配される内転筋群を縦走すると同時に、大腿動脈にも沿って上行して、胃経脈上の**気衝**に合流する。すなわち胃経脈の流注で**気衝**より下行した経脈が、再び脾経脈の流注で**気衝**に戻るループは、この穴を終始点とする土経のリングなのである。つまり腹大動脈の分岐である大腿動脈拍動部で、深浅のリンパ節が位置する部分の経穴名が**気衝**（気街）であるのは実に納得できることである。
　〔衝：衝突する集積地。街：集まる〕

「入腹．」

　脾経脈は**気衝**より腹中（胃経の外一寸半、任脈より三寸半）を上行する。

「屬脾．絡胃．」

　脾臓は倉廩の官と呼ばれTh11の**脊中**に付く。馬蹄形をして内広三寸、長さ五寸の形状をし胃の腑の上に重なっている。その作用は十字形五行の中央に位置し、四象に胃の気を供給して養い、五行の中で唯一身体を弛緩させる方向に働く。脾臓は四肢が動くことで働くことから、脾臓を臼に、四肢を取っ手にして例えられる。この脾臓と脾経脈は、胃腑と胃経脈同様に相関した状態を現わす。つ

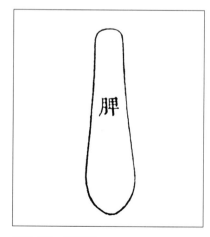

図3-17　脾臓図

まり脾臓に何らかの原因で穀気が乏しくなれば、脾経脈もそれを受けて流注上が虚して陥没し、過食で穀気が満ちていれば脾経脈も実して硬く緊張する。このことから脾経脈、胃経脈への切経は、直接脾胃の臓腑をうかがう診断法である。また脾臓は蔵する水穀が熱により乾かされるのを恐れるため、燥を嫌い湿を好むが、湿熱は嫌う。

「上膈.」

　気衝から上行し衝門より腹哀までの五穴は、胃経脈の外一寸半、任脈より4寸半を直上する。膈膜を貫いて上焦空間に流注する食竇から周栄までの四穴は任脈より六寸、大包は腋窩中央より六寸に位置する。この足三陰経脈が膈内に入る理由は先に述べたごとく、上焦と下焦を繋ぐ役割であり、脾経脈は水穀を上焦空間に上げて上焦二臓を養っている。そして脾経脈は上焦二臓の心臓に繋がるが、解剖的に心臓は少し左に偏在していることから、左右の脾経脈の役割も異なっている。これを経脈左右論で考えると、左脾経脈は直接心臓を養う。つまり左脾経脈の補法は心臓に水穀の気を補うことになり、具体的には心拍数を上昇させることができる。また右脾経脈も心臓を養うように働くのであるが左陽・右陰の法則から、右脾経脈の補法は心臓に対して瀉的に働くのである。具体的には心拍数を下降させていく。この理は臨床において大変重要なことであるから、心臓を意識して脾経脈を使う場合は、左右同時に補法を行ってはいけない。

「挾咽.」

　咽頭部は陽明支配であるから、表裏関係にある脾経脈が同じ咽頭を流注するのは当然である。「挾」とは、左右の

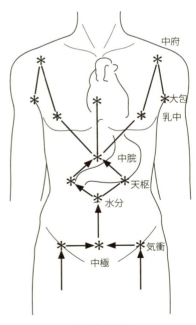

図3-18 体幹脾経脈図

脾経脈が咽頭を挟んで上行するという意味である。『十四経発揮』には、**大包**から**中府**を経由して**人迎**の裏を上行すると記されている。

「連舌本．」

舌本とは舌根のことであると記されている。解剖的に舌根はワルダイエルの咽頭輪を指すのではないだろうか。喉頭がC6より始まるのであるから、これより上は咽頭しかないからである。

「散舌下．」

舌全体の水気を支配する意味である。これを「下から上がってきたモノが舌に散ず」と愚訳した。臨床で脾臓にモノがなく、脾経脈が虚している人の舌は乾いて水気がなく、乾燥舌を呈していることからも理解することができる。

「其支者．復從胃別上膈．注心中．」

『十四経発揮』に「**腹哀**より別れて行き再び**中脘**の高さで隔を上がり、**膻中**の裏心の部位で手少陰に交わる」とあるが、左右の脾経脈が交わるという意味も含んでいる。

■ 十五絡脈

『霊枢　経脈篇』
足太陰之別．名曰公孫．去本節之後一寸．別走陽明．
其別者．入絡腸胃．

▶▶足の太陰経脈の別脈を「公孫」という。この脈は第1足底骨基底・内側にある**太白**の後方一寸（約3cm）にある**公孫**より発し、足陽明経脈と連絡する。別行する脈は上行して腹部に入り腸胃と絡す。

『素問　皮部論』
太陰之陰．名曰関蟄．視其部中有浮絡者．皆太陰之絡也．絡盛．則入客于経．

▶▶手足の太陰脈が流注する皮膚に病状がある場合を、別名「關蟄」という。そし

てその部位に絡脈が浮いて見えれば、皆太陰の絡病である。邪気が絡脈に侵入したと判断すればよい。

■ 経別

『霊枢　経別篇』

足太陰之正．則別上至髀．合于陽明与別．俱行．上終于咽．貫舌本．此為三合．

▶▶足の太陰経脈の別行する正経脈は、本経脈と別れて股関節を経て、足陽明経脈の別行する正経と合流して上行して咽喉に到り、舌本を貫く。この足太陰経脈と足陽明経脈の表裏する組み合わせを三合と称する。

■ 経筋

『霊枢　経筋篇』

足太陰之筋．起于大指之端内側．上結于内踝．其直者．上絡于膝内輔骨．上循陰股結于髀．聚於陰器．上腹．結于臍．循腹裏．結于脇．散于胸中．其内者．著于脊．

治在燔鍼劫刺．以知為数．以痛為輸．名曰孟秋痺．

▶▶足の太陰之経筋は、足大指内側の爪の角より発して、脛骨内側踝に集結する。直脈は膝関節・脛骨内側に結し、大腿内側に沿い上行して陰器に集合する。腹部を上行して臍に集結して、腹中から季肋部に集結し胸中に散る。その内脊に到る脈もある。

病状は経筋脈が走行する部位の引きつることが主になるが、これを治療するには燔鍼を用いて速刺・速抜して、効果が現れれば宜しとする。痛点が治穴である。これは旧暦の8月頃に発症しやすく「孟秋痺」という。

5

手少陰心経之脈

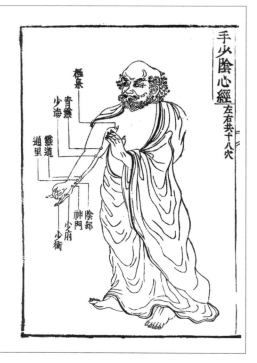

『霊枢　経脈論』に
「心手少陰之脉．起于心中．出屬心系．下膈．絡小腸．
　其支者．從心系．上挾咽．繋目系．（一本作．循胸．出腸）
　其直者．復從心系．却上肺．下出腋下．下循臑内後廉．行太陰心主之後．下肘内．循臂内後廉．抵掌後鋭骨之端．入掌内後廉．循小指之内出其端．」
とその本経流注が記されている。

「心手少陰之脉．」

　手少陰心経脈は十八穴あり、暦では二月立春から四月啓蟄までの陽気が満ち、陰気が減退する頃に相当するため、陽気多・陰血少の多気少血の経脈である。東洋医学で心臓は**いまだ開花しない蓮花のツボミのような形態**をして、脊柱骨の第五椎に付着していると記されている。そして解剖学的にも**２つのフラスコ**

の首を両手で持ったような関係と呼ばれ、中に四つの空間を持って縦隔の中央に位置し、左2/3は正中線の左に位置する。心底は第2肋間、心尖は第5肋間で拍動していることから、一般に心臓の大きさは第2から第5肋間の大きさと考えてよく、この大きさと解剖位置には大きな差はない。その心臓は**四つの系が出る**とされ、一系は心臓より上行して、肺八葉の両葉の間にある六葉に入り、肺臓とリンクして呼吸の出入の道になっている。そして他の三系のうち二系は、下肢より上行する肝経脈、脾経脈と連なり、腎経脈と連なる一系は心臓より脊髄間を通り、十四椎下の**命門**から出て左右の腎経に直接繋がり、水火の相済をめぐっている。

　心臓は君主の官で神を蔵すために、肺脾肝腎の四経脈はすべて心臓に直接出入する。これは西洋医学でいう、**心臓は左右二系統の自律性ポンプが合わさったものである**ため、このポンプより出る波動、振動が直接出入りすることにより受けることができる。

　つまり心臓は自律性のポンプで、かつ神を蔵すのであるから、神（心）で思い感じる無形の作用の影響や、各経脈の出来事、外界の温度変化等、すべての情報は神に伝わると同時に、そのままポンプの動きに転化

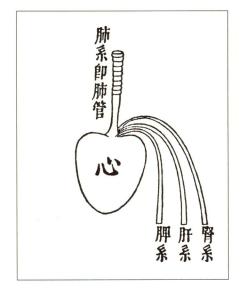

図3-19　心臓図

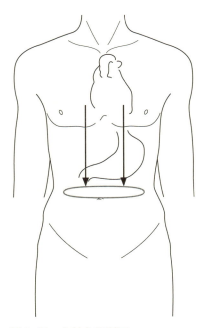

図3-20　体幹心経脈図

して、四経脈が同時にその影響や情報を享受するのである。これゆえに「心は神を蔵す」といわれるのは、循環の様子はすべての出来事に影響を与え、その管理を担う心臓と、実際の生理作用を考慮するためと換言することができる。

また実際に心臓は右心室が前に、左心室が後に**ネジれた形態**をしているが、このような形態理由を東洋医学的には、**ネジれることによる形態の働き**と考える。つまり左右が入れ替わることによって起こる動き（陽気）が、すでにその"構造"にあり、他の四臓にはない形態である。心臓が陽臓であるのはこのような形体からも証明される。

「起于心中．出屬心系．」

手少陰心経脈は心臓より脾経脈を継いで、左右二経が任脈の外、腎経とほぼ同様のラインを下行する。

「下膈．絡小腸．」

膈膜を下がって**下脘**の高さ(Th12、L1の高さ)で小腸腑を絡う。これが手少陰心経脈の本経である。この流注は**心臓より腹大動脈を下り、Th12からL3の高さで分岐して、腎動脈を経由して腎臓に入る**解剖と酷似する。小腸腑は心臓と表裏関係にあり、かつ大腸腑と同様胃腑の範疇にある腑であるとともに、小腸経脈は太陽経脈の脈気が流行する。これらから小腸腑は、胃腑より受けた水穀を営血に化す働きをなし、化されたモノを多く有す腑である。小腸腑・経脈が心臓の経脈と表裏をなすのは、豊富な営陰のモノと衛陽の気を絶えることなく心臓に供給することができるためであり、心臓・経脈はこれによりモノ不足、陽気足らずになることなく動くことが可能になる。つまり「絡小腸」は、心臓が動くための供給源は小腸腑であるということを示唆している。

「其支者．」

心経脈は心臓より下り絡小腸を本経とするが、分枝として上行するルートがある。

「從心系．上挾咽．繋目系．」

　心経脈で流注する咽狭は咽頭部を指し、舌の動きと味覚を支配し、さらに左右の目の動きと視覚を管理する。愚考すると味覚、視覚以外にも嗅覚、聴覚の耳鼻にも、この経脈は分枝するのではないだろうか。これは古典には書かれていないが、感覚器の情報は神が判断するのであるから、味覚、視覚は経が繋がり、嗅覚、聴覚は経が繋がらないというのは、理論的にも日常の体験的にも不自然である。しかし触覚は体表全体に分布する感覚器であるため、心経脈は直接流注せず、二次的に神は情報を伝達させると考える。なぜなら体表＝神（心）であれば、一度に多量の情報が神に流れ込み、神が整理できなくなるからである。

「其直者．」

　心経脈の本経が下り、第1心経脈が上がることで、本来心経は良いのであるが、経脈全体を十二経脈とする以上、心経脈を手に流注させなければならなかったのだろう。『十一脈灸経』に心経の記述がないことから、これ以降の流注は霊枢族の人々が作ったように思われる。それは内経が心臓は君主の官をなすとしているのに、その君主が直接手に流注して情報を集めることが不自然だからである。

「復從心系．却上肺．」

　手に流注する第2心経脈は肺臓に上がり、肺臓の陽気を受けて腋窩に出る。越人が『難経』で五臓が病んで死に到る順序を心臓→肺臓にしているが、これは臨終の際、最後に1回呼出することで生を全うするという事実からも、心臓は肺臓の下に位置し、心不全ではなく肺不全をもって、人は必ず生を全うするのである。つまり心経脈が流注する場合は、肺臓の陽気がなければ流注できないのはこのためである。これは呼吸を乱すことで心拍数が乱れることからも証明される。

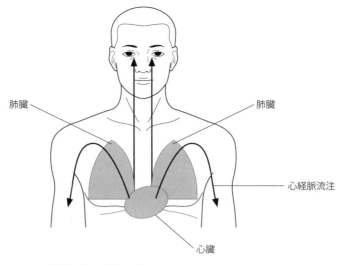

図3-21　心経脈図

「下出腋下.」

心臓より左右に分かれて腋窩に出るが、「復」の句解を岡本一抱子は「第2心経脈が更に出て」としているのに対し、愚木は「再び左右に分かれて」と解釈した。腋下は外側壁を上腕骨、内側壁を胸郭、前鋸筋、前壁を大胸筋、小胸筋、後壁を後背筋、大円筋、肩甲下筋等に囲まれた窩を指し、大動脈弓枝より直接分枝する腋窩動静脈と腕神経叢が通る。腋窩動脈はこれより橈骨動脈、尺骨動脈に分かれる基になる動脈であり、心経脈はこの内の尺骨動脈の走行に沿い走行する。また腋窩には五つの区分で整理される腋窩リンパ節があるが、この部を経て流注する意味を納得させられる。

「下循臑内後廉.」

古名の「臑」は上腕骨を指す。訳すと「腋窩より上腕動脈に沿い上腕骨を下がる」となる。

■「行太陰心主之後．」

　手太陰脈、厥陰脈の二経脈も同様に上腕動脈に沿い肘関節に向かうが、心経脈は他の二経脈より一番内側のルートを取る。

■「下肘内．循臂内後廉．抵掌後鋭骨之端．入掌内後廉．循小指之内出其端．」

　心経脈は尺骨神経支配の尺側手根屈筋に沿い流注し、豆状骨に付着する部位に**神門**を配し、小指球を構成する三筋（小指外転筋、小指対立筋、短小指屈筋）に沿って小指末端に到る。この心経脈の流注で特筆すべきは、前腕の屈筋と伸筋の大半が、橈骨神経と正中神経のエリアであるにも関わらず、心経脈と小腸経脈を除く二経の流注が四経脈とは別に、尺骨神経支配であることである。これは穿った見解であるかも知れないが、心経脈、小腸経脈はその臓腑が共に陽気を必要とする臓と、陽気を供出することが可能な腑より発する経脈であるため、あえて他の四経脈と支配神経を切り離すことで、陽気に与えられる被害を防ぐことが目的だったのではないだろうか。逆説で三焦経脈と同じ正中神経支配で、小腸経脈が位置していたならば、三焦経脈が含む水気と、小腸経脈が含む陽気が連動して動くことになって、水気が陽気により絶えず乾かされるリスクがあるが、別れて動かされる神経支配であれば、その心配が全くないからである。もう一つの特筆点は、心経脈が肘の**小海**以降、**神門**より1寸五分上の**霊道**までその間経穴がないことにある。これはすでに述べたように尺骨神経は前腕よりも、腕関節より末梢の手掌の動きを網羅するため、心経脈は腕関節より一寸五分（約5cm）上方の**霊道**から、末梢にかけて穴を配しているのである。

■十五絡脈

『霊枢　経脈篇』
　手少陰之別．名曰通里．去腕後一寸．別走太陽也．
　別而上行．循経．入於心中．繋舌本．属目系．
　　▶▶手の少陰経脈の別脈を「通里」という。この脈は豆状骨に付着する部位の**神門**より、一寸（3cm）上方の**通里**より別れて手太陽脈に走る。別脈は本経脈に沿

い上行して心中に入り、舌本から目系に属す。

『素問　皮部論』

少陰之陰．名曰枢儒．視其部中有浮絡者．皆少陰之絡也．絡盛則入客於経．
其入於経也．従陽部注於経．其出者．従陰部内注於骨．

▶▶手足の少陰脈が流注する皮膚に病状がある場合を、別名「樞儒」という。そして
その部位に絡脈が浮いて見えれば、邪気が絡脈に侵入したと判断すればよ
い。皆少陰の絡病である。そして時間経過により陽の絡脈から、陰の本経脈に
邪気が侵入して体内の骨に到る。

■ 経別

『霊枢　経別篇』

手少陰之正．別下於淵腋両筋之間．属心主．上走喉．出於面．合目内眥．
此為四合．

▶▶手の少陰経脈の別行する正経は、本経脈と別れて脇下にある**淵腋**の高さで、そ
の部の筋の間から心臓に入り、咽喉に上行して面に出る。内眥で手太陽経脈と
合流する。この手少陰経脈と手太陽経脈の表裏する組み合わせを四合と称す
る。

■ 経筋

『霊枢　経筋篇』

手少陰之筋．起於小指之内側．結於兌骨上．結肘内廉．上入腋．　交太陰．
挾乳裏．結於胸中．循賁（臂）．下繋於臍．
治在燔鍼劫刺．以知為数．以痛為輸．其成伏梁吐膿血者．死不治．
名曰季冬痺．

▶▶手の少陰経筋は、手小指内側の爪の角より発して、豆状骨と尺骨に集結し肘関
節内側に集結する。

上行して腋窩を経て手太陰経脈と交わり、乳房を挟んでその裏の胸中に集結
し、賁門部を下り臍に繋がる。

病状は経筋脈が走行する部位の引きつることが主になるが、これを治療するに
は燔鍼を用いて速刺・速抜して、効果が現れれば宜しとする。痛点が治穴であ
る。仮に伏梁が現れて膿血を吐けば不治である。これは旧暦の12月頃に発症
しやすく「季冬痺」という。

6 手太陽小腸経之脈

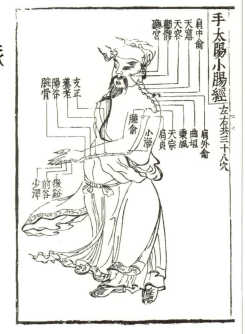

『霊枢　経脈論』に
「小腸手太陽之脉．起于小指之端．循手外側．上腕．出踝中．
　直上循臂骨下廉．出肘内側兩筋之間．上循臑外後廉．出肩解．繞肩胛．
　交肩上．入缺盆．絡心．循咽下膈．抵胃．屬小腸．
　其支者．從缺盆．循頸．上頬．至目鋭眥．却入耳中．
　其支者．別頬．上䪼．抵鼻．至目内眥．斜絡于顴顧．」
とその本経流注が記されている。

「小腸手太陽之脉．」

　太陽小腸経脈三十八穴は多血少気の経脈にある。暦で太陽は十月中旬からの六十日間を主る、この時期は涼寒の頃に当たり、陰が多く陽が少ないゆえに多血少気をなす。

「起于小指之端.」

　小腸経脈は心経脈を継ぎ小指末端より起こる。上肢は本来天陽の気を指先より享受する目的の構図をなすのであるから、小指末端にある**少沢**は小腸経脈穴において最も陽気が多い。しかし手陽経三脈が属す腑の働きと経脈の常数により、井穴が有す陽気の量には差がある。最も陽気が多い穴は大腸経脈の**商陽**である。

「循手外側. 上腕. 出踝中. 直上循臂骨下廉. 出肘内側兩筋之間.」

　これより小腸経脈は心経脈をサポートするように、尺側手根屈筋に沿い上行する。末端より末節骨、中節骨、其節骨、中手骨、有鉤骨、三角骨、豆状骨、尺骨とそれぞれの骨間に経穴を配しながら、上腕骨内側上踝に向かい流注する。小腸経脈はすべて尺骨神経支配、尺骨動脈の走行に沿い上行するが、心経脈と異なり、手関節より五寸（約16cm）に**支正**が配されている。これは尺骨動脈が末梢動脈に分枝している箇所に当たる。そして**少海**において尺骨動脈から尺側反回動脈に沿う。

「上循臑外後廉. 出肩解.」

　上腕動脈の分枝である上尺側・側副動脈に沿って上行し、上腕三頭筋外側頭と小円筋、三頭筋の間隙に**肩貞**を配す。上腕の屈筋は筋皮神経支配、伸筋は腋窩神経支配であるが、このうち伸筋のエリアを走行する小腸経脈の支配神経は、表裏する心経脈と同じ腋窩神経で、この神経はC7より出る。これは小腸経脈の流注と一致する。

「繞肩胛.」

　肩貞より肩峰直下にある**臑兪**、肩甲骨中央の**天宗**、棘上窩の**秉風**、肩甲骨上角の**曲垣**四穴が、肩甲骨を絡むように配穴されている。肩甲骨は鎖骨と上腕骨の間に位置して、上腕の運動範囲を拡げる役割を担うが、この上肢の運動に不可欠な肩甲骨に沿うように、小腸経四穴が配されているのは、上肢の動き＝小腸経の動きと理解できる。つまり上肢の動きは呼吸の補助運動であるという観点から、呼

吸の補助を担う経脈が小腸経脈であると愚考する。小腸経脈は多血少気の経であるために、営陰の気は多く含むが衛陽の気が少ない。このため肩甲骨に流注させて絡め、少ない陽気を肩甲骨のすぐ下にある肺臓から受け取ることができるようにしている。これにより常に陽気を充填し、心臓の動きに対応できるようにしているのである。

「交肩上.」

左右の小腸経脈は**大椎**にて交叉するが、この**大椎交叉**による左右の小腸経脈の交錯は、次の膀胱経脈の「交巓」まで解けることなく流注する。この**交錯現象**は（陽気をモノに与えることができる）運動のエネルギーの生理的意味がある。すなわち小腸経流注においてネジレさせる意味は、心臓の形態がネジレているのと同様、静止の陽気（運動することなくその形態をしているだけで陽気が作られる）のためであろう。

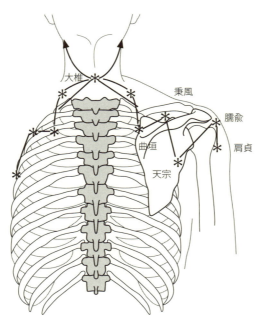

図3-22 背部小腸経脈図

「入缺盆．」

大椎より左右が交差して反対側の**缺盆**に入る。

「絡心．循咽下膈．」

『十四経発揮』では「自交肩上欠盆．循肩間腋下行．当膻中之分絡心．**循胃経下膈．**」とし、『十四経発揮和解』では「入欠盆**循咽．**絡心下膈」ではなく「入欠盆．循咽絡心下膈」としている。この『十四経発揮和解』が述べる錯簡は妥当だと思われるが、『十四経発揮』では「循胃経」が**食道を指す**と解釈しており、この見解は妥当だろうか。愚木は**食道ではなく気道**ではないかと思う。なぜなら身体後面背部にて、小腸経脈は呼吸補助にかかわる肩甲骨に絡むのであるから、身体前面胸部においても呼吸にかかわる気道でなければ理論的に合わない。整理すると**大椎**で左右が入れ替わった小腸経脈は、**缺盆**に出て肺経脈が支配する気道を下り、**膻中**の高さで左右の経脈が心臓に入ると愚解する。

「抵胃．」

心臓より隔を下がって中焦に入るが、小腸経脈も肺経脈と同様のルートをたどり、左右の経脈が**中脘**に入り、胃の気を十分に受けた後再び出て、**下脘**の高さで小腸腑に入る。

「屬小腸．」

西洋医学で小腸は全長６～７ｍで食物の消化吸収の働きを行い、十二指腸、空腸、回腸に３分割される。

東洋医学で小腸は三尺二寸（約10m）十六曲して、胃口の下より小腸が始まり、**下脘**と**水分**の間に位置すると述べられている。小腸腑は受盛の官で胃腑より水穀を受け取り、営陰の血気を作

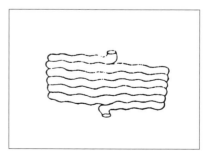

図３-23　小腸腑図

るがゆえに多血をなす。そして膀胱経脈と同じ太陽に属すことから膀胱腑とも関係は強く、水穀を清濁に分けて、濁気を膀胱腑に渡し、穢は大腸腑に送る。つまり小腸腑は胃腑から送られてくるモノの中から、純なモノだけを取り分けて液体は膀胱、固体は大腸に送ることで吸収と排泄の調節をするのである。これより胃・小腸・大腸・膀胱の四腑はモノが流れていく順序の生理関係にある。この順序と経穴配穴の順序は常に一致しなければならない。そして小腸腑は火属し常に膨脹傾向にあるため、苦味で絞ると小腸腑を正常に戻すことができる。

「其支者.」

ここまでが小腸経脈の本経である。これより第1支脈となる。

「従缺盆. 循頚. 上頬.」

小腸経脈の本経が**缺盆**より下がるのに対し、第1支脈はここより上行する。『十四経発揮』には「循頚之天窓. 天容」「天窓在頚大筋前曲頬下. 扶突後. 動脈応手陥中」「天容在耳曲頬後」と記述されているが、解剖的に**天窓**の位置を記す「頚大筋」は胸鎖乳突筋、「頬下」は下顎の下方、「動脈応手」は総頚動脈、**天容**の「耳曲頬」は耳介と下顎角の後方の接点を指す。すなわち頚部を上がる小腸経脈は、**缺盆**より**天容**に真直ぐ上がる経脈で、この脈の深部には総頚動脈が走行する。

「至目鋭眥. 却入耳中.」

天容より外頚動脈に沿い上行し、分枝である顎動脈の走行と流注が一致する。顎動脈は「下顎頚内面から起こって側頭下窩を前進し、翼口蓋窩に達して顔面深部に分布する」動脈である。『霊枢　経脈論』では**目鋭眥**→**入耳中**となっているが、この動脈走行に従った流注と愚解すれば**入耳中**→**目鋭眥**となる。整理すると小腸経脈の第1支脈は、**缺盆**から総頚動脈、外頚動脈、顎動脈（第1支脈）、顔面動脈（第2支脈）と、動脈の走行に従って流注し、目の内眥と外眥に到り膀胱経脈と連なると愚解した。

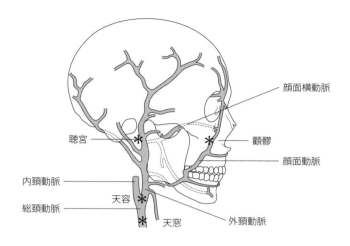

図3-24 頭部小腸経脈経穴図

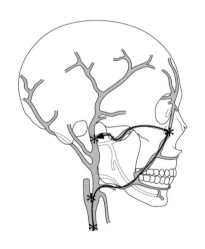

図3-25 従来流注図

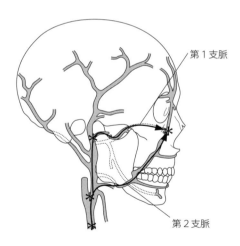

図3-26 愚解流注図

「其支者．別頰．上䪼．抵鼻．至目内眥．斜絡于顴顧．」

　第２支脈である。外頚動脈の分枝である顔面動脈は「下顎体下縁を外方にまわって口角に出る。さらに鼻翼両側を上方に走って内眼角に達す」となり小腸経脈の流注と一致する。

■ 十五絡脈

『霊枢　経脈篇』
手太陽之別．名曰支正．上腕五寸内注少陰．
其別者．上走肘．絡肩．

▶▶ 手の太陽経脈の別脈を「支正」という。この脈は尺骨茎上突起・直下の**腕骨**より五寸（約15cm）にある**支正**より発して、手少陰脈と連絡する。別脈は肘関節から肩関節に向けて上行する。

『素問　皮部論』
太陽之陽．名曰関枢．視其部中有浮絡者．皆太陽之絡也．絡盛則入客于経．

▶▶ 手足の太陽脈が流注する皮膚に病状がある場合を、別名「關樞」という。そしてその部位に絡脈が浮いて見えれば、皆太陽の絡病である。邪気が絡脈に侵入したと判断すればよい。

■ 経別

『霊枢　経別篇』
手太陽之正．指地．別入于肩解．入腋．走心．繋小腸．

▶▶ 手の少陰経脈の別行する正経は、本経脈に従い上行して、肩峰突起外端下際から別れて腋窩から心臓に到り小腸腑に繋がる。

■ 経筋

『霊枢　経筋篇』
手太陽之筋．起于小指之上．結于腕．上循臂内廉．結于肘内兌骨之後．
弾之応小指之上．入結于腋下．其支者．従腋走後廉．上繞臑外廉．上肩胛．
循頸．出足太陽之筋前．結于耳後完骨．
其支者．入耳中．直者．出耳上．下結于頷上．属目外眥．

治在燔鍼劫刺. 以知為数. 以痛為輸一段. 名曰仲夏痺.

▶▶手の太陽経筋は、手小指尺側の爪の角より発して、腕関節に集結して尺側手根屈筋に沿い上行し、肘関節内側・肘頭に集結する。この部は軽く押圧するだけでしびれる感じが小指に響く。その後上行して腋窩に集結する。そしてここより別れて腋窩から背面に出て肩甲骨を行り上行し、頚を経て足太陽経筋の前方に出て、耳の後**完骨**に集結し、耳中に入る脈もあるが、**完骨**より耳上に出て、そこより下り頷で集結した後、再び上行して目の外眦に属す。

病状は経筋脈が走行する部位の引きつることが主になるが、これを治療するには燔鍼を用いて速刺・速抜して、効果が現れれば宜しとする。痛点が治穴であるが、腫れればさらに刺せばよい。これは旧暦の5月頃に発症しやすく「仲夏痺」という。

7 足太陽膀胱経之脈

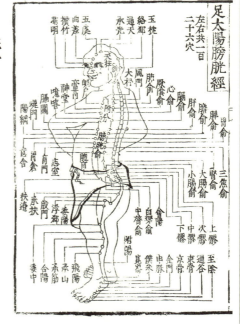

『霊枢 経脈論』に
「膀胱足太陽之脉．起于目内眥．上額．交巓．
　其支者．従巓至耳上角．
　其直者．従巓入絡腦．還出別下項．循肩髆内．挾脊抵腰中．入循膂．
　絡腎．屬膀胱．
　其支者．從腰中．下挾脊．貫臀．入膕中．
　其支者．從髆内．左右別．下貫胛．挾脊内．過髀樞．循髀外．從後廉．
　下合膕中．以下貫踹内．出外踝之後．循京骨．至小指外側．」
とその本経流注が記されている。

「膀胱足太陽之脉．」

　足太陽膀胱経脈、百二十六穴は手太陽小腸経脈と同じ多血少気をなす経脈であ

「巓.」

気功で重要な小周天、大周天イメージをする場合は、この部より気の出入を行うが、解剖的には矢状縫合の中央で、左右の耳尖を頭頂方向に伸ばしたラインと交わる点（**百会**）に当たる。

「起于目内眥. 上額. 交巓.」

手太陽小腸経脈の第1支脈は外眼角、第2支脈は内眼角に到るが、足太陽膀胱経脈はそれを継いで目より起こり、頭頂部を経て後頭部に到る。これは視覚神経が目から後頭部の視覚野に到るルートと解剖的に符合する。仮に古人が頭部膀胱経脈を、**モノを認識するための脈**と位置付けて考案されたとすれば、『霊枢経脈論』で述べている「膀胱経脈はこの流注を本経とする」という意味が理解できる。さらに「交」は小腸経脈で左右が一回ねじれたままになっているが、これは左右を元に戻す目的と、視覚における左右交叉を表現する目的の、二つの意味があると考えられる。すなわち解剖学的に不可避な交叉が元に戻り、これにより本来の左右の走行になる。

実際の視覚で見ているモノの左右と上下は、視覚野に映されて認識される場合、反対の画像として映される。参考までに表記すると

- 視野左半分の情報は、右眼の網膜右半分と左眼の網膜左半分に映され、神経線維を介して右視索に入り、右外側膝状体で右視覚中枢へ入る
- 視野右半分の情報は、左眼の網膜左半分と右眼の網膜右半分に映され、神経線維を介して左視索に入り、左外側膝状体で左視覚中枢へ入る
- 視野上半分の情報は、左右の網膜下半分に映され、神経繊維を介して同側の外側膝状体外側部に入り、視覚野の下部に入る
- 視野下半分の情報は、左右の網膜上半分に映され、神経繊維を介して同側の外側膝状体内側部に入り、視覚野の上部に入る

これら第一次視覚野（17野）に伝達される情報は二次視覚野（18、19野）に伝わり、連合野に送られて記憶と照合されてモノが認識されるのである。

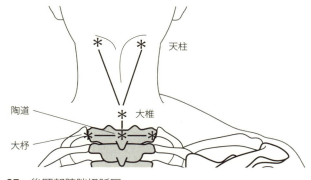

図 3-27　後頚部膀胱経脈図

「其支者．従巓至耳上角．」

　支別は**百会**より耳の方向に降りていく流注が述べられているが、おそらく足少陽経脈流注である。

「其直者．従巓入絡脳．還出別下項．」

　この仮説を理解するために「其直者．従巓入絡脳．還出別下項」「其支者．従巓至耳上角」の前後を入れ替えて読むが、古人は何故に**モノを見るための脈**に膀胱経脈を当てたのだろうか。おそらく人の一生で決して動きが止まることがない感覚器は眼球運動である。換言すれば、就眠中でも覚醒中でも決して止まることがない眼球に対しオーバーヒートしないように、常に水気を補充する目的でこの脈を配当したと考える。これはドライアイや涙腺炎等で臨床効果を上げていることからも証明できる。

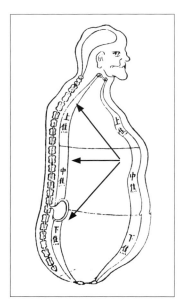

図3-28　腹部→背部放熱模式図

「循肩髆内．挾脊抵腰中．入循膂．絡腎．屬膀胱．」

　『十四経発揮』では「自天柱而下．過大椎．陶道．却循肩髆内．狭脊両旁下行」と述べられている。これを『甲乙経』における取穴法で記すと、**大椎**は在第一椎上陥者中。**陶道**は在大椎節下間。**大杼**は在項第1椎下両旁各1寸五分陥中となる。『一般教書』は天柱→大杼と後項部流注が記されず空白になっているが、やはり**天柱**から**大椎**、**陶道**を経て**大杼**に到ると正確に表現する。その生理的意味は、**督脈経と常に膀胱経脈は並走する**ということで、**大椎**で陽気の授受が必ず行われるということである。

「循肩髆内．挾脊抵腰中．入循膂．」

　小腸経脈が肩甲骨の周囲を流注して天の陽気を受けると解したが、膀胱経脈も**陶道**から**大杼**に到る過程で、手太陽経脈を介して天の陽気を脈中に取り込む。

「挾脊抵腰中．」

　人はモノを取り込み代謝して体温を維持し、不要なモノを排泄する生理活動において、腎臓を除く、体温製造工場の腹部臓腑内湿度を冷却しなければならない。その場合の冷却方法には固体の糞便、液体の小便、気体の発汗蒸泄の三態による排泄方法と、無形の発声や思慮の満足行動等の方法があり、その冷却作用を担うのが、背部膀胱経脈である。

　これは膀胱経脈が身体を冷やす唯一の腎経脈と絡属にあり、なおかつ排尿、発汗を主る膀胱腑に属す経脈であることからも、頭部から腰部に冷たい水を通す水管を配すことで、腹部工場で産生される熱量を冷却する役割を有す働きをなしている。つまり各穴名は**名の臓腑の熱を冷却する穴**と解すればよい。ただし左右の経穴は法則に従い働きの区別は必要である。そして膀胱経脈が督脈と並走するのは、この経脈の生理を任うするための陽気を受け取っているからである。このように膀胱経脈は督脈と小腸経脈を介して十分な陽気を受け取り、身体を冷却させて体温調節を行う生理を有するのである。

　大杼から**白環兪**に到る背部兪穴は『甲乙経』に「凡五臓之兪．出於背者．按其処．応在中而痛解．及期兪也。灸之則可．刺之則不可．盛則瀉之．虚則補之」と述べられているように、これらは施灸穴群である。この意味は**決して鍼をしてはいけない**という禁鍼の意味ではなく、膀胱経脈を働かして熱調節を行うのに必要な陽気は、鍼よりも灸の方が多く与えやすいという意味である。

「絡腎．」

　古書に身体内に入る経穴は**白環兪**であると述べられている。膀胱経脈とリンクする腎経脈は、一身の水を管理する臓で、心臓とは相剋関係、肺臓とは相生関係にある。そして**腎機能の身体を冷却する作用をなす経脈**という共通の役割を有す。

「屬膀胱.」

解剖的に膀胱は粘膜、平滑筋層、外膜の三層構造をなし、さらに筋層も内縦、中輪、外縦の三層をなすことから、実際は六層構造の中空の器官である。その構造は左右の腎臓から1本ずつ、2本の尿管が上方から膀胱に到り、尿道を外に通して排尿する。一般的に200mlで尿意を感じ、平均容量は470mlである。尿意伝達は骨盤内臓神経を介して、S2からS4の排尿中枢で処理され、収縮させる排尿筋、弛緩させる尿道括約筋の拮抗筋を調節する。この解剖からも『霊枢経脈論』でいう「**白環俞**より中に入る」という流注は正確であるといえる。またこの脈が脳を流注することからも、不安神経症でみる尿意障害の病機が説明できる。

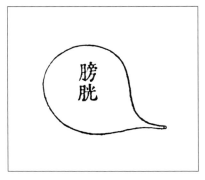

図3-29　膀胱腑図

『難経　四十二難』に「膀胱は九両二銖（内広9寸）」、『十四経発揮』に「**水分穴処小腸及膀胱上際**」（**水分**の高さで小腸の下口と膀胱の上口が接する）とある。しかし『十四経発揮和解』では「その小腸の下口と、膀胱の上口の間に蘭門があって微細だが間隙がある。その間隙に水が溜まり気化して膀胱に滲入する」と述べている。これから膀胱には下口のみあって上口がないのは、どの場所からでも参入するためであると愚考する。つまり膀胱の上際は**陰交**の高さである。

「其支者.」

これより第2支脈について述べる。

「從腰中. 下挾脊. 貫臀. 入膕中.」

白環俞より仙骨孔に位置する**上髎**、**次髎**、**中髎**、**下髎**の左右八穴に出る。梨状筋下孔より坐骨神経に沿い、膝窩の**委中**に到る流注にて『十四経発揮』『資生経』共に以下の順で位置が表わされている。

①**会陽**「在尾骶骨両傍」②**承扶**「在尻臀下．股陰腫上．約文中」③**殷門**「在肉下六寸」④**浮郄**「在委陽上一寸」⑤**委陽**「在承扶下六寸」⑥**委中**「在膕中央．約文中動脈」

「其支者．」

これより第3支脈について述べる。

「從髆内．左右別．下貫胛．挾脊内．過髀樞．」

背部膀胱経脈で**大杼**より督脈の外傍を直下する**膀胱経脈三行線**について述べている。

『十四経発揮』に「**天柱**より下がる」とあるが、二行と三行に分かれる穴は**大杼**だろう。天柱より下がるのであれば、項を下がる流注がさらに外側になって膽経脈、小腸経脈と重なる可能性がある。膀胱経脈は後項部から腰部まで、同じ長短三種の背筋群（脊柱起立筋の最長筋、腸肋筋）に沿い走行するのであるから、**天柱**であれば、頚部だけが異なる筋群を通ることになるために統一がとれない。ゆえに背部兪穴が始まる意味の、**大杼**より三行線は始まるのであろう。

三行線上に位置する**附分**から**秩辺**までは、腸肋筋の外端に沿い流注する。この三行線の意味を澤田健先生は木の年輪に例え「病歴が長いほど督脈、第二行、第三行線へと反応が出る」と述べているが、その見解を踏まえて「腹部工場の産生熱を強く冷却させる必要がある程三行線に反応が出る」とした。つまり通常は二行線脈の働きだけで十分だが、これだけで対応できなくなった場合の、サブとしての役割もあるのだろう。**秩辺**から臀部外側の中殿筋に沿うように、股関節中央の**環跳**に到る。

「循髀外．從後廉．下合膕中．」

環跳より大腿屈筋群の大腿二頭筋長頭に沿い**委中**に向かう。これらは坐骨神経支配である。

「以下貫踹内．」

委中より下腿三頭筋群で筋肉が隆起している箇所踹を通る。

「出外踝之後．循京骨．至小指外側．」

下腿三筋が踵骨で合わさりアキレス腱を構成するが、この腱を挟み外側を膀胱経脈、内側を腎経脈が上下する。踵骨、立方骨、中足骨、指骨の基節骨、中節骨、末節骨に穴を配し第5指末端に到る。

『霊枢 経脈論』にはないが、『霊枢 本輸篇』に膀胱経脈第4支脈の記載があるので追記する。

「三焦下腧．在于足大指之前．少陽之後．出于膕中外廉．名曰委陽．是太陽絡也．手少陽經也．

三焦者．足少陽太陰之所將．太陽之別也．上踝五寸．別入貫腨腸．出于委陽．並太陽之正．入絡膀胱．約下焦．」

これは「出于膕中」の**委中**より「外廉」の**委陽**に出て下方に流注する脈である。

■ 十五絡脈

『霊枢 経脈篇』

足太陽之別．名曰飛揚．去踝七寸．別走少陰．

▶▶足の太陽経脈の別脈を「飛揚」という。この脈は腓骨外踝より七寸（約20cm）にある**飛揚**からより発して足少陰脈と連絡する。

『素問 皮部論』

太陽之陽．名曰關樞．視其部中有浮絡者．皆太陽之絡也．絡盛則入客于経．

▶▶手足の太陽脈が流注する皮膚に病状がある場合を、別名「關樞」という。そしてその部位に絡脈が浮いて見えれば、皆太陽の絡病である。邪気が絡脈に侵入したと判断すればよい。

■ 経別

『霊枢　経別篇』

足太陽之正．別入于膕中．其一道．下尻五寸．別入于肛．属于膀胱．散之腎．
循膂．当心入散．直者．従膂．上出于項．復属于太陽．此為一経也．

▶▶ 足の太陽経脈の別行する正経は、本経脈から別れて膕中・**委中**（膝関節）に入り、一脈は尻部より五寸（約 15cm）下の**承扶**に到る。別脈は**委中**より肛門に入り、膀胱腑に属して腎臓に散ず。そして背部を行き心臓に到り散ず。本経脈は背部より上行して項に出て足太陽経脈に合流する。これが本経以外の別行する脈である。

■ 経筋

『霊枢　経筋篇』

足太陽之筋．起于足小指．上結于踝．斜上結于膝．其下者．従足外側．
結于踵．上循跟．結于膕．
其別者．結于外．上膕中内廉．与膕中並．上結于臀．上侠脊上項．其支者．
別入結于舌本．其直者．結于枕骨．上頭下額（一作顔）．結于鼻．其支者．
為目上綱．下結于頄．其下支者．従腋後外廉．結于肩．其支者．入腋下．
出缺盆．上結于完骨．其支者．出缺盆．斜上入於．
治在燔鍼劫刺．以知為数．以痛為輸．名曰仲春痺．

▶▶ 足の太陽経筋は、足小指外側の爪の角より発して、腓骨外踝の下方に集結し、斜め上方膝関節に集結する。別脈は外踝の下方より下向して、足外側から踵に集結し廻った後に膝関節に集結する。

別脈は踵より腓腹筋の外側を上行して膕中・内側に到り、この部で本経脈と合流して上行し臀部に集結する。そして背骨を挟んで上行して項に到る。この部より別れて舌本に到る脈もあるが、本経脈は枕骨（後頭骨）に集結してから頭頂に上がり、それより額（一説に顔）を下がって鼻に集結する。さらに頭頂より目の上眼瞼から頬部に下がり集結する。さらに下がり腋窩背面から肩峰に集結する。そして腋下部から体内に入って缺盆に出て、上行して完骨で集結する。また缺盆から斜め上方頬部に入る脈もある。

病状は経筋脈が走行する部位の引きつることが主になるが、これを治療するには燔鍼を用いて速刺・速抜して、効果が現れれば宜しとする。痛点が治穴である。これは旧暦の 2 月頃に発症しやすく「仲春痺」という。

8

足少陰腎経之脈

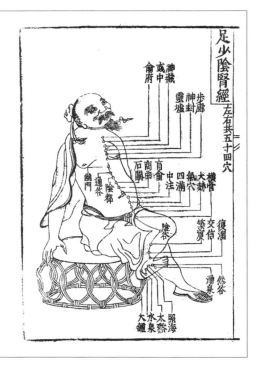

> 『霊枢 経脈論』に
> 「腎足少陰之脈．起于小指之下．邪走足心．出于然谷之下．循内踝之後．
> 別入跟中．以上踹内．出膕内廉．上股内後廉．貫脊．屬腎．絡膀胱．
> 其直者．從腎上貫肝膈．入肺中．循喉嚨．挾舌本．
> 其支者．從肺出絡心．注胸中．」
> とその本経流注が記されている。

「腎足少陰之脈．」

足少陰腎経脈五十四穴は多気少血の経脈である。

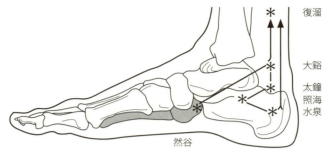

図3-30　愚解流注図

「起于小指之下．邪走足心．」

足少陰経脈は、第五指末端より足太陽膀胱経脈を継いで足底中央より起こる。この穴の正確な位置を記した文献はない。愚論だが**湧泉**は胃経の**衝陽**と対をなす第2第3骨間に位置し、足底四層筋群の第2層中様筋、3層母指内底筋、4層足底骨間筋の三筋が重なるところにあると考える。

その理由は
1. 足底足背という位置の陰陽から、水経の腎経脈に相対するのは土経の胃経脈である。
2. 水経脈で地気を十分に含む井穴に相剋するのは、土経脈で胃気を十分に含む原穴の**衝陽**である。
3. 足底を支配する内側足底神経は、足背を支配する脛骨神経の分岐であるから、腎経脈は胃経脈と相対する。
4. 足底動脈、足背動脈はともに膝窩動脈から分岐し、前後の脛骨動脈に分かれた動脈である。

等から導き出した。

「出于然谷之下．循内踝之後．別入跟中．」

一般的な教科書では**大谿**→**太鐘**→**照海**→**水泉**→**復溜**の順に経穴が流注すると述

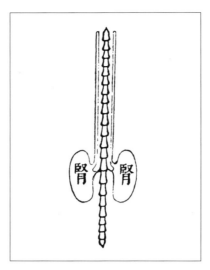

図3-31　腎臓図

べられているが、そうであろうか。**陰陽論の陰経脈は上がり、陽経脈は下がる法則**からすれば、腎経脈、脾経脈、肝経脈の三陰経脈は、末端から体幹に上がるが決して下がってはいけない。つまり**大谿**→**太鐘**に下がるのは**正しい見解ではない**と思われる。

　『霊枢　経脈論』には「循内踝之後．別入跟中．」と述べられて、この通り解釈すると**然谷**→**大谿**→**復溜**が本流で、**大谿**→**太鐘**→**照海**→**水泉**→**復溜**の流注は枝別になる。また五要穴では**然谷**（火穴）→**大谿**（土穴）→**復溜**（金穴）になっている。絡穴は土穴と金穴の間に位置するが、**太鐘**に明らかな絡穴の作用を認めつつも、**大谿**と**復溜**の間に経穴がなかったために、『霊枢　経脈論』の作者はこの脈を枝別としてあえて下げたのだろう。**復溜**は別名を**昌陽**というが、これはこの枝別脈が再び合わさることで、腎陽気が高まるという意味で考えると理解できる。整理すると、**湧泉**から第1楔状骨と舟状骨の関節部に位置する**然谷**に出て、後脛骨動脈博動部の**大谿**に出る流注と、**太鐘**に下がって**照海**、**水泉**と流注する二脈が合う穴が**復溜**であると愚解する。

「以上踹内．」

後脛動脈に沿い**大谿**から**復溜**に上がり、枝別もここで合流して**交信**、**三陰交**に到る。足三陰脈は足底、足指末端より地気を受け、それぞれ水穀の気、血気、水気の三気を、中下焦を経て上焦に到らせ気化させる働きをなすが、上焦で気化する場合は、単独の流行物だけで気化するのではなく、その時々の状態に応じた比率で、三つのモノが互いに融合して気化する。つまり**三陰交**は三気が融合する前と後との分岐点であるから、三経脈とも末端から**三陰交前の経穴**は、その経脈の純なモノが流行し、**三陰交後**から体幹を経て上焦に到る経穴は、融合したモノが流行する。

「出腘内廉．上股内後廉．」

三陰交より腓腹筋内側を直上し、半膜様筋腱の内側際より**長強**に到る。

「貫脊．」

長強から肺臓に到る流注で腎経脈は督脈、膀胱経脈の裏、下大静脈に沿い直上する背部流注と、任脈の傍ら左右五分を直上する、左右の腹部流注の三脈に分かれる。

■背部流注

背部流注は、この**長強**からさらに直上して心臓に到るルートをたどる。これは経脈が考案される過程で「生命を作るモノは水である」という認識から、まず口から摂取し下行するモノを気化させる役割を有す、心臓－腎臓の経脈が考えられたのだろう。この意味で腎経脈が下大静脈に沿い直上するのである。

■腹部流注

しかし体幹中央を走行して体表に発現しなければ、経穴を配置することができず、さらに腎経脈を介して水の気化作用を調節することもできない。これを打開するために作られたのが腹部流注ルートである。具体的に**長強**から**気衝**を経て、**横骨**から**兪府**に到るまで、任脈の傍らを左右二つの経脈が直上する。

このように腎経脈が、背部と腹部の身体の陰陽位置を流注するのは、腎経脈が

蔵す陰陽の両気が投射されているからである。

▌「屬腎．絡膀胱．」

　腎臓はTh12からL3の高さに位置し、古典にも十四椎に付着すると述べられて符合する。そして血中あるいは体液のPH値が、7.4前後のアルカリに保てる様に働いている。東洋医学で腎臓は父母から受け継いだ先天の陽気と、代謝により作られる水穀を液化させた一切の陰水を管理する、陰陽両面の性格を有す。このため内に陽気を保持しながら身体を固堅する、**相反する矛盾した働きを有す**のである。この矛盾する作用はそのまま「死という前提での生」「排泄するという前提での摂取」という、**人間の矛盾した生命活動**に投射されて表現される。これからも腎臓が二つあるのは、この**矛盾**によるためではないだろうか。張景岳は左右の腎臓を陰陽に分けて右腎命門・左腎水説を立て、愚木とは異なる見解で治病している。

▌「其直者．從腎上貫肝膈．入肺中．循喉嚨．挾舌本．」

　腹部流注の**盲兪**で腎臓と気の出入が直接行われ、それより直上して肝臓、膈を貫き、肺臓を経て気管分岐より左右の腎経脈は一本に合わさる。そして声帯ヒダを通り喉頭室から舌骨に到る。

▌「其支者．從肺出絡心．注胸中．」

　気管分岐より心臓に出て絡<ruby>まと</ruby>い胸中全体に流注するが、この心臓に出て絡う時点で、腹部流注と背部流注は一つに合わさるのである。

■ 十五絡脈

『霊枢　経脈篇』

足少陰之別．名曰大鐘．当踝後繞跟．別走太陽．其別者．並経上走于心包下．外貫腰脊．

▶▶足の少陰経脈の別脈を「大鐘」という。この脈は脛骨内踝と踵骨の間にある**大鐘**から発して足太陽脈と連絡する。
別脈は本経脈と並行して上行し心包絡に到り腰脊に出る。

『素問　皮部論』

少陰之陰．名曰枢儒．視其部中有浮絡者．皆少陰之絡也．絡盛則入客于経．其入于経也．従陽部注於経．其出者．従陰部内注於骨．

▶▶足の少陰脈が流注する皮膚に病状がある場合を、別名「枢儒」という。そしてその部位に絡脈が浮いて見えれば、皆少陰の絡病である。邪気が絡脈に侵入したと判断すればよい。そして時間経過により陽の絡脈から、陰の本経に邪気が侵入して体内の骨に到る。

■ 経別

『霊枢　経別篇』

足少陰之正．至膕中．別走太陽而合．上至腎．当十四椎．出属帯脈．直者．系舌本．復出于項．合于太陽．此為一合．

▶▶足の少陰経脈の別行する正経は膕中に到る。そして本経脈と別れて足太陽脈と合流し、上行して腎臓に到って十四椎で帯脈に属す。直行脈は舌本から項に出て足太陽経脈と合流する。この足少陰経脈と足太陽経脈の表裏する組み合わせを一合と称する。

■ 経筋

『霊枢　経筋篇』

足少陰之筋．起于小指之下．入足心．並足太陰．而斜走内踝之下．結于踵．則与太陽之筋合而上．結于内輔之下．並太陰之経．而上循陰股．結于陰器．循膂内侠脊．上至項．結于枕骨．与足太陽之筋合．
治在燔鍼劫刺．以知為数．以痛為輸．在内者．熨引飲薬．此筋折紐．
紐発数甚者．死不治．名曰仲秋痺．

▶▶足の少陰経筋は足小指裏側より発して、足太陰経脈と並行して内踝の方角に斜

めに走行し、踵骨に集結する。そして足太陽経筋と合流し上行して膝関節内側に集結する。そして足太陰経脈と並行して大腿内側を行き陰器に集結する。背骨を挟んで背部を上行して項に到り枕骨（後頭骨）に集約して、足太陽経筋と合流する。

病状は経筋脈が走行する部位の引きつることが主になるが、これを治療するには燔鍼を用いて速刺・速抜して、効果が現れれば宜しとする。痛点が治穴である。仮に病が裏にあれば温まる薬を飲まなければならないが、それでもこの部位が引きつり縮む痙攣の発作を頻繁に繰り返す場合は不治の病である。これは旧暦の7月頃に発症しやすく「仲秋痺」という。

9

手厥陰心包絡之脈

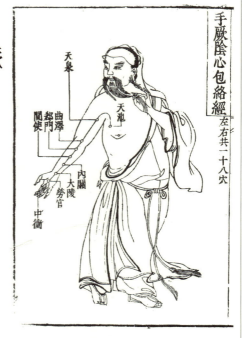

『霊枢 経脈論』に
「心主手厥陰心包絡之脉. 起于胸中. 出屬心包絡. 下膈. 歷絡三焦.
　其支者. 循胸. 出中脇. 下腋三寸. 上抵腋下. 循臑內. 行太陰少陰之間.
　入肘中. 下臂. 行兩筋之間. 入掌中. 循中指. 出其端.
　其支者. 別掌中. 循小指次指. 出其端.」
とその本経流注が記されている。

｜「心主手厥陰心包絡之脉.」

　手厥陰心包絡脈十八穴は多血少気の経脈である。暦で厥陰経は 12 月中旬から 2 月中旬までに相当する。この時候は陰寒の気が強く陽熱の気が弱いために、人身も陰血が多く陽気が少ない多血少気の経脈をなす。

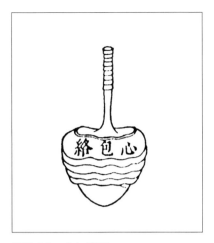

図 3-32　心包絡図

　『難経　二十五難』に「手少陰脈と心主脈は別脈で、心包絡と三焦は名はあるが形はない」と述べられているように、越人の時代は心包絡の臓はなく、三焦と共に**相火の象**（かたち）、**相火の流行通路**として考察が進められている。これは『難経』以前の『素問』『霊枢』の「心は神明の府で君火を為し、腎と相済することで身体の温度調節を行う」という論理から発展したものである。つまり**心臓－腎臓の君火を通す脈**の他に、その外衛として**心包－三焦の相火を通す脈**を作る必要性から生まれた論理である。その後滑伯仁により「心包は心を包む膏の膜である」とする**心包有形論**が発表されるまで、心包は形而上の物として扱われている。では滑伯仁はどの観点から**心包は膏の膜である**とする理論を述べたのだろうか。
　古人は心を体温の源であり、かつ循環させる臓腑であると認識して火で表わした。つまり生命活動を営むために、モノを燃焼させて火を作っている心臓は、この火が常に一定であるために周囲にモノ（**膏**）を配し、これに浸かった状態で燃焼して体温を供給していると考え、その心を浸けている膏（あぶら）を心包膜と定義したのである。
　身体を構成する物質は**水に溶けるか溶けないか**に大別され、**溶ける・溶かされるモノ**は液化して脈中を流行し、**溶けない・溶かされないモノ**は脈外で、身体を形作るモノになる。あるいは水の冷却作用とは逆に、温める作用をなして体温

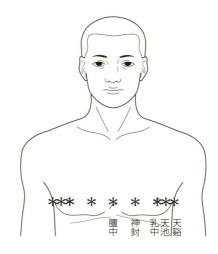

図3-33　胸部経穴図（膻中穴の高さ）

を作る助を担う。このように膏は、七割を占める水とは逆の作用をなすモノであり、膜という形態で身体を構成している。その膜の厚薄調整作用は少陽経脈が担い、モノの浸透を行っている。これから**膏が常に燃焼代謝を行わなければならない心臓の外に位置する**、と考えた論は大変的を射ている。そして手厥陰心包絡は、この心包膜から上肢内側を通り流注する。

「起于胸中．出屬心包絡．下膈．歷絡三焦．」

　足少陰腎経脈の腹部脈と背部脈の二脈は共に胸中に入り、上焦二臓とリンクすることで上下焦の均衡を図っている。心包絡脈は上焦二臓が水気により冷えないように、心包膜に膏の供給を行う脈として、また心包膜の温度が上昇した場合の迂回脈として、腎経脈にリンクする**膻中**より起こり始発点とする。そして横隔膜を下がって上焦の気（宗気）が起こる**上脘**、中焦の気（営気）が起こる**中脘**、下焦の気（衛気）が起こる**下脘**（**陰交**説もある）の三点を流注して、火の代行をなす心包と、水の流行をなす三焦が交わって相済作用をなす。この流注が手厥陰心包絡脈の本経である。

「其支者. 循胸. 出中脇. 下腋三寸. 上抵腋下.」

　第1支脈である。この脈は上肢を挙げた姿勢で取穴するが、**膻中**の高さで任脈に対し直角に横切る線の胃経脈と、脾経脈の中央に位置する**天池**から手掌中央に向かう直線である。

「循臑内. 行太陰少陰之間.」

　上肢を循行する陰経三脈は、上腕動脈に沿って上腕骨を下り肘関節に向かう。古典にも具体的な治験は述べられていないが、臨床で上腕部を行う陰経三脈に対し施術を行うことはない。おそらく施術により、上腕神経に対し外傷を加える恐れがあるためではないだろうか。実際は三陰経脈を明確に分別して一経気だけが病むことはまれで、二経、三経の経気が同時に交錯して虚実が発生するからである。この間の経穴は、経脈の虚実の確認をするときの反応点として診る場合が多い。

「入肘中. 下臂.」

　尺沢、**曲沢**、**少海**の三穴の取穴法は「肘関節を屈した時に出現する横紋を目印に取穴する」と述べられていることが多いが、これでは三穴の区別はできないし、また解剖的に肘関節を屈したときの肘窩は、上腕骨内側上顆の外側に取り、この部位は強く押圧すれば構造上痛むところであるから「硬結を目安に取る」という流派の取穴も参考にはならない。愚木は三穴のうち、内顆の端に取る**少海**を除き、**尺沢**と**曲沢**の二穴は上腕動脈の拍動上に**曲沢**を、肘窩関節部で最も発汗している部位に**尺沢**を取穴して臨床に当たっている。

「行兩筋之間.」

　両筋とは解剖的にどの筋を指すのだろうか。前腕部の屈筋は五筋あるが、このうち内側上顆から母指側へ向かう橈骨神経支配の橈側手根屈筋、尺側神経支配で小指側へ向かう尺側手根屈筋の二筋は、大腸経脈、小腸経脈の流注筋として位置付けると、後は正中神経支配の円回内筋、浅指屈筋、長掌筋の三筋となる。円回

内筋は前腕を回内する筋で橈骨前面に停止するため、心包経脈の流注とは明らかに異なる。よって『霊枢　経脈論』で述べられている両筋とは、浅指屈筋と長掌筋となる。つまり肘窩で上腕動脈の拍動部から両筋の走行に従い、手掌中央に向かうのである。

「入掌中．循中指．出其端．」

『鍼灸資生経』に**労宮**は「在掌中央．横文動脈中．屈無名指．著処是」と記されている。この記載文の解剖位置は、第3指と第4指を屈した指先と手掌の中央に相当し、この骨間には母指球、小指球を作る筋群が唯一なく、掌背の骨間筋があるのみである。東洋医学で考えると肺経脈、心経脈のエリアに属さない部位を流注する。つまりその位置で最も動脈の拍動を感じるところを**労宮**としたのである。そして中指末端にて第1支脈が終わる。

「其支者．別掌中．循小指次指．出其端．」

第2支脈は**労宮**より小指の次の指、すなわち第4指末端に向かい手少陽三焦経脈に繋がる。

■ 十五絡脈

『霊枢　経脈篇』
手心主之別．名曰内関．去腕二寸出于両筋之間．循経以上．系于心包．絡心系．取之両筋間．
『素問　皮部論』
心主之陰．名曰害肩．視其部中有浮絡者．皆心主之絡也．絡盛則入客于経．
　　▶▶ 手の心主の別脈を「内関」という。この脈は腕関節中央で浅指屈筋腱と、長掌筋腱の間にある**大陵**より二寸（6cm）上行にある**内関**から発して、本経脈に従い上行して、心包にかかわり心臓と絡す。

■ 経別

『霊枢　経別篇』

手心主之正．別下淵腋三寸．入胸中．別属三焦．出循喉．出耳後．合少陽．完骨之下．此為五合．

▶▶手の心主の別行する正経は、腋窩直下三寸（9cm）の**淵腋**より別れて胸中に入り三焦に属す。そこより別れて咽喉、耳後方の**完骨**の下に出て、手少陽経脈と合流する。この手厥陰経脈と手少陽経脈の表裏する組み合わせを五合と称する。

■ 経筋

『霊枢　経筋篇』

手心主之筋．起于中指．与太陰之筋並行．結于肘内廉．上臂陰．結腋下．下散前後侠脇．其支者．入腋．散胸中．結于賁（臂）．治在燔鍼劫刺．以知為数．以痛為輸．名曰孟冬痺．

▶▶手の心主の経筋は、手中指橈側の爪の角より発して、太陰経筋と並行して肘関節・肘窩に集結し、上腕二頭筋内側を上行して腋窩に集結する。左右両方から脇を挟むように前後に散ず。そして腋窩から胸中に散り、賁門部に結集する脈もある。

病状は経筋脈が走行する部位の引きつることが主になるが、これを治療するには燔鍼を用いて速刺・速抜して、効果が現れれば宜しとする。痛点が治穴である。これは旧暦の10月頃に発症しやすく「孟冬痺」という。

10 手少陽三焦経之脈

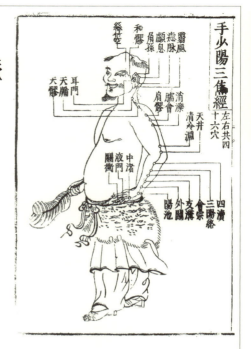

『霊枢 経脈論』に
「三焦手少陽之脉. 起于小指次指之端. 上出兩指之間. 循手表腕.
　出臂外兩骨之間. 上貫肘. 循臑外. 上肩而交出足少陽之後. 入缺盆.
　布膻中. 散絡心包. 下膈. 遍屬三焦.
　其支者. 從膻中. 上出缺盆. 上項. 繫耳後. 直上出耳上角. 以屈. 下頰.
　至䪼.
　其支者. 從耳後. 入耳中. 出走耳前. 過客主人前. 交頰. 至目自鋭眥.」
とその本経流注が記されている。

「三焦手少陽之脉.」

　手三焦経脈四十六穴は多気少血の経脈である。暦で少陽経脈は四月中旬より六月中旬の炎暑の頃に相当する。この時候は陽熱の気が盛んで寒冷の気が最も少な

いために、人身でも陽気が多く陰血が少ない多気少血の経脈となる。

「起于小指次指之端．上出兩指之間．」

　三焦経脈は第4指外端より起こり第4・5骨間の手背側を通る。手掌側と手背側にある筋肉群は、手背側の骨間筋は各指とも離れる拡散の方向に動き、手掌側の骨間筋は各指とも近づく収縮の方向に動くが、このような筋肉の動きも陽経脈と陰経脈の性格によるものである。すなわち陽経三脈は属する腑を拡散膨脹させ、陰経三脈は属する臓を収縮収斂する方向に働くのである。そして三焦経脈は背側の第4・5指間で小腸経脈側を流注する。その生理は

1. 三焦経脈を流行する水気により小腸経脈を冷却する。
2. 小腸経脈が溢れた場合は三焦経に流れる。

である。

　つまり小腸経脈と三焦経脈は火水の相対経脈で、三焦経脈が上肢と、膀胱経脈第4支脈の二部位において流注して、四肢における気血の流行に貢献している。

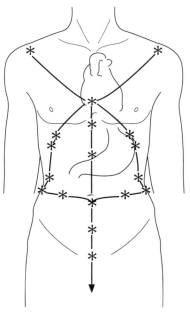

図3-34　腹部募穴三焦経脈図

「循手表腕．出臂外兩骨之間．」

　伸筋支帯尺側より下橈尺関節上を通過して、肘頭窩へ向かうが、三焦経脈は長短橈側手根屈筋に沿い流注する大腸経脈、尺側手根屈筋に沿い流注する小腸経脈とは別に、総指伸筋に沿い流注する。このように橈骨と尺骨の骨間で筋肉の柔らかい部位を流注するのは、心包絡脈同様に心包・三焦はその観るポイントにより有形であり、かつ無形であるという形の存在論によるからである。つまり上肢に

おける**大腸経脈と小腸経脈**は属する腑が明確であるがゆえに、経脈流注の基準に**固有形の骨を基準にする**が、**心包絡脈・三焦経脈**は無形であるという側面を有するがゆえに、経脈流注の基準が有形の骨ではなく、**不定形の筋を基準にする**。しかし正常な状態の心包絡脈は、火経ゆえに流注部位の筋肉は常に緊張状態にあり、三焦経脈は心包絡脈に相対して水による調節を行い、心包の高ぶりを抑える水経ゆえに、常に弛緩状態にあるのが自然である。

「上貫肘．循臑外．」

上腕では肘頭窩を経て二頭筋長頭に沿うように、結節間溝から肩甲棘に到り関節腔・胞を含んで流注する。関節部は骨の可動性連結部で、固有形の骨と不定形の軟部組織から作られるが、東洋医学では、形作る陰気と動かす陽気が正常に交合して可動すると理解する。すなわち関節部の疾患は、**関節を形作る陰気の毀損**か、**過度の動きによる陽熱の炎症**か、いずれにしても**陰虚か陽実の炎症**しかない。このように関節部の炎症を冷却させる意味も、水経二脈が上下肢に配当されている理由である。

「上肩而交出足少陽之後．」

この"後"とは、頭部から足に向かう足少陽胆経脈より背側ということ、つまり足少陽経脈の方が胸部ということである。

「入缺盆．布膻中．散絡心包．下膈．遍屬三焦．」

挙上した上肢から垂直に肩関節に降り、**缺盆**に到って胃経脈と交わり、胸中に入って**膻中**で心包絡脈と会す。その後膈を下り上・中・下の三焦に遍く分布して、相火に対して制約を加えるように働く。

心包―三焦ラインは心包側から観れば相火を通す脈で、三焦側から観れば胃の気を分配する脈である。つまり心臓・腎臓の上下循環をサポートして、末端の細胞に胃の気の供給等を実務的に行う脈として存在する。それは三焦の原気が各経脈の原穴・募穴に通じて、胃の気の受給を行っていることで証明される。この体幹三焦経脈が胸部で心包絡脈と会して膈を下り、腹部で中・下焦の腹部募穴を流

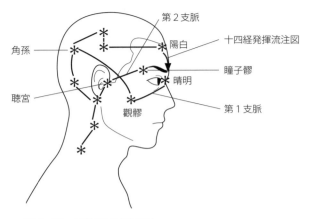

図3-35 頭部三焦経脈図

注するのは、膜の厚薄を調整する少陽経脈の側面のためである。すなわち原文の"遍"を「万遍なく募穴に行き渡る」と読むと、胸腔腹腔を万遍なく流注してそれぞれの膜の厚薄を調節し、内の漿液を膀胱に送って、臓腑の代謝熱を胸腹部側から冷ましているのである。これは背部膀胱経脈による放熱作用と連動協調して行われる。これが**決瀆之官の働き**である。

「其支者．従膻中．上出缺盆．上項．繋耳後．」

頭部三焦経脈は、**膻中**から**缺盆**に再び戻って上肢から下がってきた脈と、心包絡脈と会した脈気がブレンドされて頭部に流入する。これは三焦経脈が髄海の腑である脳に直接入るためで、脳水に対して胃の気を供給するからであろうか。また髄膜等の厚薄を調整する少陽経脈作用を十分に全うするために、胸中で天の陽気と三焦原気とを合わせるからでもあろう。いずれにしても陰陽のモノを十分経脈に含んで、**大椎**を経て耳後に到るのである。

「直上出耳上角．」

『十四経発揮』には「小腸経脈の**天容**の後方頚椎側を上がる」と述べられている。解剖的には僧帽筋が起始する後頭骨と、胸鎖乳突筋が起始する側頭骨乳様

突起の間に出て直上し耳尖上角に到る。脈管的には三焦経脈は外頚動脈に沿い直上し、耳の後方総頚動脈を経て、内頚動脈に沿って直上する。そして体幹同様脳膜及び脳膜の調節を行う。

「以屈．下頬．至䪼．」

"䪼"は目の下の周辺を指す。『霊枢　経脈論』で解釈すれば「**角孫**より屈して目下の**顴髎**に到る」となるが『十四経発揮』で解釈すれば「**角孫**より直上して**懸顱**、**懸釐**に到り、眉上**陽白**から内視**晴明**を経て目下に到る」となる。

「其支者．従耳後．入耳中．出走耳前．過客主人前．交頬．至目鋭眥．」

第2支脈の流注である。第1支脈が耳尖上端により『霊枢　経脈論』と『十四経発揮』の二説において展開しているのに対し、『霊枢　経脈論』の第2支脈は「耳尖下端の**翳風**から耳を巻くように直上し、小腸経脈の**聴宮**に入り目の外端に到る」と記されている。第1、第2支脈の二脈は、耳の上方と下方から目に到る脈であるから『十四経発揮』で述べられている脈であるとすれば、『十一脈灸経』で「三焦経脈は耳経である」と記されている意とは異なってしまう。ゆえに愚木は『霊枢　経脈論』で記されているように、第1支脈は**角孫**から**顴髎**に向かう流注、第2支脈は**翳風**から**聴宮**を経て**瞳子髎**に向かうとした。

「従耳後．入耳中．」

三焦経脈流注には耳という句が多く記述されている。耳は聴覚器である外耳、中耳と平衡器である内耳の二つに分けられるが、いずれもその感覚の主体は、リンパ液が振動することで音が伝えられ、さらに平衡が崩れることにより、平衡感覚受容体に衝撃が加わり均衡が崩れていることを認知する。この聴覚と平衡感覚は、内リンパ液によるものであることは西洋医学において明白であるが、そのリンパ液の過不足に対する需給は、三焦経脈が担うのである。是動病に「耳聾渾渾焞焞」とあるのも、三焦経気が渇いた場合は、耳内のリンパ液に影響が生じた場合に発生する現象であり、**音を振動させるリンパ液そのものが不足した状態**と解

すことができる。また臨終時に、あるいは意識不明の切迫した場合に行われる**呼び掛け**は、耳穴を通じ内リンパ液に直接振動を与えることであり、脳を経由する経脈だからこそ、この振動が脳に伝わり**覚醒**するのではないだろうか。小腸経脈が浅層の顔面筋や表情筋を支配するのに対し、三焦経脈は深層のリンパ液や髄液等の、膜の厚薄調節に深く関与するということが流注からも愚解できる。

■ 十五絡脈

『霊枢　経脈篇』

手少陽之別．名曰外関．去腕二寸．外繞臂．注胸中．合心主．

▶▶手の少陽の別脈を「外関」という。この脈は腕関節背面中央・橈骨と尺骨の間にある**陽地**から二寸（約6cm）上方にある**外関**から発し、上腕外側に従い上行して胸中に注ぎ手心主脈と合流する。

『素問　皮部論』

少陽之陽．名曰枢杼（一作持）．視其部．中有浮絡者．皆少陽之絡也．
絡盛則入客于経．故在陽者主内．在陰者主出．以滲于内也．諸経皆然．

▶▶手足の少陽脈が流注する皮膚に病状がある場合を、別名「樞持」という。そしてその部位に絡脈が浮いて見えれば、皆少陽の絡病である。邪気が絡脈に侵入したと判断すればよい。

■ 経別

『霊枢　経別篇』

手少陽之正．指天．別於巓．入于缺盆．下走三焦．散于胸中．

▶▶手の少陽の別行する正経は頭頂に到る。巓より別れて**缺盆**に下って三焦に達し胸中に散ず。

■ 経筋

『霊枢　経筋篇』

手少陽之筋．起于小指次指之端．結于腕．上循臂．結于肘．上繞臑外廉．
上肩走頸．合手太陽．
其支者．上当曲頬．入繫于舌本．
其支者．上曲牙．循耳前．属目外眦．上乗頷．結于角．

治在燔鍼劫刺．以知為數．以痛為輸．名曰季夏痺．

▶▶手の少陽の経筋は、手小指から次指の尺側の爪の角より発して、腕関節背面中央に集結する。そして前腕背側を行り肘関節に集結する。

上腕では肘頭窩を経て二頭筋長頭に沿うように、結節間溝から肩甲棘に到り頚に上がって手太陽経筋と合流する。そして下顎骨端から舌本に繋がる脈もある。またこの部より耳前を通り目の外眥、額から側頭に集結する。

病状は経筋脈が走行する部位の引きつることが主になるが、これを治療するには燔鍼を用いて速刺・速抜して、効果が現れれば宜しとする。痛点が治穴である。これは旧暦の6月頃に発症しやすく「季夏痺」という。

11

足少陽膽経之脈

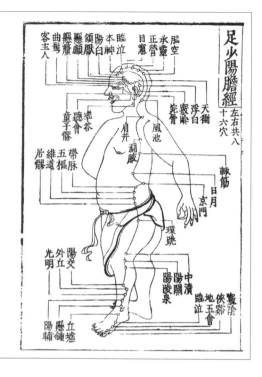

『霊枢 経脈論』に
「膽足少陽之脉．起于目鋭眥．上抵頭角．下耳後．循頚行手少陽之前．
　至肩上．却交出手少陽之後．入缺盆．
　其支者．従耳後．入耳中．出走耳前．至目鋭眥後．
　其支者．別鋭眥．下大迎．合于手少陽．抵于䪼．下加頰車．下頚．合缺盆．
　以下胸中．貫膈．絡肝．屬膽．循脇裏．出氣街．繞毛際．横入髀厭中．
　其直者．従缺盆．下腋．循胸．過季脇．下合髀厭中．以下循髀陽．
　出膝外廉．下外輔骨之前．直下抵絶骨之端．下出外踝之前．循足跗上．
　入小指次指之間．
　其支者．別跗上．入大指之間．循大指岐骨内．出其端．還貫爪甲．
　出三毛．」
とその本経流注が記されている。

「膽足少陽之脉.」

足少陽膽経脈八十六穴は多気少血の陽気が多く陰血が少ない脈である。

「其支者．從耳後．入耳中．出走耳前．至目鋭眥後．
其支者．別鋭眥．下大迎．合于手少陽．抵于䪼．下加頬車．下頚．合缺盆．
以下胸中．貫膈．絡肝．屬膽．循脇裏．出氣街．繞毛際．橫入髀厭中．
其直者．從缺盆．下腋．循胸．過季脇．下合髀厭中．以下循髀陽．出膝外廉．下外輔骨之前．
直下抵絶骨之端．下出外踝之前．循足跗上．入小指次指之間．
其支者．別跗上．入大指之間．循大指岐骨内．出其端．還貫爪甲．出三毛．」

足少陽経脈は外眥端の**瞳子髎**より起こるが『霊枢　経脈論』と『十四経発揮』では、その流注経路が異なる。では現在の一般的な教科書に書かれている足少陽膽経脈の複雑な流注は、どのような思惟で作られたのだろう。二書の流注を比較するために『霊枢　経脈論』の其支者と、其直者の流注を**原文の字句には触れない**という条件で整理する。つまり原文を本経脈、第1支脈、第2支脈、第3支脈に分けると次のようになる。

本経脈

「起于目鋭眥．上抵頭角．下耳後．循頚行手少陽之前．至肩上．
却交出手少陽之後．入缺盆．
其支者．從耳後．入耳中．出走耳前．至目鋭眥後．
其支者．別鋭眥．下大迎．合于手少陽．抵于䪼．下加頬車．」

第1支脈

「下頚．合缺盆．以下胸中．貫膈．絡肝．屬膽．循脇裏．出氣街．繞毛際．
橫入髀厭中．」

第2支脈

「其直者．從缺盆．下腋．循胸．過季脇．下合髀厭中．以下循髀陽．
出膝外廉．下外輔骨之前．直下抵絶骨之端．下出外踝之前．循足跗上．
入小指次指之間．」

第3支脈

「其支者．別跗上．入大指之間．循大指岐骨内．出其端．還貫爪甲．出三毛．」

第3章　経脈論・十二経脈門

本経脈をさらに３段に分けて、経穴に置き換えると

「a　起于目鋭眥．上抵頭角．下耳後．循頸行手少陽之前．至肩上．
　　却交出手少陽之後．入缺盆．

a'　瞳子髎→懸顱→懸釐→頷厭→本神→風池→天牖→肩井→大椎
　　→缺盆→大杼→秉風

b　其支者．從耳後．入耳中．出走耳前．至目鋭眥後．

b'　風池→脳空→翳風→聴宮→聴会→瞳子髎

c　其支者．別鋭眥．下大迎．合于手少陽．抵于䪼．下加頬車．

c'　瞳子髎→大迎→顴髎→頬車→缺盆」

となり、図３-36のようになる。

　この流注では頭部膽経脈二十一穴が流注せず、経脈が分布しない空白地域が多く存在する。これに対処するために滑伯仁は新たに流注図を作り、空白地域が作られないようにした。その流注を作るときに意識したのは**頭部から体幹への還流ルート**であったのである。

十四経発揮頭部膽経脈

　滑伯仁に代わり愚考すれば、頭部膽経脈の役割を**脳からの静脈血を体幹へ送る流れ**と認識した。それは少陽経脈が相火を主り、かつ膜の厚薄を小刻みに変え

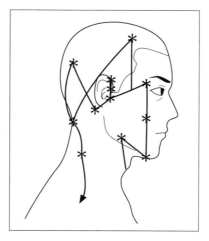

図３-36　頭部膽経脈図

ることで、水の浸透を調節する働きを有すことから、具体的には「手足少陽経脈は、頭部の脳を覆う三層の硬膜・クモ膜・軟膜の膜の厚薄調節にかかわり、脳脊髄の内外における脳脊髄液の還流を繊細に行って、脳内循環を調節する脈であ

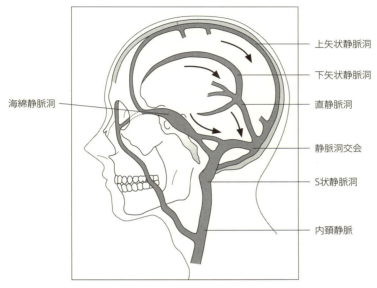

図3-37　硬膜静脈洞図

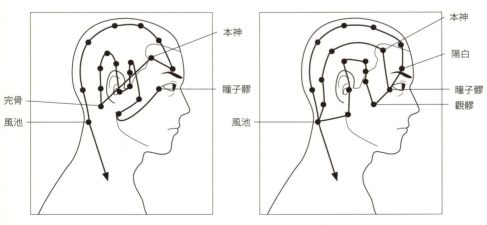

図3-38　十四経発揮頭部膽経脈図　　図3-39　愚解頭部膽経脈図

る」と理解できる。そしてこの説より流注をみれば、頭部膽経脈は**風池**へ直結して此処より頚部を下がっている。また臨床で脳内循環が不良の頭痛の場合、この穴に鍼術を行えば軽減して癒えるのはよく経験することであるが、これは一利として脳内の静脈血を体幹へ送る助力になったためであろう。おそらく霊枢族の人々は観察と経験により、漠然とこの脈を認識したが、聞き取った言い分に差がありすぎて他の脈のように集約できず、最大公約数的にこの脈の位置にせざるを得なかったのである。仮にこの案が事実に近い案だとすれば、**現代医学よりもはるかに高い医学水準であったと認識せざるを得ない**。そして時代が過ぎ多くの医家達の思惟と錯誤を経たものを、滑伯仁がまとめて現在に伝わっているのである（図 3-38 参照）。

愚解頭部膽経脈

十四経発揮流注は、頭部膽経脈二十一穴を上手くライン化した脈であるが、よく見ると**完骨**→**本神**に向かうラインに無理があるので、**陽白**から**風池**に向かう外側脈と、耳周辺を流注する内側に大きく分けた方がすっきりとする。そしてこのように整理した図と生理から、前頁の愚解図をみれば**硬膜静脈洞**に大変よく似ていることに気付いた。『解剖書』で「**硬膜静脈洞**は頭蓋内部の静脈血の大半を、硬膜静脈動の中をＳ状静脈洞に向かい、内頚静脈から心臓へと還流する」と書かれている。これより愚木は

1，外周的に**瞳子髎**から**陽白**を経て**風池**
2，中周的に**瞳子髎**から**本神**を経て**風池**
3，内周的に**瞳子髎**から**顴髎**を経て**風池**

の３ラインにまとめた。

以上不十分な説明ではあるが、読者の知識で補い理解して、臨床で愚説の真偽を確認し、異なる見解は発表して訂正していただきたい（図 3-37, 39 参照）。

「下頚．合缺盆．」

本経脈が「循頚行手少陽之前．到肩上．却交出手少陽之後．入缺盆」と缺盆に降りている。つまり第１支脈は、頭部膽経脈の**風池**、**缺盆**を継いで胸部から腹部に到り、第２支脈は、腋下から胸脇へ到る。頚部膽経脈は**翳風**、**天牖**間の小

腸経脈と三焦経脈の間を下がる。

『十四経発揮』では「風池より**肩井**、**大椎**、大杼、乗風、天髎、肩髎を経て、後方の背部側から**缺盆**に入る」と異なる見解を述べている。

「以下胸中.」

缺盆から**天池**を経て**期門**へ下がる。第1支脈が**天池**を経て膈を貫く流注は、臨床的に自律神経失調症の方が訴える心悸亢進症の裏付けになる。この理由を生理学的には「血糖値の変化あるいはアドレナリンの分泌異常から発症する」となるのだろうが、経脈的には「頭部から降りてきた膽経脈が、**膻中**と並列に位置する**天池**で、心包経脈と交わることから発症する」となる。

「貫膈.　絡肝.」

天池から膈を貫き肝臓を絡う。肝臓は膽囊を携え横膈膜直下に位置する実質器官である。東洋医学での肝膽の臟腑生理は、**物質の有無を問わず、摂取したすべてのモノを異化させる代謝作用**である。そして内に相火を含有し、筋肉の硬軟で表現される。また木気の条達性ゆえに内から外への拡散を好むことから、木象の臟腑は陽臟なのである。

「屬膽.」

肝臓の下面に位置する長さ7〜10cmほどのナスに似た袋状の囊を膽囊といい、肝臓で作られた膽汁が総肝管から膽囊管を経て入れられる。消化液である以外にヘモグロビンの分解産物を排泄している。

東洋医学ではこの膽腑を「肝臓七葉、小短葉の間に在りて懸瓠の如く、精汁（水穀の濁を受けず、清らかな精汁）を三合内に含む」という。この腑は中空器官ではなく実質器官でありながら、陽臟の肝臓に対し常に陰的に

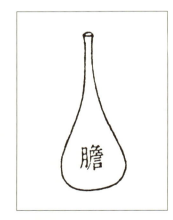

図3-40　膽腑図

作用することから、奇恒の腑に入れて解釈している。膽は中正の官と呼ばれ、身体のバランサー的役割を果たしている。それは身体の陰陽である上下、表裏、左右の恒常性の維持であり、少陽は膜の厚薄を調整するという生理により内外表裏の間に位置し、水を出入させて体温の微調節をする。小刻みに絶えず微調節をする動きから少陽（小陽）と呼ばれるのである。

「循脇裏．出氣街．」

　脇裏を行き**気衝**に出る実際の脈道は、どこを通って気衝に出るのだろうか。第2支脈が側胸部を通って**環跳**に出るのであるから、おそらく肋骨に沿うように**章門**に出て**気衝**に出るのであろう。

「繞毛際．横入髀厭中．」

　衝門、**気衝**から陰毛際を通り、寛骨と大腿骨大転子の間隙に位置する**環跳**に到る。

「其直者．從缺盆．下腋．」

　第2支脈は**缺盆**から、肩関節反対側の液下中央に位置する**極泉**に出る流注である。第1支脈が心包経脈の**天池**、第2支脈が心経脈の**極泉**と、膽経脈が相火・君火を主る両経脈と胸膜で絡(らく)すことは、両火による胸中内温度を、胸膜の厚薄調節で管理するためである。また頭部の脳膜・胸部の胸膜・腹部の腹膜と、各部の膜の厚薄調節が、同一経気を有す少陽二経脈により行われ、その調整命令を出す心経脈と腋窩でリンクしているのである。

「循胸．過季脇．下合髀厭中．」

　『十四経発揮』では「**極泉**から**淵腋**、**輒筋**、**日月**を経て**京門**に到る」と述べている。また『現代の教科書』の経穴分類で膽経脈は「**日月、京門**」、肝経脈は「**章門、期門**」となっているが、これら脇肋部の募穴分類法則が愚木は見つけられない。よってご批判を覚悟して分類を試みる。

『銅人経』『鍼灸大成』『類経図翼』は"日月、京門"・"章門、期門"で分けている。

『甲乙経』『鍼灸資生経』は"日月、期門"・"章門、京門"で分けている。

まとめると

- 経脈としての流注で膽経脈は"日月、京門"、肝経脈は"章門、期門"
- 解剖的な縦の区切りでは"日月、期門"・"章門、京門"
 になっているが、
- 愚案は生理的な区切りで膽経脈は"日月"、肝経脈は"京門、章門、期門"として、陰経三募穴を一経脈で統括した。

『十四経発揮』は膽経脈を淵腋、輒筋から日月、京門、帯脈に経由させているが『霊枢 経脈論』は特に明記せず

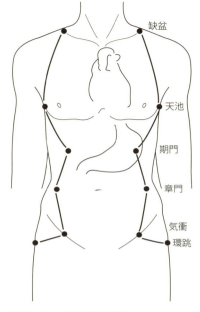

図3-41　体幹膽経脈図

ず「過季脇」としか述べていない。愚木は横膈膜の走行に沿うように、日月→帯脈→五枢→維道→居髎→環跳とした。

また日月、期門の位置は『現代の教科書』では「第9肋軟骨先端」となっているが、東洋医学生理でも臨床でも「第8肋軟骨先端」であろう。それは少陽膽経脈が膜の厚薄調整にかかわるのであり、肝経脈はモノの異化代謝を携わるのであるから、横隔膜に連動するように動く浮遊肋骨が始まる、第8肋骨の方が理に適う。さらに成数の8は肝、9は肺である。そして鍼の響きも第9肋軟骨先端よりは、第8肋軟骨先端の方が肝兪に響く。いずれにしても第2支脈は上述した経路をたどり、環跳で第1支脈と合流する」

「以下循髀陽．」

『十四経発揮』に「居髎→上髎→中髎→長強に到り、上髎は膽経脈、膀胱経脈、中髎は膽経脈、腎経脈、長強は膽経脈、腎経脈、督脈経とリンクする」と述

べられている。

「出膝外廉．」

環跳から臀部中央諸穴を行う流注と、大腿側部を下がる流注に分かれ、大腿筋膜張筋、大腿直筋等の間隙に沿うように、膝関節外側を経て腓骨頭際にある**陽陵泉**に出る。

「下外輔骨之前．直下抵絶骨之端．下出外踝之前．」

腓骨伸筋群に沿うように外踝を経て踵骨に到る。下腿部膽経脈は小刻みに動く生理のために、常に相火により焦がされているので、骨上で乾いている状態を正常とする。

「循足跗上．入小指次指之間．」

踵骨から距骨、立方骨、中足骨、指骨と、各関節部に経穴を配しながら指端に向かい、膀胱経脈が流注する小指内側の第3、第4指間を流注する。それは膜から浸透させた水気を、この部で併走する膀胱経脈に吸収させるためである。

「其支者．別跗上．入大指之間．循大指岐骨内．出其端．」

第3支脈が分かれる跗上を『十四経発揮』では「自足跗上臨泣跗行入大指」と述べている。これは木経の肝経脈にリンクするには、同気が多い木穴の**臨泣**が最良だからである。そして「大指岐骨内」は第2中足骨で、その内側を通って第1末節骨に到る。

足背は足関節から足背に向かい胃経脈が縦に走行し、膽経第3支脈が第4、第5指から、第1、第2指に向けて横に横断する。解剖学的に足底アーチと呼ばれる足弓は、リスフラン関節や足底腱膜等により構成されるが、東洋医学的には膽経第3支脈の緊張と弛緩により作られる。

「還貫爪甲．出三毛．」

　陰経脈は指の末端から体幹に向かい走行するが、この時点での経脈ベクトルは、体幹から指先に向いているので反転する必要がある。つまり足少陽胆経第3支脈が反転し、指先から体幹に方向が転換することを「還」という句で表している。そして第1指内側より足厥陰肝経脈となる。

■ 十五絡脈

『霊枢　経脈篇』

足少陽之別．名曰光明．去踝上五寸．別走厥陰．並経下．

　▶▶足の少陽の別脈を「光明」という。この脈は腓骨外髁より上方五寸（約15cm）にある**光明**から発し、ここより別れて厥陰と連絡し、厥陰経脈と並行して下行し足を絡す。

『素問　皮部論』

少陽之陽．名曰枢杼（一作持）．視其部中有浮絡者．皆少陽之絡也．
絡盛則入客于経．

　▶▶手足の少陽脈が流注する皮膚に病状がある場合を、別名「枢持」という。そしてその部位に絡脈が浮いて見えれば、皆少陽の絡病である。邪気が絡脈に侵入したと判断すればよい。

■ 経別

『霊枢　経別篇』

足少陽之正．繞髀．入毛際．合于厥陰．別者．入季脇之間．循胸裏．属胆．
散之上肝．貫心．
以上挟咽．出頤頷中．散于面．繋目系．合少陽于外眥背也．

　▶▶足の少陽の別行する正経は、本経脈と別れて内股を行き陰毛際より足厥陰経脈と合流する。胸脇の間から胸の裏を行き胆嚢に属して肝臓に散ず。そしてさらに上行して心臓を貫き、咽喉を挟んで頤頷の中に出て面に散じ目系統に繋がり外眥で足少陽経脈と合流する。

■ 経筋

『霊枢・経筋篇』

足少陽之筋．起于小指次指之上．結于外踝．上循外廉．結于膝外廉．其支者．
別起于外輔骨．上走髀．前者結于伏兎．後者結于尻．
其直者．上乗季脇．上走腋前廉．繋于膺乳．結于缺盆．
直者．上出腋．貫缺盆．出太陽之前．循耳後．上額角．交巓上．下走頷．
上結于．其支者．結于目外眥．為外維．
治在燔鍼劫刺．以知為数．以痛為輸．名曰孟春痺．

▶▶足の少陽の経筋は、足小指の隣の指外側の爪の角より発して腓骨外髁に集結し、腓骨に沿い上行し膝関節外側を経て腓骨頭際に集結する。そしてこの部より股関節に向けて上行するが、この時前方は**伏兎**に集結し後方は臀部に集結する。直行する経筋脈は胸脇に上がり、腋の前方の胸部乳房周辺に繋がり**缺盆**に集結する。直行する経筋脈は腋に出て**缺盆**を貫き足太陽脈の前に出て、耳後方から額角を経て巓に上がる。そして頷に下り再び上がって巓に集結する。別脈は目の外眥で集結して外維をなす。

病状は経筋脈が走行する部位の引きつることが主になるが、これを治療するには燔鍼を用いて速刺・速抜して、効果が現れれば宜しとする。痛点が治穴である。これは旧暦の正月頃に発症しやすく「孟春痺」という。

12 足厥陰肝経之脈

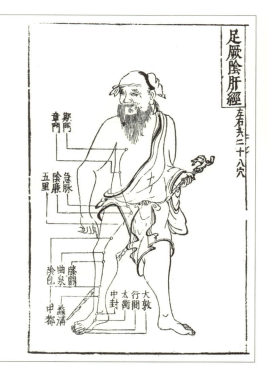

『霊枢 経脈論』に
「肝足厥陰之脈．起于大指叢毛之際．上循足跗上廉．去内踝一寸．
上踝八寸．交出太陰之後．上䐴内廉．循股陰．入毛中．過陰器．抵小腹．
挾胃．屬肝．絡膽．
上貫膈．布脇肋．循喉嚨之後．上入頏顙．連目系．上出額．與督脉會于巓．
（一云．其支者．從小腹．与太陰少陽．結於腰．夾脊．下第三第四骨孔中．）
其支者．從目系．下頰裏．環脣内．
其支者．復從肝別．貫膈．上注肺．」
とその本経流注が記されている。

「肝足厥陰之脉．」

足厥陰肝経脈二十六穴は多血少気の経脈で、手厥陰心包経脈と脈気を同じくし

て陰血が多く、収斂を宜しとする脈である。

「起于大指叢毛之際.」

　足第1指末端**太敦**より体幹に向けて上行する。経脈は通常動脈に沿い流行するが、人間が直立歩行したことで、下半身からの還流が重力のため減弱したことにより、構造上進化した静脈系に沿うように、足厥陰肝経脈は走行する。
　静脈が還流するためには
　1. 胸腔内陰圧化　2. 心室の吸引作用　3. 筋ポンプ伴行動脈拍動の補力
　4. 還流防止弁の作用
とされているが、この西洋医学生理は、東洋医学生理の肝臓・肝経脈を理解するうえでも大変重要である。肝経脈は下腿部では脛骨上を流注した後、静脈系とリンパ系に沿い流注し、主血臓器の肝臓を源にする脈でさまざまな生理を担っている。そしてこのことは
　1. 陰気が多く収斂する脈気である。
　2. モノの緊張と弛緩を主る。
　3. 身体の動き一切を主る働き。
と集約することができる。

「上循足跗上廉.」

　太敦から足背静脈弓を経て大伏在静脈、大腿静脈の走行に沿い上行する。このため経脈の流注上でみられる足背動脈の拍動は**太衝**でしかみられない。

「去内踝一寸. 上踝八寸. 交出太陰之後.」

　太衝から脛骨と距骨の関節で前脛骨筋、下伸筋支帯の間隙、およそ内果から**太衝**に向けて一寸 (3.3cm) に**中封**を配し、さらにそこより上方八寸の位置にある**中都**に向かい、足太陰脾経脈と足少陰腎経脈の間を流注する。

「上膕内廉.」

　曲泉について『十四経発揮和解』では「**陰谷**穴の上にある筋を大筋として目安に探れば、またその上に大筋あり、その下の小筋の上に在る」と述べている。これは股関節の伸展に関する三筋腱（大腿二頭筋腱、半腱様筋腱、半膜様筋腱）の内側を指す。

「循股陰．入毛中．過陰器．」

　曲泉から大伏在静脈、大腿静脈の走行に沿って大腿内側を上行し、陰部生殖器に入り支配する。これは肝経脈が大脳辺縁系から大脳皮質に到って終わるが、衝撃的な性行動を起こし自制が効かなくなったり、逆に自制により自らでコントロールできるのは、この経脈が生殖器と大脳を連絡しているためである。一般に官能という言葉は性的感覚に訴えるときに使われるが、東洋医学で置き直すと肝経脈が脳に繋がる**肝脳**となる。

「抵小腹．」

　生殖器を循った後**曲骨**、関元から章門に出る。愚木は肝経脈が**京門、章門、期門**の各募穴を配しながら、胃を挟んで肝臓に到ると理解した。それは身体生理で三陰経脈は常に連動して動き、一経・一臓だけが単独で動くことはないので、一度に調節を行うために**異化代謝する**肝経脈に、三募穴を配す方が、生理的にも合理的であると理解したためである。このことから『十四経発揮』に「**章門に出る**」としているのは「先ず**京門**に出て、後に**章門**に出る」とする。

「挾胃．」

　挾胃とは**木が土を剋す**五行の具象として、肝経脈の状況は直ちに左右の肝経脈により挟まれている、胃腑の消化状況に影響を与えることを指す。

「屬肝.」

東洋医学で肝臓は第9椎に付着して左三葉、右四葉の七葉をなし、七情を管理している。西洋医学でも代謝を担う臓器で、人体で最も高温の臓器と証明されるように、常に相火をたぎらせてモノの化を行っている。

人は七つの感情の組み合わせによって感情表現をしているが、これは他動物にはない特殊な表現行動で、その感情は肝臓が主っている。古人は形の有無を問わず、動くことによるモノの化はすべて肝臓が担うとした。つま

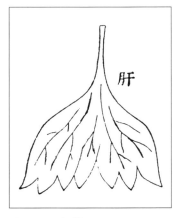

図3-42　肝臓図

り目から得た情報は心臓が判断し、まず肝臓が感情として動き、表現させる生理を認めたのである。肝臓の働きは常に心の命令により動くか、動かないか、例えると**吹くか、吹かないかの風**をモチーフにして考えている。

「絡膽.」

その肝臓と表裏関係にある膽腑は、肝細胞から分泌される胆汁を濃縮、貯蔵して活用するという生理に加え、**肝相火の余熱により膜の調節を小刻みに行う**という作用も行っている。

「上貫膈.　布脇肋.」

期門より**食竇**と**大包**との間から脇肋全体に散布し、**淵液**、**雲門**、**中府**に入る。

「循喉嚨之後.　上入頏顙.　連目系.」

中府から**缺盆**を経て甲状軟骨外方、咽頭部胃経の外側に沿い逆上するように、**大迎**、**地倉**、**四白**と胃経脈とは反対のベクトルで目に到る。これは目疾の治病で**肝・胃が共に血蔵して作る臓腑関係にある**ということから、いずれの臓腑が病んでもその様子は目に反されるのである。具体的には食後、妊娠時、貧血時等で視

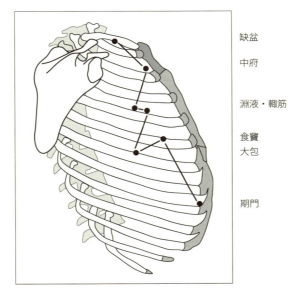

図3-43　側胸部肝経脈図

力視野が低下するという現象から証明される。また逆に目を使いすぎると、肝胃の臓腑が作る血に影響が出るという事実は、臨床では不可欠な情報である。

「上出額．與督脉會于巔．」

一般的な教科書には「目より膽経脈に沿って**百会**に到り、左右の経脈が一つになる」と書かれているが、このような表在的な流注ではなく
  1. 肝経脈は生殖器という本能行動をする器官と、大脳をつなぐ経脈である。
  2. 脳が身体で最も多量の血を消費する器官である。

という生理から、**目より内向して内頚動脈に沿い、脳幹中央の大脳辺縁系から連合野を経て頭頂部に到る**のではないだろうか。

「其支者．從目系．下頰裏．環脣内．」

目から巔に上がる流注とは逆に、顔系の裏を通り口唇内に出て、第2支脈において左右の経脈が一つになる。

「其支者．復從肝別．貫膈．上注肺．」

　肝臓から分かれた左右の第3支脈が膈を貫き、左右の肺臓に到って十二経脈が終環する。そして昼夜五十周営気が十二経脈を行るのである。

■ 十五絡脈

『霊枢　経脈篇』

足厥陰之別．名曰蠡溝．去内踝上五寸．別走少陽．
其別者．経脛．上睾．結于茎．

>> 足の厥陰の別脈を「蠡溝」という。この脈は脛骨内踝り五寸（約15cm）にある**蠡溝**から発し、ここより別れて少陽と連絡する。
>> その別脈は脛骨から睾丸に上がり陰茎に集結する。

■ 経別

『霊枢　経別篇』

足厥陰之正．別上．上至毛際．合于少陽与別俱行．此為二合．

>> 足の厥陰の別行する正経は、本経脈と別れて上行し陰毛際に到る。足少陽経脈と合流して上行する。この足厥陰経脈と足少陽経脈の表裏する組み合わせを二合と称する。

■ 経筋

『霊枢　経筋篇』

足厥陰之筋．起于大指之上．上結于内踝之前．上循脛．上結内輔之下．
上循陰股．結于陰器．絡諸筋．
其病転筋者．治在燔鍼劫刺．以知為数．以痛為輸．名曰季秋痺也．

>> 足の厥陰の経筋は、足大指外側の爪の角より発して上行し、脛骨内側踝前方に集結する。脛骨に沿い上行して膝関節内側・下方に集結する。大腿内側を上行して陰器に集結して他の経筋脈と絡す。
>> 病状は経筋脈が走行する部位の引きつることが主になるが、これを治療するには燔鍼を用いて速刺・速抜して、効果が現れれば宜しとする。痛点が治穴である。これは旧暦の9月頃に発症しやすく「季秋痺」という。

第4章

経脈論・奇経門

これまで**正経脈の胃気の流れ**について愚考してきた。重複するが、身体は外部より生命維持に必要なモノを摂取し、代謝・還元して不必要になったモノを排泄する。これは天地自然の降雨と蒸散の大循環を、身体という限られた空間に置き直し、口鼻から摂取して二便に代表される方法により排泄する、小循環が正しく行われる限り人は病むことはないとする論理が、東洋医学の基本的スタンスである。その小循環において**水が流れるところを十二経絡**とし、その流れが円滑に流れるようにサポートする脈を**奇経八脈**として、古典は展開している。

　奇経脈の語句の起源は『内経』には記載されておらず、『難経』において初めて述べられている。その後滑伯仁の『十四経発揮』、李時珍の『奇経八脈考』で、四大古典に散見している奇経脈の流注、生理、病症がまとめられ現在に到る。

1　細胞膜

　身体は七割以上が水気で構成されているが、この水気は細胞膜により細胞という最小単位に区切られて集合し、組織・器官・各器官の結合により高次機能が可能となって、円滑な生命活動が営まれている。逆に生命活動における高次機能は、各器官・組織が単独で営まれるのではなく、無意識に各器官が抑制・促進されて、身体各部で連絡、統率、調和機能が作用し一定状態が維持される。

　身体は三層の細胞膜（厚さ 75~100Å、タンパク質とリン脂質から作られ、一層の明層を挟む二層の暗層からなる）により覆われているため、体外から飲食や呼吸等の必要なモノを取り込むには、必ずこの細胞膜を通さなければならない。すなわち膜の機能を管理することで、モノの取捨選択ができるのである。**西洋医学では**膜の浸透調節は、自律神経系による神経性調節と、ホルモン等種々の体液成分によるものとし、**東洋医学では**奇経八脈による膜の浸透調節と認識している。

　『奇経八脈考』に「転相灌漑．内温臓腑．外濡腠理．」（正経とともに常に身体の水気の流れが正しく行われ、不足して渇くことがないように作用する。そして内の臓腑は体温が均衡して過不足がなく正常に機能し、外表は腠理が適切に開いて汗による湿潤も適度になる）とあり、『難経』に「聖人圖設溝渠．通利水道．以備不然．天雨降下．溝渠溢満．當此之時．霧霈妄行．聖人不能復圖也．此絡脉

滿溢諸經.」（体内の小循環を流行する水が溢れることがなく正しく循環されるためには…）と述べている。ゆえに**奇経脈は生体を維持するために、細胞膜に働きかけて恒常性を維持する脈**と愚解した。

2　概略

八脈を「任脈、衝脈は督脈の別名」とあることから一つに集約し、**膜の浸透性**という観点から維脈、蹻脈、監督脈、帯脈の四脈に分類して愚考する。

1　維脈

維脈は**足少陽経脈**と**足少陰経脈**の**膏**と**水**を主る経脈に沿うように流注する。維を**カタメル**と解す人もいるが、少陽相火と類似した作用をなす**陽維脈**と、少陰腎水と類似した作用をなす**陰維脈**である。

2　蹻脈

陽蹻脈は**足太陽経脈**の別脈、陰蹻脈は**足少陰経脈**の別脈である。この二脈は共に踵骨を起点として**晴明**に到る。蹻は**ワタリユク**流れである。膜伝導に対し流れを促進する**陽蹻脈**と抑制する**陰蹻脈**である。

3　監督脈

「身体の前方・後方・体幹内の三方を流れる経脈は、すべて督脈の支配下にある」と古書で述べられているように、維脈や蹻脈のようにモノの補給、膜の調節といった直接関与ではなく、円滑に作用するための統括をする間接関与をなす。

4　帯脈

帯は連帯を現わす。二十七経脈の中で唯一身体を横に走行する経脈である。細胞間、組織間、各器官が連帯して機能するように横の連絡を密にする機能である。

3 維脈概論

　生体の膜維持にかかわる脈で陰陽二経ある。

　細胞は生ある限り常に外界からモノを取り込み、不必要なモノを外界に排泄することにより、細胞内の物質組成の恒常を維持している。そしてモノを直接出入りさせる膜の透過性は、モノを溶媒の水に溶かして、細胞内代謝を活動的にして肥大弛緩させるか、代謝により溶媒の水に溶けている不用物を排泄して、細胞内代謝を非活動的にして、痩身収縮させるかに大別される。

　この膜透過は各細胞の単独意志で行われるのではなく、統一の規律により行われ、これを西洋医学はホルモンや自律神経、あるいはモノの溶解率、電解質、分子の大きさ等で説明しているが、東洋医学では膜の透過性を、陰陽の維脈で説明している。

　愚木はそれを「外界と体内を隔てる**皮膚という膜が水に浮いた**のを見た時」に**膜は水に溶けない**ということに気付いたが、ともかく古人は「水に溶けず燃焼し、モノを通す・通さない性格を有す膜により身体が作られている」ことを発見した。

　この気付きは『素問　陰陽應象大論』以後の『素問　陰陽離合論』で述べられている「水体である身体に溶けるのか溶けないのか、陰体である身体で陽気は如何にして作られるのか」等、陰陽論の展開を飛躍的に向上解決させたのである。その代謝生理を担う脈が陰陽の維脈である。

　越人は『難経　二十八難』で「陽維陰維者．維絡于身．溢畜不能環流灌溉諸經者也．」（細胞内から溢れ蓄えることができなくなった場合、それらを調えて再び細胞内外のモノの出入を元に戻し、十二正経脈の流れが、正しく循環できるように働く脈である）と述べている。

　これゆえに陽維は諸陽の会（陽維脈はモノを異化させる方向に作用する陽経、陽腑の会）に起こり、陰維は諸陰の会（陰維脈はモノを同化させる方向に作用する陰経、陰臓の会）に起こる。

　この維脈生理が正しく機能しなければ「悵然失志」（腎が宿す志という意識（気）がなくなり恍惚として屍同様になる）「溶溶不能自収持」（細胞膜が正しく機能されないためにモノが溶け出し、形の維持できなくなる）と述べている。このように**維脈は、身体の形を正しく維持するために機能する脈**である。

■ 流注

陽維脈

『奇経八脈考』では陽維脈を
「陽維起於諸陽之会．其脈発於足太陽金門．在足外踝下一寸五分．
上外踝七寸会足少陽於陽交．為陽維之郄循膝外廉．上髀厭．抵少腹側．
会足少陽於居髎．循胸肋．
斜上肘上．会手陽明．手足太陽臂臑．過肩前．与手少陽於臑会．
天髎却手足少陽．足陽明於肩井．
入肩後．会手太陽．陽蹻於臑俞．上循耳後．会手足少陽風池．上脳空．承霊．
正営．目窓．臨泣．下額与手足少陽．陽明．五脈会於陽白．循頭．
入耳上至本神而止．凡三十二穴．」
と述べている。

この陽維脈の流注を経穴で追うと
**金門．申脈．陽交．環跳．居髎．臑俞．
臂臑．臑会．天髎．肩井．風池．脳空．
承霊．正営．目窓．臨泣．陽白．本神**となる。

（岡本一抱子は**大椎**を加える。滑伯仁は**瘂門．風府**を加える）

この流注からも理解できるように膀胱経脈、膽経脈、大腸経脈、少陽経脈、三焦経脈、陽蹻脈、帯脈と胃経を除く陽経脈に会して交会している。

このうち膽経脈の流注が多数占めることからも、この脈が膜の浸透性に関与し、少陽相火と類似した作用をなすと同時に、**モノの異化に関わる脈**であることが分かる。

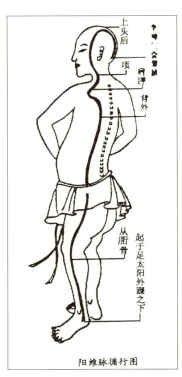

図4－1　陽維脈図

陰維脈

『奇経八脈考』では陰維脈を

「陰維起於諸陰之交．其脈発於足少陰築濱．為陰維之郄．在内踝上五寸腨内分中．上循股内廉．上行入小腹．会足太陽．厥陰．少陰．陽明於府舎．上会足太陰於大黄．腹哀．循脇肋会足厥陰於期門．上胸膈挟咽．与任脈会天突．廉泉．上至頂前而終．凡十四穴．」

と述べている。

この維脈の流注を経穴で追うと

築賓．腹哀．大横．府舎．期門．天突．廉泉となる。

この脈も陽維脈同様、足三陰経脈、任脈と流注し、手三陰経脈においても**期門**から**天突**に向かう。そして経絡においても胸部を斜走して陰経脈と交会する。これは陽維脈とは異なり、モノの同化においてどの臓腑も除くことが不可能だからである。これからもこの脈が**モノの同化に関わる脈**であることが分かる。

■ 病症

『難経　二十九難』の「陽維為病．苦寒熱」は、**モノの異化を促す作用をなす脈**が病むのであるから、細胞内代謝が影響を受け、温度が産生されないことにより発生する。また足少陽経脈に沿い流注するので、少陽相火の影響も受けて「寒熱往来」が起こる。

「陰維為病．苦心痛」は、**モノの同化に関わる脈**の病症である。モノを作り蔵する陰臓に携わるのであるから、これらにより作られるモノの総量や質に関して、その時々の容量を越えて作られる場合や、容量に足らず作られない場合は、それを一元管理している心主に負担がかかる。つまりモノが多くても少なくても、心主は常に臓に対し

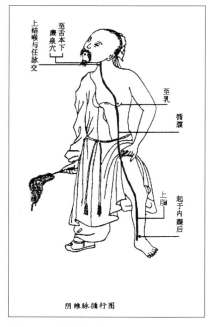

図4－2　陰維脈図

て、胃気の調節をなすように作用しているのであるから、そのサポートをする陰維脈の病症に「心痛」があるのは当然なのである。

『脈経』の
「寸口脈従少陰斜至太陽．是陽維脈也．
動苦肌肉痺痒．皮膚痛．下部不仁．汗出而寒．又苦癲仆羊鳴．手足相引．
甚者失音不能言．宣客主人取．又曰．
寸口脈従少陰斜至厥陰．是陰維脈也．
動苦癲癇儒仆羊鳴．又苦儒仆失音．肌肉痺痒．応時自発汗出．
悪風身洗洗然也．取陽白．金門．僕参．」
について、李時珍は「**王叔和**は癲癇を維脈の病とし、**霊枢**は蹻脈の病として位置付けて、意は異なっているようであるが同じことである」と述べている。

『維脉』古典抜粋
『素問 刺腰痛論』
「陽維之脉．令人腰痛．痛上怫然腫．刺陽維之脉．脉與太陽合腨下間．去地一尺所．
飛陽之脉．令人腰痛．痛上拂拂然．甚則悲以恐．刺飛陽之脉．在内踝上五寸．少陰之前．
與陰維之會．」

『素問 陰陽類論』
「三陽爲經．二陽爲維．一陽爲游部．此知五藏終始．三陽爲表．二陰爲裏．一陰至絶作朔晦．
却具合以正其理．」

『難経 二十八難曰』
「陽維陰維者．維絡于身．溢畜不能環流灌漑諸經者也．故陽維．起於諸陽會也．陰維．
起於諸陰交也．」

『難経 二十九難曰』
「奇經之爲病．何如．然．
陽維維於陽．陰維維於陰．陽維不能自相維．則悵然失志．溶溶不能自收持．
陽維爲病．苦寒熱．
陰維爲病．苦心痛．」

4 蹻脈概論

生体の膜伝導にかかわる脈で陰陽二経ある。
西洋医学は膜伝導を「感覚刺激に対して受容細胞が興奮して膜全体に電気的変

化が生じ、接続する神経細胞や筋細胞に伝える」と興奮説で述べているが、古人はこの生理を蹻脈で説明している。

『霊枢』は『素問』と異なって章単位に主題があり、編集されている書物である。すなわち営気の流れのテーマで書かれている章『五十営篇』『営気篇』『脈度篇』『営衛生会篇』の中の『脈度篇』に蹻脈が詳しく述べられているということは、蹻脈が営気の流れに関する脈ということになる。そして陽蹻脈は足太陽膀胱経の別脈、陰蹻脈は足少陰腎経の別脈をなすとは、蹻脈が身体の一切の水（営衛両気）の流れを管理する水経の別脈といえる。さらに『営衛生会篇』には、一日の営気の流れとして陰陽の蹻脈は晴明で交会するとある。これは行動の活動と停止が、朝目が開いて起きて動き、夜目を閉じて眠る目の開閉と蹻脈が連動するということである。まとめると

■ 陽の時間帯の衛気（水）を管理する足太陽経脈と、その流れをコントロールする陽蹻脈
■ 陰の時間帯の営気（水）を管理する足少陰経脈と、その流れをコントロールする陰蹻脈

となる。

これらから**蹻脈は陰陽昼夜に分かれてそれぞれの水気（営気・衛気）の流れ、伝導、水の波紋状況を管理する脈**と愚解する。これは「一つの細胞膜に起こった刺激が膜全体に広がる」「一カ所で起こった刺激が波紋のように広がる」という生理学の興奮伝導と符合する。

■ 流注

陽蹻脈

『奇経八脈考』では陽蹻脈を
「足太陽別脈．其脈起於跟中．
出於外踝下足太陽申脈．
当踝後繞跟以僕参為本．上外踝上三寸．
似附陽為郄．直上循股外廉．循肋後髀．

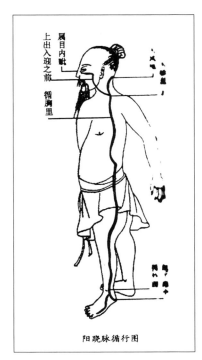

図4－3　陽蹻脈図

上会手太陽. 陽維於臑腧.
上行肩髆外廉. 会手陽明於巨骨. 会手陽明少陽於肩髃. 上人迎挟口吻.
会手足陽明. 任脈於地倉. 同足陽明上而行巨髎.
復会任脈於承泣. 至目内眦. 与手足太陽. 足陽明. 陰蹻. 五脈会晴明.
従晴明上行入髪際. 下耳後. 入風池而経. 凡二十二穴.」
と述べている。

この陽蹻脈の流注を経穴で追うと
**申脈. 僕参. 附陽. 陽交. 環跳. 居髎. 維道. 五枢. 章門. 臑腧.
肩髃. 巨骨. 人迎. 地倉. 巨髎. 承泣. 四白. 晴明. 風池**となる。
『学書』に「**申脈**為本とせず**僕参**為本とするのは、跟中申脈において起こった陽蹻脈の気が確かな流れになり、血気が盛んに流行するので**僕参**とする」とある。一般に陽蹻脈は**申脈**を主穴とするが、**僕参**を主穴としてもよい。すなわち**陽蹻脈は足太陽経脈に沿って流注し、昼間の衛気の流れを調える脈**である。

陰蹻脈

『奇経八脈考』では陰蹻脈を
「足少陰別脈. 其脈起於跟中.
足少陰然谷之後.
同足少陰循内踝下照海.
上内踝之上二寸以交信之郄.
直上循陰股入陰. 上循胸裏入缺盆.
上出入迎之前. 致咽嚨. 交貫衝脈入
内廉. 上行属目内眥. 与手足太陽.
足陽明. 陽蹻五脈. 会於晴明而上行.
凡八穴.」
と述べている。

この陰蹻脈の流注を経穴で追うと
**然谷. 太谿. 大鐘. 照海. 水泉. 復溜.
交信. 三陰交. 築賓. 陰谷. 横骨. 肓兪**

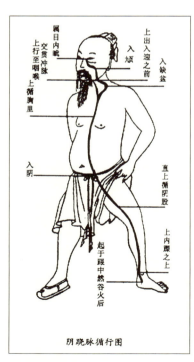

図4-4　陰蹻脈図

幽門．歩廊．兪府．天突．地倉．晴明となる。

『学書』に「陰蹻脈の始まりは**然谷**か」という問いに対し、岡本一抱子は「蹻脈は跟骨の内外に起こるが未だ脈気が明らかでないゆえに、**然谷**と言わず**然谷の後**と言い、**照海**で脈気が明らかにされるので**照海**を行る」と明確に述べている。一般に陰蹻脈の主穴を照海とするのはこの理由による。**すなわち陰蹻脈は足少陰経脈に沿って流注し、夜間の営気の流れをを調える脈**である。

■ 病症

『難経 二十九難』の「陰蹻為病陽緩而陰急．陽蹻為病陰緩而陽急．」は「営気に関わる陰蹻脈が病んだ場合は、営陰気が虚し熱化して陰陽の均衡が崩れ、足太陽経脈を中心に外側が引きつるようになる。さらに足少陰経脈を中心に内側が弛緩する。」と訳す。

『脈経』の

- ■「癲癇瘈瘲．不知所苦」は、陰陽の蹻脈が目に到り、営衛が調わず脈の正常な生理活動ができないことによって発症する。

- ■「寸口脈前部左右弾者陽蹻也．動苦腰背痛又癲癇．僵仆羊鳴．悪風偏枯．痩痺．身体強」は、陽脈の流注が乱れて衛気が調わないので、身体を動かせば腰背が痛み苦しむ。また衛気が調わないために羊が鳴くようにうめいて癲癇が卒かに発し、半身不随のように身体が痺れ強直する。これらは衛気の動きを中心に治病する。

- ■「寸口脈後部左右弾者．陰蹻也．動苦癲癇．寒熱．皮膚淫痺．又為少腹痛．裏急．腰髖髎下相連．陰中痛．男子陰女子漏下不止．」の寒熱は、少陽病の寒熱往来とは異なり、営気が調わないことにより生じる寒熱で場所は特定されない。皮膚の営気が調わなければ淫（ただれ）、痺（しびれ）る。流注する少腹や腰及髖髎に症状が出現し、男性では性器疾患（疝）、女子では子宮疾患（漏下）を見る。これらは営気の動きを中心に治病する。

『蹻脉』古典抜粋

『霊枢 經筋篇』

「足少陽之筋．起于小指次指．上結外踝．上循脛外廉．結于膝外廉．並蹻脉而行．」

『霊枢 脉度篇』

「黄帝曰．蹻脉安起安止．何氣榮水．

岐伯荅曰．蹻脉者．少陰之別．起于然骨之後．上内踝之上．直上循陰股．入陰．上循胸裏．

入缺盆．上出人迎之前．入頄．屬目内眥．合于太陽陽蹻而上行．氣并相還．則爲濡目．氣不榮．則目不合．

　黃帝曰．氣獨行五藏．不榮六府．何也．

　岐伯荅曰．氣之不得無行也．如水之流．如日月之行不休．故陰脉榮其藏．陽脉榮其府．如環之無端．莫知其紀．終而復始．其流溢之氣．内漑藏府．外濡腠理．

　黃帝曰．蹻脉有陰陽．何脉當其數．

　岐伯荅曰．男子數其陽．女子數其陰．當數者爲經．其不當數者爲絡也．」

『難経　二十三難』
「人兩足蹻脉．從足至目．長七尺五寸．二七一丈四尺．二五一尺．合一丈五尺．」

『難経　二十八難』
「陽蹻脉者．起於跟中．循外踝．上行入風池．」
「陰蹻脉者．亦起於跟中．循内踝上行至咽喉．交貫衝脉．」

『難経　二十九難』
「陰蹻爲病．陽緩而陰急．陽蹻爲病．陰緩而陽急．」

5　監督脈概論

　生体の膜を監督する脈で督脈、任脈、衝脈の三脈ある。

　身体内の細胞は決して単独で作用するのではなく、集合して組織や器官になって身体機能として作用する。このような単独ではなく集合して作用し、さらにその集合したことで新たに別の働きが生じると考えることを全体論思想と呼ぶ。これは医学だけでなく哲学、宗教学等の倫理学も同様の思想で展開される。

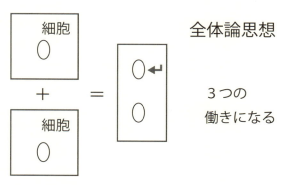

図4-5　全体論思想

そして東洋医学の全体論思想は**広義の三焦論**で「分けられない身体を理解するためにあえて経脈や臓腑に分けるが、しかし本来身体はこれらの集合体ではなく、全体としての働きも生じる」と考える**全体論**である。そして身体機能を維持して全体としての統一行動をするためには、**統率する器官**が必要になる。それが心系統と督脈（監督脈）である。

西洋医学でこの統率する器官に相当するのは、身体中枢にある**脳と脊髄神経**の二つで、東洋医学では統率を**意識**して行うか、**無意識**で行うかの意識の相異で二つに分ける。つまり神（心）の働きとして高次生命活動を**意識して行う脳**と、督脈の働きとして植物的生命維持活動を**無意識に行う脊髄神経**の二つである。

では古人は如何なる観察と思惟でこの監督生理を認識したのだろう。『内経』『難経』に直接の記述はないが、『素問次註』で王氷が「三脈者．則名異而体則一耳．故曰任脈．衝脈．督脈．一源三岐也．」と述べて以降、奇経はこの理論を根拠に展開される。

『霊枢　脉度篇』に「督脉．任脉．各四尺五寸」、『霊枢　五音五味篇』に「衝脈．任脈．皆起於胞中」、『素問　骨空論』に「任脈者起於中極之下」「督脈者起於少腹」「衝脈者起於気衝」、と『内経』中に散文して書かれているように、**三脈は関連する**という認識で統一されているが、具体的な生理は明記されず病症の記述のみが表記されている。王氷が述べる任脈、督脈、衝脈の三脈は一つのシステムと考えなければ多面的に符合しない。

■ 督脈

督脈は解剖学的には脊椎の背柱管内にある脊髄と同じ位置を循行し、陽気の極である督脈が陰気の極である骨の中心を、下方から髄海の府である脳に向かい上行する。その生理は無意識の生理現象を統括する脈で、これは脊髄が反射の中枢として働く場であり、常に自律的に働かなければならない生理を有しているのと同様、東洋医学でも陽気しか流注しないとする。この働きから督脈は**陽経の海**と呼ばれる。

『類経附翼　内景図』で腎臓の図が十四椎下にて脊椎に付くように描かれているのは、督脈が常に作用する場合に、陰陽両気が決して不足することがないように、督脈を囲んで骨を作る陰気と、その中を流れる督脈の本気である陽気を、腎臓が常にバックアップする生理構造による。『類経　経絡類』で張景岳はこれを「督脈者．以其督領経脈之海也．」と述べている。

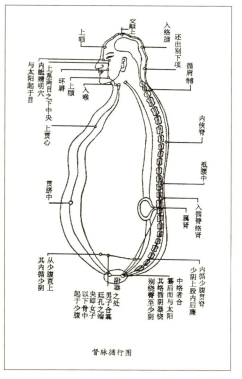

図4-6　督脈図

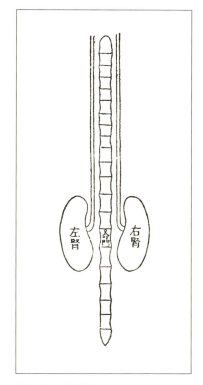

図4-7　腎臓図

■ 任脈・衝脈概論

任脈は腹部を流行する督脈の流れである。

『素問　骨空論』『難経　二十八難』に「任脉者起於中極之下．」『霊枢　五音五味篇』に「衝脉任脉．皆起於胞中．」と述べられているように、衝脈と任脈はその起を同じ**胞中**にする。経穴学で「中極之下」は**曲骨**、**会陰**、**長強**と陰部経穴が並び督脈へと連なっていくが、歴史的に胞中が特定の経穴を指すか、臓腑なのかは未だ結論に到っていない。『内経』で**胞中**はどのように位置付けられているのだろうか。

『素問　五藏別論』に「腦髓骨脉膽女子胞．此六者．地氣之所生也．」

『素問　評熱病論』に「胞脉者．屬心而絡於胞中．」

『素問　示從容論』に「膽胃大小腸脾胞膀胱．腦髓涕唾．哭泣悲哀．水所從行．」

と、『内経』で述べられているように、胞は下焦にあって心臓―腎臓の縦の循環と、地の陰気により生じる血に大きく関わる奇恒之府である。

つまり**地気之所生の六腑**（脳髄骨脉膽女子胞）は他臓腑と異なり、体内に穀物や水気のモノを取り込んでからはじめて機能する腑で、陰気との関わりが非常に強い腑である。その陰気が強い位置から、任脈と衝脈が起こることからも二脈が**血と強くかかわる脈**といえる。

これゆえに愚木は各家の「胞中から三脈は起こる」という特定限局説には異を唱える一人である。おそらく『内経』は血の働きの集大成である受胎と、それを担う腑としての胞宮という意味で「起於胞中」と述べたのであって、実際に子宮

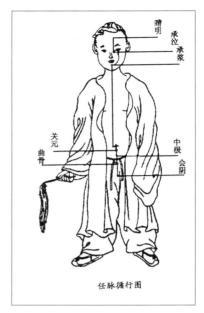

図4－8　任脈図

から発するということではない。それは子宮を全摘された方の脈や現症に、三脈特有の病症が強く発現していないことからも説明できる。整理すると、三脈が同じ胞中を起点とするのは、**三脈が生成される血を管理することで細胞膜の維持、伝導にかかわる**のである。そして「中極の下」とは**曲骨**、**会陰**、**長強**等の特定の経穴を指すのではなく、陰陽論を論拠にして、身体を立体的に観た場合における陽気が集まる頭頂部の**百会**に対し、四肢を除く体幹で陰気が集まる最も低く、**百会**と対をなす位置から三脈が分岐する位置を指す。

■ 流注

督脈、任脈は奇経脈の中で自経に経穴を有す脈で、督脈三十一穴、任脈二十七穴ある。この二脈は他脈とは異なり、胞中を起点として背部と腹部を同じ四尺五寸上行する。

しかし終点が、

督脈流注

『素問　骨空論』は「督脉者．上額交巓上．入絡腦還出別下項．」
『難経　二十八難』は「督脉者．入屬於腦．」

任脈流注

『素問　骨空論』は「任脉者．循面入目．」
『難経　二十八難』は「任脉者．至咽喉．」
と見解が異なっている。
これは両書の見る視点が異なるためで、どちらかが間違っているのではない。
素問的見方から二脈の流注を愚考すると、督脈・任脈は**印堂**で交会する。
つまり**両晴明**周辺にて督脈・任脈・蹻脈・維脈の六脈の脈気も含めて、多数の経脈が交会し気血共に過旺になっている。

衝脈流注

『奇経八脈考』に「督脈及陽脈之海」「任脈為陰脈之海」「衝為経脈之海」とある。衝脈も任脈と共に血にかかわる脈で、体幹の最も低い陰気の多い位置より起こる。しかし『素問　骨空論』『霊枢　海論』『霊枢　逆順肥痩篇』『霊枢　動輸篇』等には「並少陰之經」とし、『難経　二十八難』には「並足陽明之經」と述べられて統一の見解を持たない。この相異を岡本一抱子は「足少陰腎経脈と足陽明胃経脈の間で、任脈より一寸のところを上行する」と高説を述べているように衝脈は数脈あり、そのうちの**体幹流注**は腹部脈として胞中より起こり、任脈の外一寸を上行して胸中に散じ、咽喉を経て口唇に到る流注で、**背部脈**は胞中より起こり、督脈の裏を上行して膀胱経脈の**大杼**に到る流注の二脈である。これは衝脈が陰気にかかわるところに生じ、陽背部の督脈と陰腹部の任脈に挟まれて上行することから、その流注内容物も、陰気である水と血の成分を多量に含む。そして**下肢流注**は胞中より**気衝**に出て、足背の血にかかわる胃経脈と、足底の水にかかわる腎経脈の間を下行し、**衝陽**と**湧泉**の二穴に到る流注をたどる。

『督脈・奇経八脈考』
「督乃陽脈之海．其脈起於腎下胞中．至於少腹．乃下行於腰．横骨團之中央．系溺孔之端．男子循莖下至簒．女子絡陰器．合簒間．倶繞簒後屏翳穴．別繞臀至少陰．与太陽中絡者．

第4章　経脈論・奇経門

合少陰上股内廉．由会陽貫脊．会於長強穴．在骶端与少陰会．併脊裏上行．歷腰臅．腰関．命門．懸枢．脊中．中枢．筋縮．至陽．霊台．神道．身柱．陶道．大椎．与手足三陽会合．上亞門．会陽維．入系舌本．上至風府．会足太陽．陽維同乳脳中．循脳戸．強間．後頂．上嶺．百会．前頂．息会．上星．至神庭．為足太陽．督脈之会．循額中至鼻柱．経素髎．水溝．会手足陽明．至兌端．入齦交．与任脈．足陽明交会而終．凡三十一穴．」

督脈別絡

『霊枢　経脈論』の「督脉之別．名曰長強．挾膂上項．散頭上．下當肩胛左右．別走太陽．入貫膂．」は督脈の別絡について述べられた文である。

督脈は**長強**より上行する本脈とは別に、臀部より膀胱経二行線に従って項を上がり、頭頂にて散布した後、再び下行して三行線に従い、肩甲間部において裏に入る別絡（第2督脈）がある。

『任脈・奇経八脈考』

「任為陰脈之海．其脈起於中極之下．少腹之内．会陰之分．上行而外出．循曲骨．上毛際．至中極．同足厥陰．太陰．少陰併行腹裏．循関元．歷石門．気海．会足少陽．衝脈於陰交．循神闕．会足太陰於下脘．歷建里．会手太陽．少陽．足陽明於中脘．上上脘．巨闕．鳩尾．中庭．膻中．玉堂．紫宮．華蓋．璇璣．上喉嚨．会陰維於天突．廉泉．上頤．循承漿．与手足陽明．督脈会．環唇上．至下齦交．復出分行．循面．系両目下之中央．至承泣而而終．凡二十七穴．」

任脈別絡

『霊枢　経脈論』に「任脈之別．名曰尾翳．下鳩尾．散於腹．」

『鍼灸甲乙経』に「鳩尾．一名尾翳．一名䯏．在臆前蔽骨下五分．任脈之別．」とあるが、この流注を岡本一抱子は「胸腹部は任脈の管理するところゆえに、下腹部より上行した任脈が**鳩尾**に到り、ここより腹部に散ずる脈を任脈の別とする」と述べているが、愚木は**鳩尾**から腹部に散ずるのではなく、**会陰**付近から上行する任脈のいかなる場所からも腹部全体に散じ、全体を覆っていく脈を別脈（第2任脈）と理解した。

『衝脈・奇経八脈考』

「衝為経脈之海．又曰血海．其脈与任脈．皆起於少腹之内胞中．其浮而外者．起於気衝．併足陽明．少陰二経之間．循腹上行至横骨．挾臍左右各五分．上行歷大赫．気穴．中注．

肓兪．商曲．石関．陰都．通穀．幽門至胸中而．凡二十四穴．」

衝脈別絡
『霊枢　動輸篇』に「其別者．邪入踝．出屬跗上．入大指之間．注諸絡．」とある。これは衝陽に到った脈が**太衝**に流れ、肝経脈とリンクして、各指間に散布する脈を別絡（第２衝脈）としている。この別絡の病症に「以温足脛．此脉之常動者也．」とあるが、これはこの別脈循行が正常であれば足脛が温かく、正常でなければ足脛は冷たいのである。

■ 生理
督脈・任脈生理
　胸腹部の十二臓腑は、天地より摂取した陰気と陽気から、有形無形に代謝させて胃の気を作り、経脈により循環させる空間で、その体幹の前後を任督両脈は貫いて上行する。そして任督脈は自律神経系の働きと類似して、細胞膜に対し常に監督する働きを有す脈で、無意識の生理現象を監督する。

　人は高次生命活動による**脳（神）**の働きで、意識して摂取するモノの質量・時間等を時に応じて変える。これに対して任督脈は無意識の生理反射、例えば摂食後の代謝熱量や時間決定等、自分でコントロールできない働きを担うのである。

　そして王氷が「任脈は督脈の分枝である」と述べるように、督脈が主導してこの作用を行うが、生理が正しく行われない場合は、任督脈上のその臓腑の位置・高さに応じた経穴に反応が現れる。『素問　氣府論』の「任脉之氣所發者．二十八穴．腹脉法也．」は、任脈二十八穴は無意識の生理が不調である時に、それを意識させるシグナルであることを述べている。

衝脈生理
　『生理学書』に「身体内諸器官の機能は、中枢神経による中央管理システムと、体内を還流する血液による諸種の内分泌調節システムで維持されている。その内分泌を調節するホルモンは代謝には直接関与せず、極微量で代謝速度に影響を与えることができる。これは**自律神経系による支配**で液性相関と呼ばれる。また内分泌生理の重要目的は生殖の遂行である」と記されている。これと『古典』の「衝脈は十二経之海．経脈之海．経絡之海．五臓六腑之海と呼ばれ、すべての臓腑経絡脈は衝脈により成り立っている」ということを重複させる。

すでに衝脈はその流注より、臓腑経脈が運営する水と血にかかわる脈であるということを述べたが、生体は父母から受け継いだ先天の気を蔵す腎と、摂取したモノにより身体を営み養う、モノを作る土の臓腑により営まれている。この根幹をなす臓腑経脈間を走行する衝脈は、これらより作られる胃の気に対して深く関与する。つまり**代謝はせずその速度に対し影響を与える**とするホルモンの生理と、**胃の気は直接作らないがその生成の速さに関与する**という、衝脈の生理は酷似しているといえないだろうか。古人は直接胃の気を作る臓腑と速さに関与する脈を、人体観察において発見して衝脈と命じ、流注と役割を見いだしたのである。そしてこの三脈を自律神経相当の督脈支配下に置き、任脈、衝脈の三脈が協調して細胞膜を維持管理し携わると考えたのである。

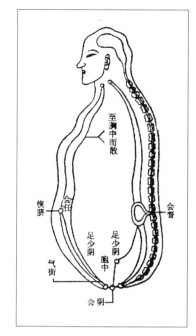

図4－9 衝脈図

6 共通病症

『素問　骨空論』に「督脉生病．從少腹上．衝心而痛．不得前後．爲衝疝．其女子不孕．癃痔遺溺嗌乾．」と述べられているが、これらを単に督脈生病として、流注だけで説明することはできない。これは督脈を代表格とする三脈共通の病症である。

- 「癃」は尿閉、「遺溺」は尿少、「痔」は脱肛を指す。これらは三脈に共通する病症である。
- 「少腹上衝心而痛」は任脈、衝脈に共通する病症で、「上衝心而痛」は衝脈の病症、「少腹」は任脈の流注部位であるが、これは二脈の症状である。
- 「女子不孕」は胞宮の病症であるが、これは三脈だけではなく身体全体の病症

である。
- 「督脉生病．治督脉．治在骨上．甚者在齊下營．」は督脈の治穴について述べているが、これは督脈の単独病症ではなく、三脈の代名詞である**督脉生病**で「甚者は臍下**陰交**を使うとよい」と理解する。
- 『霊枢　五音五味篇』の「血氣盛．則充膚熱肉．血獨盛．則澹滲皮膚．生毫毛．」は、衝任の二脈が正しく作用した「血気盛」の場合と、二脈が正しく作用しなかった「血独盛」の場合の皮膚の状態を述べているが、ここでも単独病症ではなく複合病症として述べている。
- 「今婦人之生．有餘於氣．不足於血．以其數脱血也．衝任之脉．不榮口脣．故鬚不生焉．傷其衝脉．血寫不復．皮膚内結．脣口不榮．故鬚不生．」も同様に、衝任二脈と婦人の血脈について述べている。またこれ以後の文は、宦官における場合で両者の関係を説明している。

7 特有病症

■ 督脈

- 『霊枢　營氣篇』の「其支別者．上額．循巓．下項中．循脊入骶．是督脉也．」
- 『霊枢　本輪篇』の「挾脊上項．散頭上．下當肩胛左右．別走太陽．入貫膂．實則脊強．虚則頭重．高搖之．挾脊之有過者．取之所別也．」

この二篇は邪気により、本脈と第2督脈に邪気が実して、正気が虚した場合の病症である。

『傷寒論』ではこの病症に対して「可灸身柱．大椎．陶道」と述べている。

- 『難経　二十九難』の「督之爲病．脊強而厥．」は、督脈の脈気が上行しなかった場合の病症である。
- 『脈経』にも「尺寸俱浮．直上直下．此為督脉．腰背強痛．不得俯仰．大人癲病．小児風癇．又曰．脈来中央浮直．上下動者．督脉也．動苦腰背膝寒．大人癲．小児癇．宜灸頂上三壮．」とある。

『督脉』古典抜粋

『素問　痿論』
「衝脉者．經脉之海也．主滲灌谿谷．與陽明合於宗筋．陰陽摠宗筋之會．會於氣街．

而陽明爲之長．皆屬於帶脉．而絡於督脉．故陽明虛．則宗筋縱．帶脉不引．故足痿不用也．」

『素問　骨空論』

「督脉爲病．脊強反折．

督脉者．起於少腹．以下骨中央．女子入繫廷孔．其孔．溺孔之端也．其絡循陰器．合篡間．繞篡後．別繞臀．至少陰．與巨陽中絡者合．少陰上股內後廉．貫脊屬腎．

與太陽起於目內眥．上額交巔上．入絡腦還出別下項．循肩髆內．俠脊抵腰中．入循膂絡腎．其男子循莖．下至篡．與女子等．

其少腹直上者．貫齊中央．上貫心入喉．上頤環脣．上繫兩目之下中央．此生病．從少腹上．衝心而痛．不得前後．爲衝疝．其女子不孕．癃痔遺溺嗌乾．

督脉生病．治督脉．治在骨上．甚者在齊下營．其上氣有音者．治其喉中央．在缺盆中者．其病上衝喉者．治其漸．漸者．上俠頤也．」

『靈枢　本輸篇』

「　　　　缺盆之中．任脉也．名曰天突．
一次任脉側之動脉．足陽明也．名曰人迎．
二次脉．　　　　手陽明也．名曰扶突．
三次脉．　　　　手太陽也．名曰天窓．
四次脉．　　　　足少陽也．名曰天容．
五次脉．　　　　手少陽也．名曰天牖．
六次脉．　　　　足太陽也．名曰天柱．
七次脉．頸中央之脉．督脉也．名曰風府．
經脉督脉之別．　　　　名曰長強．
挾膂上項．散頭上．下當肩胛左右．別走太陽．入貫膂．實則脊強．虛則頭重．高搖之．挾脊之有過者．取之所別也．」

『靈枢　營氣篇』

「其支別者．上額．循巔．下項中．循脊入骶．是督脉也．絡陰器．上過毛中．入臍中．上循腹裏．入缺盆．下注肺中．復出太陰．此營氣之所行也．逆順之常也．」

『靈枢　脉度篇』

「督脉．任脉．各四尺五寸．二四八尺．二五一尺．合九尺．」

『難経　二十八難』

「督脉者．起於下極之兪．並於脊裏．上至風府．入屬於腦．」

『難経　二十九難』

「督之爲病．脊強而厥．」

■ 任脉

『素問　骨空論』の「任脉爲病．男子內結七疝．女子帶下瘕聚．」

『難経　二十九難』の「任之爲病．其內苦結．男子爲七疝．女子爲瘕聚．」

任脈はモノである血水を管理するので、この脈の病症はモノの流行が疑結したことにより生じる。
- 「七疝」は陽体である男性の気が流滞して、血水が疑結した場合の病症である。
- 「瘕聚」は陰体である女性の気が流滞して、血水の疑結により帯下が作られた場合の病症である。
- 『脈経』にも「寸口脈来緊細実．長至関者．任脈也．動苦少腹繞臍．下引横骨．陰中切痛．取関元治之．又曰．横寸口辺．脈丸丸者．任脈也．苦腹中有気如指．上搶心得俯仰．拘急．」とある。

『任脈』古典抜粋

『素問　上古天眞論』

「女子七歳．腎氣盛．齒更髮長．
　　二七而天癸至．任脉通．太衝脉盛．月事以時下．故有子．
　　三七腎氣平均．故眞牙生而長極．
　　四七筋骨堅．髮長極．身體盛壯．
　　五七陽明脉衰．面始焦．髮始墮．
　　六七三陽脉衰於上．面皆焦．髮始白．
　　七七任脉虛．太衝脉衰少．天癸竭．地道不通．故形壞而無子也．」

『素問　氣府論』

「任脈之氣所發者．二十八穴．
喉中央二．膺中骨陷中各一．鳩尾下三寸胃脘．五寸胃脘．以下至横骨．六寸半一．腹脈法也．下陰別一．目下各一．下脣一．齗交一．」

『素問　骨空論』

「任脈者．起於中極之下．以上毛際．循腹裏．上關元．至咽喉．上頤．循面入目．任脈爲病．男子内結七疝．女子帶下瘕聚．」

『霊枢　本輸篇』

「　　　　　缺盆之中．任脉也．名曰天突．
一次任脉側之動脉．足陽明也．名曰人迎．
二次脉．　　　　手陽明也．名曰扶突．
三次脉．　　　　手太陽也．名曰天窓．
四次脉．　　　　足少陽也．名曰天容．
五次脉．　　　　手少陽也．名曰天牖．
六次脉．　　　　足太陽也．名曰天柱．
七次脉．頚中央之脉．督脉也．名曰風府．」

『霊枢　脈度篇』

「督脉．任脉．各四尺五寸．二四八尺．二五一尺．合九尺．」

『靈枢　五音五味篇』
「衝脉任脉．皆起於胞中．上循背裏．爲經絡之海．其浮而外者．循腹右上行．會於咽喉．別而絡脣口．血氣盛．則充膚熱肉．血獨盛．則澹滲皮膚．生毫毛．」

『靈枢　憂恚無言篇』
「足之少陰．上繋於舌．絡於横骨．終於會厭．兩寫其血脉．濁氣乃辟．會厭之脉．上絡任脉．取之天突．其厭乃發也．」

『靈枢　癰疽篇』
「其化爲膿者．寫則合豕膏．冷食三日而已．發於頚．名曰夭疽．其癰大以赤黒．不急治．則熱氣下入淵腋．前傷任脉．内薫肝肺．薫肝肺．十餘日而死矣．」

『難経　二十三難』
「督脉．任脉．各長四尺五寸．二四八尺．二五一尺．合九尺．」

『難経　二十八難』
「任脉者．起於中極之下．以上毛際．循腹裏．上關元．至咽喉．」

『難経　二十九難』
「任之爲病．其内苦結．男子爲七疝．女子爲瘕聚．」

■ 衝脉

- 『素問　擧痛論』の「寒氣客於衝脉．衝脉起於關元．隨腹直上．寒氣客則脉不通．脉不通則氣因之．」は、寒邪によりモノの流れが凝滞して阻害されたことで、衝脉と並行する少陰腎経脉の二脉が不通になった場合の病症である。

- 『素問　骨空論』の「衝脉爲病．逆氣裏急．」は、モノの状態が通常ではない場合や、衝脉の循行に障害が起こった場合は、胸中二臓にモノが散布できず気だけとなって気逆を起こす。すなわち陽気と陰血・水の陰陽関係が崩れた場合の病症である。

- 『脉経』にも「両手脉浮之倶有陽．沈之倶有陰．陰陽皆盛．此衝．督之脉也．衝．督之脉．為十二経之道路也．衝督用事．則十二経不復朝於寸口．其人若恍惚狂痴．又曰．脉来中央堅實．徑至関者．衝脉也．動苦少腹上搶心．有瘕疝遺溺．肋支満煩．女子絶孕．又曰．尺寸倶牢．直上直下．此乃衝脉．胸中有寒疝也．」とある。

『衝脉』古典抜粋
『素問　擧痛論』
「寒氣客於衝脉．衝脉起於關元．隨腹直上．寒氣客則脉不通．脉不通則氣因之．

故喘動應手矣.」
『素問　痿論』
「衝脉者．經脉之海也．
主滲灌谿谷．與陽明合於宗筋．陰陽揔宗筋之會．會於氣街．而陽明爲之長．皆屬於帶脉．
而絡於督脉．故陽明虛．則宗筋縱．帶脉不引．故足痿不用也.」
『素問　氣府論』
「衝脉氣所發者．二十二穴．
俠鳩尾外各半寸．至齊寸一．
俠齊下傍各五分．至橫骨寸一．腹脉法也.」
『素問　骨空論』
「衝脉者．起於氣街．並少陰之經．俠齊上行．至胸中而散．
　衝脉爲病．逆氣裏急．
　督脉爲病．脊強反折.」
『靈樞　海論』
「衝脉者．爲十二經之海．其輸上在于大杼．下出于巨虛之上下廉.」
『靈樞　逆順肥瘦篇』
「衝脉者．五藏六府之海也．五藏六府皆稟焉．
其上者．出於頏顙．滲諸陽．灌諸精．
其下者．注少陰之大絡．出于氣街．循陰股内廉．入膕中．伏行骭骨内．下至内踝之後屬而別．
其下者．並于少陰之經．滲三陰．
其前者．伏行出跗屬下．循跗入大指間．滲諸絡而温肌肉．故別絡結．則跗上不動．不動則厥．
厥則寒矣．
衛氣凡候此者．下虛則厥．下盛則熱．上虛則眩．上盛則熱痛．故石者絶而止之．
虛者引而起之．請言氣街．胸氣有街．腹氣有街．頭氣有街．脛氣有街．
故氣在頭者．止之于腦．
　氣在胸者．止之膺與背腧．
　氣在腹者．止之背腧與衝脉于臍左右之動脉者．
　氣在脛者．止之于氣街與承山踝上以下．
取此者用毫鍼.」
『靈樞　動輸篇』
「衝脉者．十二經之海也．與少陰之大絡．起于腎．下出于氣街．循陰股内廉．邪入膕中．
循脛骨内廉．並少陰之經．下入内踝之後．入足下．其別者．邪入踝．出屬跗上．入大指之間．
注諸絡．以温足脛．此脉之常動者也.」
『靈樞　五音五味篇』
「衝脉任脉．皆起於胞中．上循背裏．爲經絡之海．其浮而外者．循腹右上行．會於咽喉．
別而絡脣口．
血氣盛．則充膚熱肉．
血獨盛．則澹滲皮膚．生毫毛．

今婦人之生．有餘於氣．不足於血．以其數脱血也．
　　衝任之脉．不榮口脣．故鬚不生焉．傷其衝脉．血寫不復．皮膚内結．脣口不榮．故鬚不生．」

『難経　二十八難』
　「衝脉者．起於氣衝．並足陽明之經．夾齊上行．至胸中而散也．
　　陽蹻脉者．起於跟中．　循外踝．上行入風池．
　　陰蹻脉者．亦起於跟中．循内踝上行至咽喉．交貫衝脉．」

『難経　二十九難』
　「衝之爲病．逆氣而裏急．」

8　帯脈概論

　身体の脈は上半身と下半身、四肢末端と体幹、体表と体内等縦に走行する。それは大きな水の流れである天地の降雨と蒸散を、身体の小さな水の流れに置き換えて生理を考えた時に、高いところから低いところへ流れる水のごとく、経脈は**常に高低差の縦に流れる**ことを基本にしている。しかし帯脈は唯一この高低を有さず横に流れる脈である。すなわち高い位置が持つ**位置のエネルギー**がこの脈には含まれない。この脈の推動力は何によるものであろうか。

■ 流注

『霊枢　經別篇』に「足少陰之正．至膕中．別走太陽而合．上至腎．
　當十四顀傾．出屬帯脉．」
『難経　二十八難』に「帯脉者．起於季脇．廻身一周．」
『十四経発揮』に「凡四穴」
『奇経八脉考』に「凡八穴」と支配経穴は異なるが、
① 帯脈は膽経脈の経穴を流注する。
② 章門を起点とする。
③ 臍の高さにある三焦兪・肓門を横断する等から、帯脈は左右の**章門**を起点に**帯脈・五枢・維道・神闕・十四椎**を配下に置き体幹を一周する。
　また帯脈は唯一絡脈の概念に相当する脈であるから、帯脈の絡脈は存在しない。

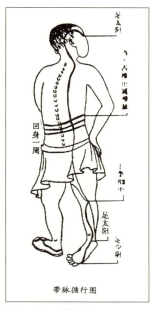 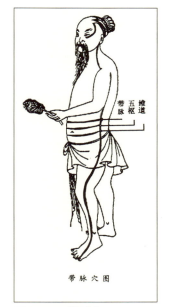

図4-10　帯脈図　　　　図4-11　帯脈穴図

『帯脉・奇経八脈考』
「帯脈者. 起於季肋足厥陰之章門穴. 同足少陽循帯脈穴. 圍身一周. 如束帯然. 又与足少陽会於五枢. 維道. 凡八穴.」

■ 帯脈生理

　『難経』に「正経脈が溢満した場合は奇経に流れる」と奇経の役割について述べられているように、帯脈は縦に流れるすべての経脈と横に一周することで、溢れたモノを受け取り、十四椎にて足少陰の経別とリンクしてモノを流している。これゆえに臓腑経絡によって行われる基本的な代謝の働きにより、受動的に**穀を膏に変える作用の助**を担い、すべての脈に対して受動的に作用して、能動的に働くことはないことから駆動力を必要としないのである。

　『難経　二十九難』で述べられている症状の病機は、水穀を膏に変える助が担えず、結果的に代謝せず腹満して水滞するか、または水穀が膏に変わる時に発する代謝熱が低いために、「水中に座るように腰部に感じる」のである。

■ 病症

『奇経八脈考』で「帯脈為病．有帯下」と述べて、各家の説を詳解しているが、これによれば「帯下は滞下で、帯脈の分より下る。帯下の名は滞と帯の二つを合わせて得る」とある。この帯下（和名、オリモノ）は西洋医学的にいう帯下ではなく『金匱要略方論』では「至有歴年．血寒積結．胞門．寒傷經絡．」と述べて、婦人の更年期障害や、男性のEDで見られる症状を指している。また張子和は『儒門事親』で「任脈．督脈．衝脈の三脈が正しく働かず、十二正経脈に属す臓腑が機能しないことによって、湿熱が帯脈に移り生じる」と述べている。臨床で滞下と帯脈は、流注や帯脈生理において強くかかわるところなので、この観点は考慮しなければならない。

『脈経』の「帯脈為病．左右繞臍．腰背痛．衝陰股也．」は、帯脈流注が臍を左右から絞るように行うのであるから、その位置より腰背痛が下方陰股に響くのである。つまり**帯脈病は絞られるか否か**を基本にして治病する。

『帯脈』古典抜粋
『素問　痿論』
　「衝脉者．經脉之海也．
　主滲灌谿谷．與陽明合於宗筋．陰陽摠宗筋之會．會於氣街．而陽明爲之長．皆屬於帶脉．
　而絡於督脉．故陽明虛．則宗筋縱．帶脉不引．故足痿不用也．」
『靈樞　經別篇』
　「足少陰之正．至膕中．別走太陽而合．上至腎．當十四顀．出屬于帶脉．」
『靈樞　癲狂篇』
　「脉癲疾者．暴仆．四肢之脉．皆脹而縱．脉滿．盡刺之出血．不滿．
　灸之挾項太陽．灸帶脉于腰相去三寸．諸分肉本輸．嘔多沃沫．氣下泄．不治．」
『難経　二十八難』
　「帶脉者．起於季脇．廻身一周．」
『難経　二十九難』
　「帶之爲病．腹滿腰溶溶．若坐水中．」
『金匱要略方論』
　「婦人之病．因虛積冷結氣．爲諸經水斷絕．至有歷年．血寒積結．胞門．寒傷經絡．
　凝堅在上．嘔吐涎唾．久成肺癰．形體損分．在中盤結．繞臍寒疝．
　或兩脇疼痛．與藏相連．
　或結熱中．痛在關元．脉數無瘡．肌若魚鱗．
　　　　　時著男子．非止女身．在下未多．經候不匀．冷陰掣痛．少腹惡寒．
　或引腰脊．下根氣街．氣衝急痛．膝脛疼煩．奄忽眩冒．狀如厥癲．

或有憂慘．悲傷多嗔．此皆帶下．
非有鬼神．久則羸瘦．脉虛多寒．」

『胞中』古典拔粹
『素問　評熱病論』
「月事不來者．胞脉閉也．胞脉者．屬心而絡於胞中．」
『靈樞　水脹篇』
「石瘕生于胞中．寒氣客于子門．子門閉塞．氣不得通．惡血當寫不寫．衃以留止．
日以益大．狀如懷子．月事不以時下．皆生于女子．可導而下．」
『靈樞　五音五味篇』
「衝脉任脉．皆起於胞中．上循背裏．爲經絡之海．其浮而外者．循腹右上行．會於咽喉．
別而絡脣口．血氣盛．則充膚熱肉．
　　　　　血獨盛．則澹滲皮膚．生毫毛．
今婦人之生．有餘於氣．不足於血．以其數脱血也．衝任之脉．不榮口脣．故鬚不生焉．
士人有傷於陰．陰氣絶而不起．陰不用．然其鬚不去．其故何也．宦者獨去．何也．
願聞其故．
宦者去其宗筋．傷其衝脉．血寫不復．皮膚內結．脣口不榮．故鬚不生．
其有天宦者．未嘗被傷．不脱於血．然其鬚不生．其故何也．
此天之所不足也．其任衝不盛．宗筋不成．有氣無血．脣口不榮．故鬚不生．」

『胞』古典拔粹
『素問　五藏別論』
「腦髓骨脉膽女子胞．此六者．地氣之所生也．皆藏於陰而象於地．故藏而不寫．
名曰奇恒之府．」
『素問　氣厥論』
「胞移熱於膀胱．則癃溺血．」
『素問　痺論』
「胞痺者．少腹膀胱按之內痛．若沃以湯．澀於小便．上爲清涕．」
『素問　痿論』
「悲哀太甚．則胞絡絶．胞絡絶則陽氣內動．發則心下崩．數溲血也．」
『素問　奇病論』
「人有重身九月而瘖．此爲何也．
胞之絡脉絶也．胞絡者．繫於腎．少陰之脉．貫腎繫舌本．故不能言．」
『素問　大奇論』
「脉至如弦縷．是胞精予不足也．」
『素問　示從容論』
「五藏六府．膽胃大小腸脾胞膀胱．腦髓涕唾．哭泣悲哀．水所從行．此皆人之所生．
治之過失．子務明之．可以十全．即不能知．爲世所怨．」

『霊枢　淫邪發夢篇』
　「窌苑中. 客于股肱. 則夢禮節拜起. 客于胞䐈. 則夢洩便.」
『霊枢　五味論』
　「不出即留于胃中. 胃中和温. 則下注膀胱. 膀胱之胞. 薄以懦. 得酸則縮綣. 約而不通. 水道不行. 故癃.」
『難経　三十六難』
　「藏各有一耳. 腎獨有兩者. 何也.
　腎兩者. 非皆腎也. 其左者爲腎. 右者爲命門.
　命門者. 謂精神之所舍. 原氣之所繋也. 故男子以藏精. 女子以繋胞. 故知腎有一也.」
『難経　三十九難』
　「五藏亦有六藏者. 謂腎有兩藏也. 其左爲腎. 右爲命門. 命門者. 謂精神之所舍也.
　男子以藏精. 女子以繋胞. 其氣與腎通. 故言藏有六也.」

『膏』古典抜粋
『素問　五藏生成論』
　「白如豕膏者生.」
『素問　至眞要大論』
　「燥淫所勝. 則霧霧清瞑. 民病喜嘔. 嘔有苦. 善大息. 心脇痛. 不能反側. 甚則乾面塵.
　身無膏澤. 足外反熱.」
『霊枢　九鍼十二原論』
　「太谿二. 膏之原. 出於鳩尾. 鳩尾一. 肓之原. 出於脖胦. 脖胦一.」
『霊枢　根結篇』
　「膏粱菽藿之味. 何可同也. 氣滑即出疾. 其氣澁則出遲. 氣悍則鍼小而入淺.
　氣悍則鍼大而入深. 深則欲留. 淺則欲疾. 以此觀之. 刺布衣者. 深то留之. 刺大人者.
　微以徐之. 此皆因氣慓悍滑利也.」
『霊枢　経脈論』
　「其支者. 別跗上. 入大指之間. 循大指岐骨内. 出其端. 還貫爪甲. 出三毛. 是動.
　則病口苦. 善大息. 心脇痛. 不能轉側. 甚則面微有塵. 體無膏澤. 足外反熱. 是爲陽厥.」
『霊枢　經筋篇』
　「治之以馬膏. 膏其急者. 以白酒和桂. 以塗其緩者. 以桑鉤鉤之. 即以生桑灰. 置之坎中.
　高下以坐等. 以膏熨急頰. 且飲美酒.」
『霊枢　五癃津液別論』
　「『五穀之精液. 和合而爲膏高者. 内滲入于骨空. 補益腦髓. 而下流于陰股. 陰陽不和.
　則使液溢而下流于陰. 髓液皆減而下. 下過度則虛. 虛故腰背痛而脛痠. 陰陽氣道不通.」
『霊枢　五色篇』
　「各有部分. 有部分. 用陰和陽. 用陽和陰. 當明部分. 萬擧萬當. 能別左右. 是謂大道.
　男女異位. 故曰陰陽. 審察澤夭. 謂之良工. 沈濁爲内. 浮澤爲外. 黄赤爲風. 青黒爲痛.
　白爲寒. 黄而膏潤爲膿. 赤甚者爲血. 痛甚爲攣. 寒甚爲皮不仁. 五色各見其部. 察其浮沈.

以知淺深．察其澤夭．以觀成敗．察其散搏．以知遠近．視色上下．以知病處．
女子在于面王．爲膀胱子處之病．散爲痛．搏爲聚．方圓左右．各如其色形．其隨而下至胝．
爲淫．有潤如膏狀．爲暴食不潔．左爲左．右爲右．其色有邪．聚散而不端．面色所指者也．」

『靈樞　衛氣失常篇』

「黄帝曰．何以度知之其肥痩．
　伯高曰．人有肥有膏有肉．
　黄帝曰．別此奈何．
　伯高曰．膕肉堅皮滿者肥．膕肉不堅皮緩者膏．皮肉不相離者肉．
　黄帝曰．身之寒温何如．
　伯高曰．膏者其肉悍．而粗理者身寒．細理者身熱．脂者其肉堅．細理者熱．粗理者寒．
　黄帝曰．其肥痩大小奈何．
　伯高曰．膏者多氣而皮縱緩．故能縱腹垂腴．肉者身體容大．脂者其身收小．
　黄帝曰．三者之氣血多少何如．
　伯高曰．膏者多氣．多氣者熱．熱者耐寒．肉者多血．則充形．充形則平．脂者．其血清．
　　　　　氣滑少．故不能大．此別于衆人者也．
　黄帝曰．衆人奈何．
　伯高曰．衆人皮肉脂膏．不能相加也．血與氣．不能相多．故其形不小不大．各自稱其身．
　　　　　命曰衆人．
　黄帝曰．善．治之奈何．
　伯高曰．必先別其三形．血之多少．氣之清濁．而後調之．治無失常經．是故膏人縱腹垂腴．
　　　　　肉人者上下容大．脂人者雖脂不能大也．」

『難経　四十二難』

「肝重四斤四兩．左三葉右四葉．凡七葉．主藏魂．心重十二兩．中有七孔三毛．
盛精汁三合．主藏神．脾重二斤三兩．扁廣三寸．長五寸．有散膏半斤．主裹血．温五藏．
主藏意．肺重三斤三兩．六葉兩耳．凡八葉．主藏魄．腎有兩枚．重一斤一兩．主藏志．」

9 九道脈診・総論

　李時珍が『奇経八脈考』で述べている『九道脈法』は、素問の『三部九候法』難経の『難経脈法』とは異なる角度から、身体を診た場合で論述している。具体的には著者論文『脈法愚解』でも述べたが、外部より生命維持に必要なモノを摂取し、代謝・還元して不必要になったモノを排泄する十二正経脈の胃気の流れを診る『難経脈法』とは異なり、生体を維持するために細胞膜に働きかけて、恒常性が維持できているかどうかを診る方法で、具体的には**胃の気が流体した轍**を診る方法である。『奇経八脈考』には下記のように記載されている。

■ 正経配当

- 前部如外者足太陽膀胱也．動苦目眩頭項腰背強痛．男子陰下湿癢．
  女子少腹痛引命門陰中痛子臟閉月水不利．浮為風．渋為寒．滑為労熱．
  緊為宿食．
- 中部如外者足陽明胃也．動苦頭痛面赤．滑為飲．浮為大便不利．
  渋為嗜臥腸鳴不能食足脛痺．
- 後部如外者足少陽胆也．動苦腰背脚股節痛．浮為気．渋為風．急為轉筋為労．
- 前部如内者足厥陰肝也．動苦少腹痛引腰大便不利．男子茎中痛小便難．
  疝気両肬上入．女子月水不利陰中寒子戸閉少腹急．
- 中部如内者足太陰脾也．動苦腹満胃中痛上管有寒．食不下腰上状如居水中．
  沈渋為身重足脛寒痛煩満不能．臥時咳唾有血洩利食不化．
- 後部如内者足少陰腎也．動苦少腹痛與心相引背痛小便淋．
  女子月水来上搶心胃脇満股裏拘急．
- 前部中央直者手少陰心．手太陽小腸也．動苦心下堅痛腹中急．実急者為感忤．
  虚者為下痢腸鳴．女子陰中癢痛．滑為有娠．
- 中部中央直者手厥陰心包也．動苦心痛面赤多喜怒食苦咽．微浮苦悲傷恍惚．
  渋為心下寒．沈為恐怖如人将捕之状時寒熱有血気．
- 後部中央直者手太陰肺．手陽明大腸也．動苦咳逆気不得息．浮為風．沈為熱．
  緊為胸中積熱．渋為時咳血．

■ 奇経配当

- 寸口脈．緊細実長下至関者．任脈也．動苦少腹遶臍痛．男子七疝．女子瘕聚．
- 三部俱．浮直上直下者．督脈也．動苦腰背強痛不得俛仰．大人癲．小児癇．
- 三部俱．牢直上直下者．衝脈也．苦胸中有寒疝．
  脈経曰．脈来中央堅実径至関者衝脈也．動苦少腹痛上搶心有瘕遺溺．
  女子絶孕．
- 前部左右弾者陽蹻也．動苦腰背痛癲癇僵仆羊鳴偏枯癉癲身体強．
- 中部左右弾者帯脈也．動苦少腹痛引命門．女子月事不来絶機復下令人無子．
  男子少腹硬急或失精也．
- 後部左右弾者陰蹻也．動苦癲癇寒熱皮膚強痺．少腹痛裏急腰背相連痛．
  男子陰疝．女子満（帯）下不止．
- 従少陰斜到太陽者陽維也．動苦癲仆羊鳴手足相引．甚者失音不能言肌肉痺癢．
- 従少陽斜到厥陰者陰維也．動苦癲癇僵仆羊鳴失音肌肉痺癢汗出悪風．

これを図示すると以下のような配当になる。
　そしてこの九枡の配当は、実際の臨床では立体的に見ないと正しく診たことにはならない。つまりこのような九本の立柱を診て、胃の気の脈道をうかがってい

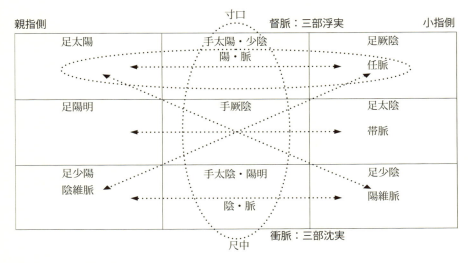

図4-12　九道脈・配当表

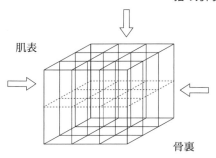

図4−13 九道脈・立体配当図

くのであるから、前記の奇経ベクトルもこのような立体的視点から診断を行わなければならない。

10 各論

　次に臨床での活用例を述べていく。脈は病人の現況と近過去を示すメッセージであるから、医師は腹診と問診とを合わせて内部状況を推し量り、具体的な方策を講じていく。
　特に鍼灸治療は、治療家が直接病人の体内を支配するために、わずかな技量の差でも結果は大きく異なっていくので、変化するその内部環境の様子を常に監視しながら、治療を行わなければならない。
　そしてその鍼灸治療の基本になるのは『難経　二十四難』までに書かれている内容である。すなわち『難経脈診』に『九道脈診』をコラボレートさせて診るということは、今現在の脈道と偏差を診ることとなる。具体的に川の流れで例えると、『難経脈診』で診るのは、川を流れる水にどれだけの栄養が含まれているのかどうか、水質はどのように澄んでいるのかどうかを診ることであるから、人の場合もこれに準じて、脈を流れる胃の気が季節に応じて流体しているかどうかを診ることを目的にする。
　そして同じく川の流れで例えると、『九道脈診』で診るのは川の流れ方である。つまり良い水質の川であっても、川の岸壁や形状でいつも同じだけの水量が

川下に供給されるとは限らないし、川の流れを国の事情で変えたことによって起こる川の氾濫でも分かるように、水質が良くても氾濫という災害が起こることから、その脈動も季節に準じた脈であるかを診ることを目的にするのである。

■ 正常な脈道

矢印が健康人の正しい脈道。

四季の土用であれば、九枡の真中を尺中から寸口にかけて診ることができる。

脈道は本来浮かず沈まず、脈管の中央を緩弱而滑の脈状で流れるのが良いが、臨床でこのような脈を診ることはまずなく、治療家がこの脈状と脈位に調えることを目的にする。

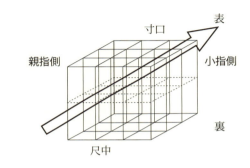

図4－14　正常脈位

| 前部如外者足太陽膀胱也．動苦目眩頭項腰背強痛．男子陰下湿癢．
| 女子少腹痛引命門陰中痛子臟閉月水不利．浮為風．渋為寒．滑為労熱．
| 緊為宿食．

『難経脈診』で**足太陽膀胱は左尺中浮位**に配当されているが、『九道脈診』では**寸口位親指側前部**に配当されている。これは足太陽膀胱腑が足少陰腎臓と表裏の関係にあり、表陽気を管理するとともに、不要な濁水を膝理を開いて排泄することで、体温の恒常性を維持するという生理と、流体する陽気の過多をつぶさに確認するという二点から、この位置に配当されている。臨床では、病人の左右の寸口前部を比較して、左寸口前部が右部位よりも滑実であれば正常であるが、右寸口前部が浮実長やや

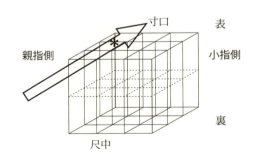

図4－15　足太陽脈位：寸口位親指側前部

数脈で、しかも**魚際**に脈が流れていれば、中風証から傷寒証に移行し、咽喉が腫れて内熱になろうとしている前兆である。尺中位小指側後部の少陰相火脈の様子から、その後を判断して処置しなければならない。この脈位は基本的に夏季の脈位であるが、季節により病脈として診なければいけない場合もある。

つまり冬季で診るこの脈位は、相火の様子を反映するものであるから、たとえ上気症状が同じようにあっても、その病機は異なるので、治療の優先順位を確認して行わなければならないこともある。また生理的な男女や左右の脈差は、当然この脈状に反映されるので、基本的な知識は不可欠である。

▌中部如外者足陽明胃也．動苦頭痛面赤．滑爲飲．浮爲大便不利．
▌渋爲嗜臥腸鳴食不能食足脛痺．

『難経脈診』で**足陽明胃は右関上浮位**に配当されているが、『九道脈診』では**関上位親指側中部**に配当されている。臨床で愚木は中央心主の外脈と位置付け、左右の同脈により、脈中の膏と水の流体量を見ている。生理的な男女左右の血の過多が前提条件にはあるが、それを踏まえてもまだこの部位の右脈が強ければ、脈中に膏が多いことを表し、かつ脈状が弦滑実であれば膏がどこかで燃焼しているのであるから、口渇や引き攣り等を参考にして熱を除けばよい。同様に左脈が強ければ、脈中の膏に燃焼力がないか、それに抗して相対的に水が多いのであるから、その理由にもよるが、**陰陵泉**や**尺澤**等に補鍼を行い、腎に水を処理させるか、または代謝を促せばよい。この脈は日々の臨床で診る脈である。なぜなら病人の飲食したモノの様子を直接知るのであるから、初学者は何を直前に食したかを聞くべきであり、熟練者は何を食したかを確認すべきである。つまり時間により脈状が変化する脈位である。

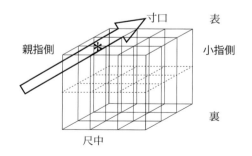

図4-16　足陽明脈位：関上位親指側中部

■後部如外者足少陽胆也．動苦腰背脚股節痛．浮為気．渋為風．急為轉筋為労．

　『難経脈診』で**足少陽胆は左関上浮位**に配当されているが、『九道脈診』では**尺中位親指側後部**に配当されている。相火の燃焼程度に応じ脈状で表現される。臨床では脈浮弦長等の陽脈を診ることが多く、時に渋脈を診ることもある。この脈も同部位の左右脈では意味が異なる。すなわち左脈で陽脈が顕著であれば、下焦で浮腫を診ることから、この陽脈は陰水を管理できなくなった少陽相火の陽気が虚したことを表わし、右脈で陽脈が顕著であれば、口渇と合わせて足少陽胆経脈の引き攣りを診ることからも、この陽脈は少陽相火の実症であるから、陰経に補法を行い水を作らせるか、陽経に瀉法を行い熱を瀉せば、この場合に対応できる。いずれも尺中の陰気を伺う部位で陽脈を診ることがすでに陰陽の理ではないのである。

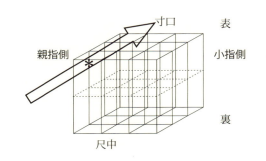

図4－17　足少陽脈位：尺中位親指側後部

■前部如内者足厥陰肝也．動苦少腹痛引腰大便不利．男子茎中痛小便難．疝気両肬上入．女子月水不利陰中寒子戸閉少腹急．

　『難経脈診』で**足厥陰肝は左関上沈位**に配当されているが、『九道脈診』では**寸口位小指側前部**に配当されている。右部位の臨床的価値は非常に高く、膠原病に代表される肺気が虚して上焦で鬱熱が生じ、心気を阻害する病機には必ず滑脈が現われ、その脈が治療の標的になる。これは『難経』でいう七

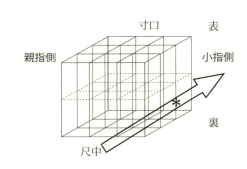

図4－18　足厥陰脈位：寸口位小指側前部

傳・間藏の病脈で、上焦心肺の気を伺う空間で肝気を診るように配置されている理由がこのことである。所謂金剋木の相剋関係が崩れ、木の暴走を金気が制圧できない状態である。さらにこの木気は熱気を帯び、肺の陰・陽両気を毀損させて、呼吸困難から心気の循環にも影響を与える。そして身体左右の生理により、左脈で滑脈を診ても、呼吸により陽気が補給できるので、腠理を開き発汗により放熱ができるが、右脈で滑脈をみれば、直接血が熱を含み心陰に影響を与えるので、病は甚大となる。そしてこの部位で、脈短渋而遅を見る場合は不治であるから、急いで病院に転送しなければならない。

■ **中部如内者足太陰脾也．動苦腹満胃中痛上管有寒．食不下腰上状如居水中．**
■ **沈渋為身重足脛寒痛煩満不能．臥時咳唾有血洩利食不化．**

『難経脈診』で**足太陰脾は右関上沈位**に配当されているが、『九道脈診』では**関上位小指側中部**に配当されている。足陽明胃脈でも述べたが、愚木はこの部を少陰心主の内脈と位置付け、胃脈とは異なり左右に分けることなく、共に脾陽気度数（代謝状況）を診ているが、あえて左右脈で分けるならば、診療するまでの食事時間である。具体的に健康人で左に脈実を見れば、脾陽気が化旺で代謝温度が激しいことを表すので、食後間がないことを意味する。また右に脈実でやや滑を帯びていれば、水穀が血分に変わることを表すので、食後時間が経過していることを意味する。臨床ではこれを基本に、分からなければ病人に食事時間を尋ね、そこから脈状や腹診等の全体状況より判断して、病機を組み立てればよい。そしてこの部位で濡脈系の脈を診れば、単純な脾虚で治療すればよいが、しかし緩脈系の脈は、血や膏の代謝異常である。仮に数脈を兼ねていれば、排便状況により下法を選択しなければならない。

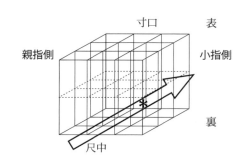

図4－19　足太陰脈位：関上位小指側中部

> 後部如内者足少陰腎也．動苦少腹痛與心相引背痛小便淋．
> 女子月水来上搶心胃脇滿股裏拘急．

　『難経脈診』で**足少陰腎は左尺中沈位**に配当されているが、『九道脈診』では**尺中位小指側後部**に配当されて、少陰相火を診ることを目的にする。この脈位は次に述べる、手太陽少陰脈と連動して診ることが多い。いわゆる慢性高血圧症等の心火が高ぶり、心伯動が激しい病人は、陰陽則により腎相火も連動して激しくなる。いわゆる相火の状況を伺うのであるが、この脈を診れば**盲兪**や**左燃谷**の反応を見て、水腫や圧通があれば、それだけ少陰相火の高ぶり時間が長いことを意味するので、各症状に合わせて鍼を行えばよい。具体的に浮腫が顕著で少陰病症があれば、少陰自ら緊張して利尿させればよく、**陰谷**に補鍼か**燃谷**に瀉鍼かを状況により配穴すればよい。この場合まず左足少陰経脈に補鍼を行い、表に陽気を与えて水気を動かせば、良い結果が得られる。

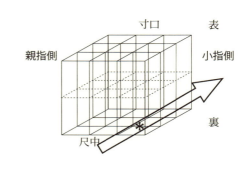

図4－20　足少陰脈位：尺中位小指側後部

> 前部中央直者手少陰心．手太陽小腸也．動苦心下堅痛腹中急．実急者為感忤．
> 虚者為下痢腸鳴．女子陰中癢痛．滑為有娠．

　『難経脈診』で**手少陰心と太陽小腸は左寸口位浮沈**に配当されているが、『九道脈診』では**寸口位中央部**に配当されて、上焦空間の蓄熱状況を、心陽気と小腸腑の産熱生理からうかがうことを目的にする。そしてこの部も左右により意義が異なるが、具体的な臨床例は血圧異常である。すなわち左脈部位で、脈浮弦実而やや数時に結代して腋下静脈が腫れ、左腕にわずかでも痺れがあれば、明らかに心臓疾患を疑わなければならないが、仮に右脈部位でこの脈が診られ、右腕に痺れや疼痛があっても心臓疾患はなく、肺病や咽喉の疾患が旧く相剋で病が伝わり、擬似心病を発症する場合が多い。

その具体的な鍼療疾患が所謂"五十肩"である。「肩が痛い」という病人の訴えは非常に多いが、その際右肩であれば傷寒論治から現在を確定して、治法を施せばよいが、左肩は「何をしても治らなかった旧病」が多いことからも考えれば容易に想像できるだろう。これらのことは病人の脈をよく診れば理解していただけるものと確信している。

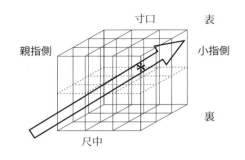

図4-21　手少陰太陽脈位：寸口位中央部

| 中部中央直者手厥陰心包也．動苦心痛面赤多喜怒食苦咽．微浮苦悲傷恍惚．渋為心下寒．沈為恐怖如人将捕之状時寒熱有血気．

　『難経脈診』で**手厥陰心包は右尺中位沈位**に配当されているが、『九道脈診』では**関状位中央部**に配当され、胃の気の分配状況を知ることを目的にしている。これは『素問　玉機真蔵論』で述べられている「脈弱以滑」であれば「是有胃気」とする、いわゆる"胃の気の脈診"の標的にする脈位である。しかし臨床では左右共にこの脈を診ることはまずない。多くは過食で滑脈が強く出るか、あるいは腎陰が虚して水が不足し弱脈が顕著になる等、さまざまな脈状を診るので、四季に即した脈状になるように治療することが、自然治癒の定義である。これを間違ってはいけない。

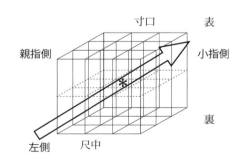

図4-22　手厥陰脈位：関状位中央部

> 後部中央直者手太陰肺．手陽明大腸也．動苦咳逆気不得息．浮為風．
> 沈為熱．緊為胸中積熱．渋為時咳血．

　『難経脈診』で手太陰肺と陽明大腸は右寸口位の浮沈位に配当されているが、『九道脈診』では尺中位中央部に配当され、上焦空間に侵入した熱気に相対して旺気した様子を知ることを目的にしている。具体的には熱中症になる寸前に"暑い空気"で呼吸をした人や、肺陽虚で日頃から呼吸が浅く、心拍数が多い人によく見られる。すなわち尺中という陰気の状況をうかがう部位で、脈浮を診ることがすでに陰陽生理から外れ、しかも尺沢に向かい長濡脈を診るのは、これにより肺肝の相剋関係が崩れている病機を知ることができる。つまり右寸口位小指側前部と、この特に左部位は、上焦と下焦の肺気と肝気の、相剋関係の崩れを診る重要な脈所である。臨床的に下肢腫は、表を管理する肺陽が虚して皮腫が生じているのであり、下肢痺は、身体の動を管理する肝陰が実して血が熱を帯びて気鬱が生じている、と解釈して治療する。

　なお、三焦の脈は『九道脈診』では診ない。なぜならこの流体そのものが三焦の流れだからである。

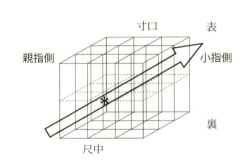

図4－23　手太陰陽明脈位：尺中位中央部

■ 奇経脈

> 寸口脈．緊細実長下至関者．任脈也．動苦少腹遶臍痛．男子七疝．
> 女子瘕聚．

　奇経脈を九道診で診る場合は、特徴の脈状と必ず流注上の圧痛を確認してから判断しなければならない。そして奇経脈の偏位は、正経脈の偏位が調わない限り正常に戻ることはない。なぜなら本書の他の箇所でも述べているが、「自然の大循環を模倣して作られている体内の小循環において、その水が流れるところの十二経絡と、その流れが円滑に流れるようにサポートする脈を奇経八脈として、古

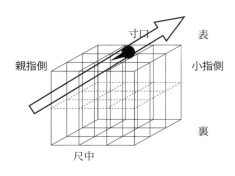 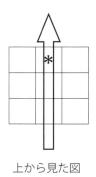

図4−24　任脈位：寸口脈　緊細実長下至関者

典は展開している」からである。

> 三部倶．浮直上直下者．督脈也．動苦腰背強痛不得俛仰．大人癲．小児癇．

　そして任脈の調整穴が肺経脈の**列欠**であることからも、任脈は肺気と同様陰気の収斂力が強く、ベクトルを内に向けて身体の上方から前方を陰気の強さで固めているために、このような脈状になると解釈する。また督脈の調整穴が小腸経脈の**後渓**であることからも、督脈は身体の背後後方から陽気を放熱して、ベクトル

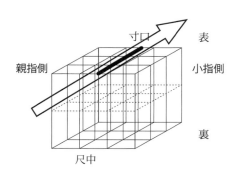 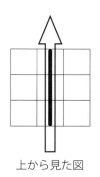

図4−25　督脈位：三部倶　浮直上直下者

を内に向けて身体を収斂しているために、このような脈状になると解釈する。仮に左右の任督脈のうち、左寸口位で任脈偏位の病脈があり、「少腹部遶臍痛があり、動けば苦しい、男子七疝．女子瘕聚等」の症状があれば、右脈には督脈偏位を見るはずである。そして加えて「腰背強痛んで俛仰すらできず動けば苦しむ」といった症状があれば、この病機は、身体の上下前後における陰陽両気の不交流によるものであるから、実症に対して**列缺**、**後渓**に瀉法を、虚症に対して補法を行えば、速やかな治療になる。臨床ではこの二脈の脈状は、比較的よく見ることがある。特に督脈の脈状では**小腸兪**が痛む場合が多く、血圧が高く浮腫が顕著であれば、**左小腸兪瀉法**、脾虚胃実で熱鬱して**右小腸兪**が痛む場合は、灸火で陽気を高め、発汗による陽気の放熱を行えば、その事態に対応していく。

> 三部倶．牢直上直下者．衝脈也．苦胸中有寒疝．
> 脈経曰．脈来中央堅実徑至関者衝脈也．動苦少腹痛上搶心有瘕遺溺．
> 女子絶孕．

『奇経八脈考』で述べられているように、衝脈は「三部倶．牢直上直下者．」である。愚木は牢脈を「体内臓器が有する陽気を蝕む程度の強い寒邪に侵された場合に出現する脈状」と定義した。また衝脈は「代謝はせずその速度に対し影響を与えるとするホルモンの生理と、胃の気は直接作らないがその生成の速さに関与する」と衝脈生理を定義した。これと病症の「胸中有寒疝．動苦少腹痛上搶心有

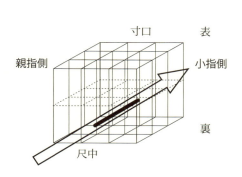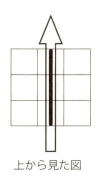

図4-26　衝脈位：三部倶　牢直上直下者

瘕遺溺．女子絶孕．」を合わせて考察すると、これは胸中の陽気が凝滞閉塞して脈牢を現し、少腹が痛み、上方の心を搶くような症状を診るのであるから、衝脈が胃の気の生成に間接的にもかかわれない、非常に良くない状態と考えられる。つまり図示するように、陽気が流体せずに脈が浮けず、胃の気のしなやかさを失った三部共に硬い脈なのである。このような脈を鍼灸師が診ることはほとんどない。もし往診時に在宅の病人が、このような脈でしかも類似症があれば、急いで病院の手配をしなければならない。しかしこれに近い状態として、血圧降下剤を長期に服用し、心筋が肥厚している病人でも同様に診ることがある。観察していただきたい。

前部左右弾者陽蹻也．動苦腰背痛癲癇僵仆羊鳴偏枯瘖瘂身體強．

『奇経八脈考』で陽蹻脈は前部左右弾、陰蹻脈は後部左右弾と述べられている。すなわち左手・右手の病人の左右の寸口、尺中で図示するように強く感じる

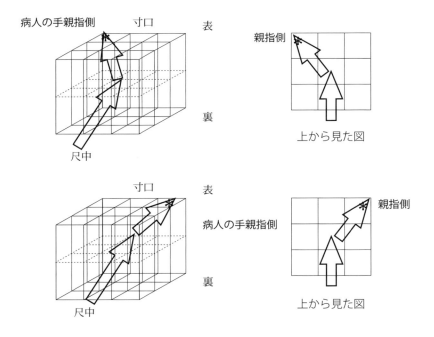

図4－27　陽蹻脈位：前部左右弾者

脈状である。臨床的に衛気が調わないために生じ、身体を動かせば腰背が痛み苦しむような陽蹻脈病状を見ることがある。また営気が調わないことにより生じる寒熱病での、不特定な皮膚の淫（ただれ）や痺（しびれ）でもこのような脈状を診ることが多い。

> 中部左右弾者帯脈也．動苦少腹痛引命門．女子月事不来絶機復下令人無子．男子少腹硬急或失精也．

『難経』に「正経脈が溢満した場合は奇経に流れる」と奇経の役割について述べられているように、帯脈は縦に流れるすべての経脈と横に一周することで、溢れたモノを受け取り、十四椎にて足少陰の経別とリンクしてモノを流している。これゆえに臓腑経絡によって行われる基本的な代謝の働きにより、受動的に穀を膏に変える作用の助を担う。また帯脈病は絞られるか否かを基本にして治病するが、これらから帯脈の病脈は、左右の関上で強く感じる脈で、これは膏を代謝す

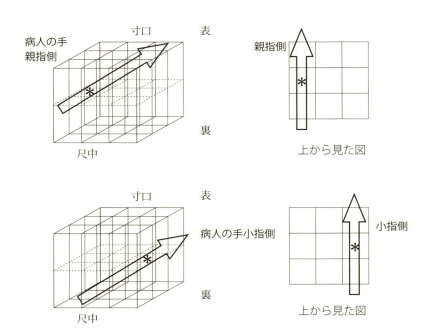

図4−28　帯脈位：中部左右弾者

る熱が低く、腹満水滞している病状で考えれば理解が早い。臨床的にはこの病機通りに、質の悪い油を多く摂取した場合で、便秘腹満している時に、この脈をよく診ることが多く、血燥によりこの脈を診る場合は**右天枢**に反応があり、膏が異常に燃焼して身体が病的に乾き、この脈を診る場合は**右膈兪**に瀉法を行えばよい。

▎後部左右弾者陰蹻也．動苦癲癇寒熱皮膚強痺．少腹痛裏急腰背相連痛．
▎男子陰疝．女子満（帯）下不止．

また蹻脈も維脈も肩部を流注するが、その時に陽蹻脈を現わし、その脈上に圧痛が確認できれば、通常は**申脈**や**僕参**、**照海**や**水泉**に補瀉を行えば、よくその場合に対応する。愚木は蹻脈生理を陰陽昼夜に分かれてそれぞれの水気（営気・衛気）の流れ、伝導、水の波紋状況を管理する脈と定義し、さらに陽の時間帯の衛気（水）を管理する足太陽経脈と、その流れをコントロールする陽蹻脈、陰の時

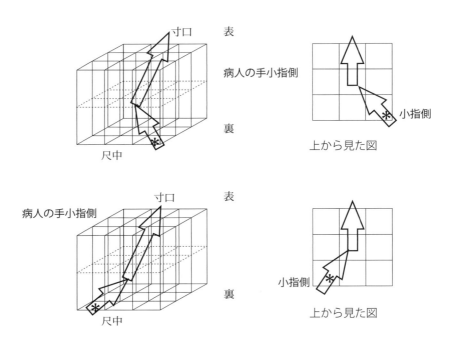

図4－29　陰蹻脈位：後部左右弾者

間帯の営気（水）を管理する足少陰経脈と、その流れをコントロールする陰蹻脈、と述べたように、この左右四脈で診るべきポイントは脈の偏差にあり、その流れが調い症状の改善をみれば、陰陽の水（営気と衛気）が正常に流れたと解釈している。

従少陰斜到太陽者陽維也．動苦顛仆羊鳴手足相引．甚者失音不能言肌肉痺癢．

『奇経八脈考』に「陽維脈は、足少陰から斜めに太陽に到る。陰維脈は、足少陽から斜めに厥陰に到る」と述べられている。この脈形を流注（陽維脈はモノを異化させる方向に作用する陽経、陽腑の会に起こる）と、生理（少陰の水に溶解しているモノが化合できやすいように代謝温度を調節する）から、斜めの流体を診るのである。

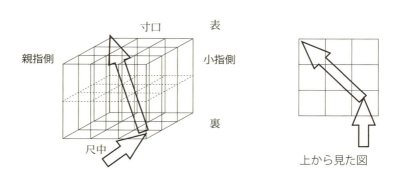

図4－30　陽維脈位：従少陰斜到太陽者

従少陽斜到厥陰者陰維也．動苦癲癇僵仆羊鳴失音肌肉痺癢汗出悪風．

陽維の病は、上記の生理が乱れ、太陽の水に不溶解である、鹹の含有量を調節する生理ができなくなった場合で発病すると愚考する。同様に陰維脈の脈形を流注（陰維脈はモノを同化させる方向に作用する陰経、陰臓の会）と、生理（少陽は水に不溶解であるモノの調節をする）から、斜めの流体を診る陰維の病は、上記の生理が乱れ、厥陰の水に溶解しているモノの化合状況（総量、代謝時間、分

配状況等）を決定できず化せなくなった場合で発病すると考えられる。臨床的に左右の陰維、陽維脈の病脈を診る場合は、左右の**外関**と**内関**に補瀉を行い、脈の流体が正常になるように治療する。そして蹻脈と同様に維脈も、流注上の圧痛は必ず確認して治療を行わなければならない。

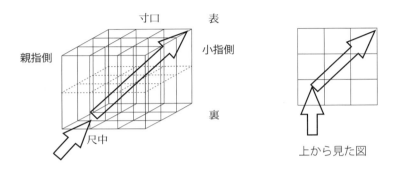

図4－31　陰維脈位：従少陽斜到厥陰者

第5章

経脈論・病症門

概論

　『内経』は臨床医学であり、述べられている内容は古人達が実際に行ったことを基にして書かれている。ゆえにいつの時代であっても、読む者も臨床の中で書かれていることを実践して、確認しなければ真意にたどり着けない。その観点から『霊枢　経脈編・病症』を見ると、現在西洋医学各科に来院され、主訴としていわれている症状であることに気付く。つまり単純に病は今も昔も変わりなく、古人も同様に治療していたということである。

　事実この国は江戸期約300年間鎖国して、異国との交流を断っていたにもかかわらず、伝承医学だけでさまざまな疾患に対応してきたからこそ、現在の我々が存在する。しかし『吉益東洞』がいうように、時代が変わったのであるから『内経医学』だけでは到底治らない病も確実に存在する。だからこそ世界的に医学の流れは『東西医学の融合』になっている。本書もその目的に向かって書いているのであるが、そのためにはまず東洋医学の根幹が書かれている『内経』を学ばない限り、そこから先の研究はありえず治療など不可能である。なぜなら鍼・灸の治療具、及び薬草の使い方は、古書にこそ書かれているのであるから、読まないで理解することをしないままに、これらの道具を使っても実践できないからである。そこで先達としてすでに『内経』を読まれ、臨床の現場で実践されている各師の皆様には、初学の方や再度学ぼうとされる方に、学校、勉強会等で古人の意図を踏まえた症状の詳細病理を伝えていただければと思う。

　ちなみに愚木主催の『邦医学教室』で、例えば「足陽明胃之脈・是血所生病"膝腫痛"」を説明すると、

　最大公約数的な解釈として

- 右膝水腫・痛（水腫の位置が膝蓋骨の上下の場合）：陽明腑の熱が足陽明経脈に伝わったことで、相剋する足太陽経脈、表裏する足太陰経脈が扱い管理する水が、足陽明経脈を冷却するために膝に集まる場合。
- 右内側水腫・痛：過食・濃味等の理由で、日頃から足陽明経脈に熱が存在し、それを冷却する目的で常に足太陰経脈が主体となって、足少陰経脈の二経脈に水滞する場合。
- 右膝膝窩水腫・痛：陽明腑の代謝が激しく体内温度が恒常的に高い場合で、それにより足少陰経脈と足太陽経脈の水経二経脈が含む水気が乾かされ、陰

陽の均衡が崩れ陽気の流滞が生じ、膝窩に水滞が発症する場合。
- 左膝水腫・痛（水腫の位置が膝蓋骨の上下の場合）：加齢・運動不足等の理由で陽明腑を動かす陽気が不足して痰飲が発症し、それを動かそうとして足陽明経脈に熱が発症し、相剋する足太陽経脈、表裏する足太陰経脈が扱い管理する水が、足陽明経脈を冷却するために膝に集まる場合。
- 左内側水腫・痛：本来病人の体質が脾虚体質で陽明腑の容量が少ない、あるいは甘食が多く膝関節を構成する軟部組織が緩んで、膝関節を作る陰気が虚している場合に、膝に外部から負荷がかかって膝関節捻挫が発症して（膝関節の陰虚過旺）水腫となる場合。
- 左膝膝窩水腫・痛：血圧異常等の理由で心陽が過旺し、それを剋すための腎臓の陽気が旧病により虚して、水気を流滞させることができずに膝窩に水滞が発症する場合。
- 「血所生病」である足陽明経脈が流注する膝という観点から、「血燥病」として膝に水腫を見る場合。

等、詳細を述べればさらにあるが、本書は症例を説明する主旨ではないので簡潔に述べた。しかし初学の方には少し難解と思われるので、補足は各学校、各勉強会で各師の方々に直接お聞きいただきたい。

1 肺臓の生理

■ 肺は相傅の官

出生後初めてする生理行動は呼吸で、呼吸ができないと人は生きていけない。日本語の「生きている」は、正しくは「息している・呼吸している」である。そして六臓六腑の内臓が行う各生理作用の中で、唯一自分の意志で行える作用が呼吸で、意識下におかれる生の始まりと終わりであり、かつ出生後他の内臓作用を起動させる最初の生理行動である。すなわち君主心臓に代わって、全体の臓腑作用に対して歩調のリズム指揮を取ることから、丞相に例えられている。また病を治療する時も、呼吸を正常に戻し気血水が調えば、他の生理にも波及して全体が調っていくことが『素問　靈蘭祕典論』に「肺者．相傅之官．治節出焉．」として述べられている。体表にある経穴を介して行われる鍼灸治療は、病人の呼吸が調うことを第1の目的にして行われるが、それは実際の臨床で病人自身が「息

が楽になった」と言われることと、太淵で診る脈でも遅数が調い、胃の気が増幅して潤い鎮痛することからも確証できる。

■ 肺は華蓋をなす

　肺臓は五臓の中で最も高い位置にあり『霊枢　師傳篇』に「肺爲之蓋.」と述べられている。物理的にモノには上から下に落ちる落体の法則があるように、口から摂取した飲食物は、この法則に従って身体の高い位置から、足の低い位置に従い落ちていくが、人の生命活動はこの法則に逆らって、下方から上方にモノを上げることである。つまり下方の足三経脈の肝臓、肝経脈は血を、腎臓、腎経脈は水を、脾臓、脾経脈は水穀をそれぞれ上方に上げて、上下の交流をなしている。これを代謝という。これに対し上焦にある二臓の、心臓は有形のモノを動かす力源、肺臓は無形のモノを動かす力源となることで、下方から上がってくるモノを全体に拡散させて均一化を図っている。さらに肺臓は六臓六腑の"蓋"として、上がってくるモノの上限となり、これより上方の脳にモノが必要以上に上がらないようにも作用する。

　例えると、鍋でモノを煮た場合、鍋その物が脾臓。鍋の具材を回すお玉が胃腑と四肢。具材を煮るための水が腎臓。火力調整が肝臓。火そのものが心臓。そして鍋の蓋が肺臓となる。つまり鍋でモノを煮た場合、蓋がなければ煮モノの水は皆水蒸気となって無くなってしまい、モノを煮ることがそれ以上できなくなってしまうという例でご理解をいただきたい。

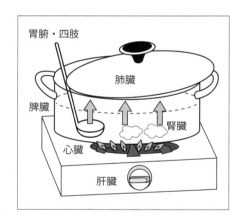

図5－1　生命代謝鍋

■ 肺は水の上限をなす

　生命代謝の鍋において、腎臓が管理する水に溶かされた水穀の精気は、肝臓の火力調節により煮出されて、水気（水蒸気）と陽気（湯気）に分けられるが、このシステムにおいて、肺臓は五臓の蓋の役割をなすので、蓋の内側に水滴となって付着した水滴が、支障がない程度に湿り気を与えれば、肺主の呼吸作用が

支障なく行える。しかし仮に火力が強過ぎた場合は、蓋の内側に多量の水滴が付着するので、肺臓が動くために多くの陽気が必要になり、陽気を供給する心臓に負担が生じ、心臓の拍動異常を診ることがある。これは"風邪による発熱時に動悸がする場合"で、その時病人の陽気が虚して水気が滞っていれば、さらに痰が生じて呼吸が苦しくなる。逆に火力が弱い場合は、下方から水滴が上がってこないので、肺臓の水が無くなり呼吸することができず、外部から人工的に肺を動かさなければ確実に亡くなる。つまり高齢者の老衰や極度の栄養失調で、代謝に必要な陰気が物質的にないために、生命維持に必要な温度に達しないので、水や血を上焦に上げられず、結果的に上焦二臓の心肺の陽気が高ぶり、心気亢進、呼吸困難に到る。このような場合は現在西洋医学で速やかに、陰気の水・血を点滴で直接体内に注入して救命している。

■ 肺は魄を蔵す

　『霊枢　順氣一日分爲四時篇』に「肺爲牝藏.」とあり、肝臓の雄臓と対照して書かれている。陰陽は"形と動き"の二つの言葉で置き換えられるように、形を担う肺臓と、動きを担う肝臓の二臓が、心臓・腎臓の生命維持の縦循環に対し、横に絡んで人間固有の感情表現をなしている。それは『霊枢　九鍼論篇』に「肺藏魄. 肝藏魂.」と述べられているように、その肝臓が担う魂は、無形であるから不滅で無くなることはないが、肺臓が担う魄は、形を有するモノであるために寿命の制限を受ける。すなわち寿命という時間制限枠で身体の形を保持する力が肺気で、これが虚して形の維持ができなくなった状態を死と呼ぶのである。この意味もふまえて『難経』には「肺気が滅した状態が死である」と述べられている。臨床で高齢者の圧迫骨折等を診た場合は、加齢により肺気が虚して、骨の形が維持できないことも原因の一つにあると考慮しなければならない。

■ 肺は気を管理する

　"気"を現代風に言い換えると"水と電気"になるが、古人は生命現象を考えた時に「身体は如何にして7割の水を隅々まで動かしているのか」が最大の関心事であった。その不可思議な現象を思考するのに、**当時はまだ存在さえ知られていない何かが水を動かしていると考え、その何かを細胞が帯びている"電気"にまで試行錯誤を重ねながらたどり着き、まだ「電気」という語句がなかったので、代わって「気」という語句で表現したのである**。これは科学により解明され

第5章　経脈論・病症門

た現在からすれば当たり前であるが、全く何もない時代に、観察と思考だけでここまで考えが到ったことは、驚嘆以上の何物でもなく、古人が高度な知識人であったことがこのことからも想像できる。その"気"を管理する臓器が肺臓で、それを『素問　調經論』に「肺藏氣.」と述べているが、その気の状況は、微細な感情の変化から、食中毒等のような明らかな原因の病まで、「すべて細胞内電解質の電気が乱れる」と現代科学で証明できるように、古典医学でも、これらの初期症状に「呼吸の乱れ」があることで「肺気腫」が証明できる。

■ 肺は皮毛に開く

臨床で"皮膚炎"の方は概ね呼吸障害、例えば喘息系の症状を見ることが多い。一般に火傷で皮膚の三分の二が焼けただれた場合は、呼吸困難で亡くなるといわれているように、皮膚は呼吸を担う側面も有している。それを『霊枢　九鍼論篇』には「皮者肺之合也.」と述べている。しかし皮膚は構成成分の膏の厚薄が、少陽樞機の作用により小刻みに調整され、発汗・排尿による排泄で身体の温度調整がされているので、呼吸だけの作用を担っているわけではない。臨床でよく見る臓腑の不調が、間接的に肺気の各作用に伝わって影響を与え、呼吸困難や皮膚炎の症状を引き起こさせることも多々あるので、その時々において弁別が必要である。

■ 肺は鼻に開く

人の起源を考える時には「生物の進化・発展過程において、水中で呼吸することを嫌った生物が、陸上で暮らし始めたモノにまで遡る」と過去に読んだ本の中にあった。これは幼児が、頭から水をかけられるのを恐れ嫌がることや、「水中では呼吸ができないから泳げない」といわれることからも分かるように、人は水中で呼吸ができないという理由から、本来は水を恐れる生命体である。その水中以外の空間でしかできない呼吸を担う臓器が肺臓で、腎臓とのペアで呼と吸の役割に分けて、生命維持作用としての呼吸を行っている。そして臨床で病人の年齢が幼い場合や、高齢で自己表現できない等の場合、その呼吸が支障なく行えているかは『霊枢　五閲五使篇』に「鼻者肺之官也.」と述べられているように、呼吸外器の鼻の様子で知ればよいが、鼻は陽明支配下でもあるので、四診合参して判断しなければならない。

2 大腸腑の生理

■ 大腸は伝道の官
　生体はモノを摂取・代謝させて体温を作り、排泄により解熱して生を全うするが、その時心臓・腎臓の根幹体温とは異なり、日常での筋発熱、発汗解熱のような短時間の体温調整をする腑が、胃腑の支配下にある大腸腑である。それを『素問　靈蘭祕典論』では「大腸者．傳道之官．變化出焉．」と述べている。そして表熱の体温調整は、表裏する肺臓に働きかけて腠里を開閉させることで表の解熱を行い、裏熱の体温調整は、大腸腑と同じ下焦に位置する水主腎臓の命令に従い排泄される。すなわち低体温で水が動かせず、体内に必要以上にあって浮腫を診る場合、腎臓は積極的に大腸腑を働かせて下痢、あるいは軟便傾向に到らせて正常な保水量に戻させる。また六淫の邪気が侵入して排除しなければいけない場合も、大腸腑は積極的に働かされて熱性下痢に到るが、この時は必要水も同時に排泄されるために、腹痛を伴うことが多いので、水分補給がなければ脱水症状になる。

■ 津液の津を管理する
　体内の水は津液と呼ばれ、大腸腑と小腸腑の二つの腑の管理下にある。これは生命維持代謝により作られる水であるが、このうち高純度の水を「液」といい、内臓の消化液や、血液、髄液等の体内維持に絶対不可欠な水を指して、小腸腑がその質・量を管理している。そして液として十分使った残りを「津」といい、内臓以外の日常的に不足しやすく乾きやすい涙や鼻水、関節を潤す水等を指して、大腸腑がその質・量を管理している。つまり臨床で最も多い渇きによる症状は、すべて、大腸腑管轄の津を起点に治療すればよい。

■ 経筋病を管理する
　陽明胃腑の支配下にある大腸腑は、体内温度を上昇させて余剰水気を乾燥させているので、過食で陽明胃火が過旺すれば、陽明腑異常になり乾燥力が強くなる。それは陽明が直接管理する筋・腱・靭帯の水気を乾かし過ぎて、引きつり・腱鞘炎・靭帯炎等の症状に到らせる。この場合も大腸腑に働きかけて、管理する津を正常に戻せば治療できる。

3 脾臓の生理

■ 脾胃は倉廩の官

　『素問　靈蘭祕典論』に「脾胃者．倉廩之官．五味出焉．」と述べられている。倉と廩はどちらも倉を意味し、脾臓・胃腑の土象は、口より摂取した形あるモノを受納・腐熟し、水穀の精微から五味に化して経脈に溶かす作用をなしている。そして経脈に溶かされた五味のうち酸味は木象・木経に作用し、苦味は火象・火経に作用し、甘味は土象・土経に作用し、辛味は金象・金経に作用し、鹹味は水象・水経にそれぞれ作用する。臨床で病人が「何を食べても味がない」という症状は、五味に化すために必要なモノが脾臓に入っていないのか、胃腑の陽気が虚してモノはあっても化せないのか、のどちらかであり、いずれにしても五味が正常に作られない場合、例えば酸味が正常に作られなければ、筋が緊張せず足では浮腫となる。辛味が正常に作られなければ、皮膚にある腠里が潤わず、皮膚が乾燥して痒みが生じる等、すべての病の源となり得るので、鍼灸各流派の多くは、最初に土象を治療することから行っているのである。

■ 脾は営気を蔵して管理する

　『靈枢　營氣篇』に「水穀が脾・胃に受納・腐熟されて營氣に化せられた後、肺より全身に流布される」と述べられているように、脈中を流れる営気も、脈外を流れる衛気も共にその源は、脾・胃の土象より作られる水穀の精微である。人体は大きく7割の溶媒である水と、非溶媒の膏・鹹の3種より作られると『内経』には書かれているが（この食穀より作られる水穀の精微が脾で作られず、土象に蔵されなくなれば）、それは即生命の危機に到る。『内経医学』は、「所謂老衰等の理由で、自ら食穀を体内に取り込めなくなった者は、生きることはできない」と生死を定義している。

■ 脾は緩衝作用をなす

　『内経医学』の養生思想はそれぞれの四季に適う生き方で、『素問　四氣調神大論』等で肝臓・心臓・肺臓・腎臓を春・夏・秋・冬に、脾臓を季節が変わる時の緩衝的役割「土用」に配当している。日本は周辺を海で囲まれ、かつ国土の中央を縦に山筋が通るために、昼夜でそれぞれに方向を変えて常に風が吹く国で、こ

の気象急変は即住人の身体生理に影響を及ぼしている。つまり温度や湿度等の気象状況が刻々と変わる気象変化に対して、身体はそれに対し小刻みに動いて対応する少陽と、身体を急激な変化から守る働きを担う土象の二系統で対応している。臨床で最も病人の訴えが多い少陽病症と土症は、変わる気象に対応できないことを原因とする。

■ 脾は湿を嫌う

脾臓は肺臓とともに六合理論では太陰に属す。そして陰経の開闔枢法則で、太陰は補給の役割を担うが、このうち太陰脾臓は、形あるモノを体内に取り込み化して源として、身体を弛緩させる働きを担っている。つまり脾臓はそれらのモノを貯蔵する倉であるがゆえに、水の流滞を表す湿が限度を超えて湿邪に変わった場合、それは脾臓の内も外も水が過剰になり、四肢の動きで温度を作っても、脾臓内外の水が捌けないので、『素問　藏氣法時論』で「脾苦濕.」、『素問　宣明五氣篇』で「脾惡濕.」というのである。また金元医学以降「湿熱」が考案され現在に到るが、これは湿が滞おり熱化した場合で、脾臓が含有する水が熱により乾かされることを指して、湿・熱共に嫌う意味で使われている。

■ 脾の統血作用

『中医学』に「脾は血液を統血して、血液を脈中に循行させ、外に溢れないようにする」と書かれているが、これは血管を構成する細胞膜、その細胞膜の厚薄を管理する少陽に対して、脾臓は具材としてのモノを供給することで関与する。正しくは「脾臓は血管の管理統制下にある血液が、その管の中をいつも同じ質と量で循行できるように、血管膜の維持に作用する」と改める。ちなみに血管と血脈は、管と脈の違いであるが、血脈は管のように通行の制約を受けることなく、脈中を血と気が動きを共にしていく流れをいうのである。

■ 脾は唇に開く

脾臓はマクロ的には、口唇より肛門までの消化管を指すので、この間の出来事は管の始まりの口か、終わりの肛門のどちらかに異常の信号としての病症を表す。いずれも多くは糜爛、潰瘍、出血等動きを管理する陽明熱症を呈すので、これに対し瀉火の治療を講じるが、必ず表裏する脾陰気が虚して、陽明に対してバックアップできていないことを考慮しなければならない。

4 胃腑の生理

■ 胃は受納を管理する

　『傷寒明理論　潮熱』に「陽明居中土也．萬物所帰無所復傳．蓋邪気入胃．謂之入腑．腑之為言聚也．若腑庫之腑焉．邪気入於胃．而不復傳．邪気鬱而為実熱．」と書かれているように、胃腑は口から摂取したモノはもちろんのこと、邪気に到るモノまで、すべてを聚める腑・水穀の海をなすのである。この成無已の言は、胃火の瀉法を中心に組まないと成り立たない現在の臨床に不可欠な論である。余談で金元医学を受けて曲直瀬道三以降、内藤希哲や吉益東洞等を世に輩出して、日本漢方が古方中心に到る歴史の中で、その処方や配穴を見ると、現在と同様、胃火を中心に診ていたことがうかがえる。

■ 胃は腐熟させて体温の源となる

　胃腑はすべてのモノを取り込む腑であるがゆえに、心臓・腎臓の生命維持循環とは別に、補食により体温を産出して六府に供給することで、生命維持活動を担うため「後天の元気」と呼ばれる。つまり心臓・腎臓の「先天の元気」とは異なり、胃火が旺気して六府が有す水を乾かして不足させるか、旺気せず六府の水が代謝できずに溢れて浮腫かは、脾蔵の陰気、つまり体内に何を入れて血に溶かすかの食事情に左右される。日々の臨床で医家が食事指導を適切に行い、病人も確実に実行しなければ、合理的な治療による最短の良い結果にならないのはこのためである。

■ 胃は大倉の腑をなす

　一般に高温多湿よりも低温乾燥した状態のほうが食事はしやすい。『霊枢腸論』の「胃者．大倉」は、胃腑は大きな倉の低温乾燥した状態が最もよく働けることを述べている。つまり『素問　靈蘭祕典論』の「脾胃者．倉廩之官．」は、脾臓は食穀の陰気を貯蔵する意味が強い倉廩で、胃腑は最も受納の腑として機能する倉廩内の湿温について述べている。このことも陽明腑・経脈の身体の乾燥を管理する生理と一致する。

■ 土象は四肢を管理する

　肺臓の生理でも述べたように東洋医学の生理は"鍋の煮物"で例えて考えるが、"お玉"に相当するのは、胃腑の熱と四肢の動きである。これは鍋でモノを煮る時にかき混ぜなければ、味の分配・拡散が行えず良い煮物が作られないばかりか、鍋の底でモノが焦げて変質するように、お玉による適度な"かき混ぜ"いわゆる"四肢運動"がなければ、鍋釜に相当する"脾臓"にモノが入らない不食の病が発症する。脾臓は陰中の至陰と呼ばれ、脾臓に陽気はないので、陽明胃腑の熱による腐熟と四肢の動きによる陽気の産出なしに、脾臓の生理は存在しない。臨床で最も多い四肢の病の原因の一つには、発病以前に過食等の理由で、脾臓にモノを溜め込み過ぎて動かせなくなったと考えて治療する。

5　心臓の生理

■ 心は君主の官

　『素問　靈蘭祕典論』に「心者．君主之官也．神明出焉．」とある。現代医学でも心臓拍動の自動性については筋原説と神経原説の二通りあり、確立されていない。分かっているのは心臓を取り出しても、神経を切断しても、しばらくは収縮と弛緩を繰り返す事実である。東洋医学では心臓の自働性の理由を、心臓が含有する陽気に因るとして説明する。六腑は脾臓が含有する陰気が、四肢・胃腑の動きにより作られる陽気を受けて起動するが、五臓は男女の陰陽両気が交会し、受胎と同時に心臓の陽気が動いて始まる循環を起動の源とし、生命誕生の準備が始まる。つまり心臓は後天の胃腑の陽気が供給される前から、自主的に動いているのであるが、その具体的な源は西洋医学と同様、不明で、古人はその理由を「神」とした。このように述べると「東洋医学は科学的根拠がないから」と現代医家に一笑に付されるが、東洋医学側から見ると「生死を論議する哲学思慮が足りない者とは話にならない」となる。いずれにしても心臓は自主的に生から死までの寿命間、他の臓腑の影響を受けず動くので君主と呼ばれるのである。

■ 心は血脈を管理する

　血は胃腑で精穀を源として作られて脈中に流出し、肝臓で血の質と量が管理されかつ貯蔵される。そして全身に流布される血脈の速さと圧力は、心臓により管

理されている。具体的には筋主木象による血管の内径調節で、木象が旺気すれば、血管に影響を及ぼす筋は緊張して脈速は速くなり、圧力が強くなる身体箇所も発生する。また木象が旺気しなければ、同様に筋は弛緩して脈速は遅くなる。これは五行法則では木生火と呼ばれる。また木剋土と火生土の法則による胃腑への影響も、心肝胃の三臓腑により作られる血に支障を及ぼすこともある。

■ 心は舌に開いて言を管理する

『霊枢　脈度篇』に「心氣通于舌．心和則舌能知五味矣．」『霊枢　五閲五使篇』に「舌者心之官也．心病者．舌卷短顴赤．」と述べられ、舌には二つの生理があることを意味するが、どちらも感覚器としての舌について述べている。一つは心気が和であれば五味の分別が可能であること、二つには心が病めば舌卷する、短縮舌や弄舌になり言葉を発することができないことである。古典医学で舌診は『傷寒論』に少し記載がある程度で、最近の中医学で書かれているような詳しい記載はない。書かれていることの正誤は不明だが、愚木は臨床で舌を診ることはあまり行わない。理由は舌を診なくても、他の診察で十分認識できるからである。舌は『内経』で述べられているように、心の様子を反映する箇所で、五味を味わう感覚器であり、"思い"を言葉にする時に使うための微妙なツールであるから、たとえ診察の場合でも、口を開いて体外に舌出させることが再々あってはならない。生体は常に体水の質・量の維持をする目的で動いているために、どこであっても乾燥して渇くことを最も嫌う。

■ 心は熱を嫌う

心臓は陽気を産出する源であるから長夏の頃を嫌う。それは例えば心臓病の薬を飲まれている方と、肝臓病や糖尿病等で薬を飲まれている方が、真夏の炎天下の昼食に酒を飲んでゴルフをした時に、急性心不全で倒れる方は、心臓を病んでいる方が多いことでも証明される。つまり心臓は身体内・外を問わず熱の変化を嫌う臓器であるが、内外環境が変わり温度が上昇・下向しても、心拍動数を増すことでしか表現できない。すなわち寒冷期は心拍数が増加して循環速度が速くなり温まるので、比較的病にはなりにくいが、酷暑期に心拍数が増加して循環速度が速くなれば体内温度が上昇し、細胞内の水が発汗や蒸泄により不足して雑多な症状を表す。この時血中の水が不足すれば、血管の狭小個所で梗塞が発症したり、火邪が心臓に直接侵入する熱中に到る。このように到らせないために鍼灸師

は、夏期は特に胃の気を中心に診なければいけないが、仮に脈弦数で胃の気が虚していれば、火邪が勝っていることを表すので、右経陰経穴に補法を行い、体内へ補水をしなければならない。また脈濡で尺中に脈が溢れて寸口脈に到らない脈を診れば、水を飲み過ぎて溢れて捌けず、心臓に負担がかかっているので、三焦・膀胱の陽気を高めて利尿か発汗させるとよい。

6 小腸腑の生理

■ 小腸は受盛の官

　『素問　靈蘭祕典論』に「小腸者．受盛之官．化物出焉．」と述べられているように、古人は身体を流れ灌漑する水を津液と呼び、小腸腑がこれを管理すると考えたが、このうち血液、リンパ液、髄液等の「液」が付くモノは、小腸腑がその質・量・速さ等の一切の管理を、また涙、鼻水、唾等の「液」が付かない「津」の分泌状況は、大腸腑が一元管理すると述べている。このように小腸腑・大腸腑は、脾臓・胃腑で消化されて純度が高いモノから順番に、根幹の組織に到らせるように脈中を循環させている。そして小腸腑で必要量を摂取して確保した残りの水が、末端の組織に到って灌漑している。この生理のゆえに経脈でも心経脈と表裏をなして、少陰君主の心臓病や心経脈の、是動病や所生病の病症を診た時に、小腸経脈の経穴に補瀉の鍼灸術を行えば、それらの現症が軽減・消失するのは、脈中の液に直接働きかけて質・量が変わり、具体的には排尿させて、同時に飲水を望ませるからである。またこれらの効果を導かせる経脈であるから、逆効果の症状悪化の可能性も同等にあるので、鍼灸師は認識して術を施さなければならない。

7 腎臓の生理

■ 腎は作強の官

　『素問　靈蘭祕典論』に「腎者．作強之官．伎巧出焉．」と述べられているが、この「作強之官．伎巧出焉．」は、身体は腎臓の働きに左右されて作られ、すべては腎臓が蔵する水の変化により決定されるとの意味である。『字源』に「腎は

君臣に額付いて仕える臓器」とある。このことからも腎臓は君臣・心臓の働きを常にバックアップして支えている。心臓は何事に左右されることなく自主独立で動く臓器で、寒邪と暑邪では、心臓以外は身体細胞のベクトルは逆になるが、心臓は外邪の侵入でも、内因の邪気によるものでも、心臓の拍動数を上昇させて異常を知らせる。つまり体内異常はことごとく心拍動の上昇を見るので、心臓内体温は常に高温となって正常温度を超えるごとに、腎臓は経脈を通して補水のバックアップを行い、心臓を冷却させて恒常性を図っているのである。

■ 腎は精水を蔵す

科学が古代ギリシャから始まったといわれるのは、太陽や星の正確な運行、四季の移ろいを通じて、その神秘性に驚嘆したことに端を発し、自然現象を見ることで、知的好奇心から素朴な疑念が湧き起こり、その疑念を払拭すべく「学んだ」からであり、モノの究極原理のアルケーは何かを探求したからである。具体的にタレスは「万物の根源は水である」、アナクシメネスは「万物の根源は空気である」、ヘラクレイトスは「万物の根源は火である」、エンペドクレスは「万物は四元素の結合と分離により消滅と生成する」、デモクリトスは「万物は原子の結合と分離により成る」、ピュタゴラスはモノの根本原理を材質ではなく比率や割合に求め「万物の根源は数である」、とそれぞれ主張している。

その中の一人タレスは「すべてのモノが水から生じて水へと滅び、生成して消滅する間、すなわち様々の諸事物がモノとして存在している間も、その中で水は残り続ける」と述べている。これは『内経医学』で『素問　上古天眞論』「腎者主水．水爲陰．」、『素問　陰陽應象大論』「水火者陰陽之徴兆也．」、『素問　逆調論』「腎者水也．」と述べられている内容と符合する。このことは時と所を越えて**「モノの究極的本源は一体何か、人はあるいは生物は一体どこから生まれどこに行くのか、生命体は一体何からどのように生まれたのか」**という**究極的な命題、アルケーを水に求めていた人々がいる**という事実である。その水を人体では腎臓が管理するのであるから、この臓器の広義の重要性がさらに理解できる。

■ 腎は命門の火を蔵す

生命の誕生は雌雄それぞれの水が融合することを起源とし、その融合水を核として、その後分裂を繰り返して誕生する。その時の最初に核となった水は腎臓に保持される。水は通常、位置の高いところから低いところに流れる法則がある

が、この法則に反し、少しだが下から上に水が上がる現象がある。それは雨で例えると、地面に落ちた水の跳ね返りである。この跳ね返りに相当する下から上へのベクトルを『難経』では「命門の火」と述べている。すなわち身体の高い位置にある口から摂取し、低い位置にある器官より排泄することを専らの働きとする腎臓にあって、唯一下方の腎臓より上方の心臓に向け、水気を上げて交流するベクトルであり、これがなければ心臓・腎臓の交流がなされないことによる各症状が出現する。この本来の水が持つベクトルに反する働きを父母から譲り受けることで、哲学でいう「矛盾する生」が始まる。つまりこの火の強さこそが元気の象徴であるから、年齢が若ければ当然火力も強いので、心臓・腎臓の交流も活発に行われ、陰陽それぞれの過不足が解消されるが、年齢が到れば火力も弱くなるので、心臓・腎臓の交流が活発に行われないために陰陽不交流となる。越人がこの意図で述べたとすれば、張景岳の『左腎水・右命門論』は意を得ていない。

　哲学：現象を超越した背後にある真実を探求する学問である形而上学の「哲学」を体系化した。プラトンはその著述の中で「実在とは何か」について「イデアは、モノの本質を超越したところにある」と、可滅的な現実世界と永遠な理想界の二元世界（形而上世界と形而下世界）を分離させて考え、「形のない世界にこそ真実の世界がある」と述べている。

■ 腎の生成・盛衰・成長の基をなす

　水は固有の形を有さず容器により変化するので、身体の成長と衰退といった変化に速やかに対応できる。また溶媒として用いられることからも、水に対し融解するか否かで、水と膏を分離して活用するなど、さまざまな用途で使われている。このような性格を有す水の管理も腎臓が行っている。それは生命代謝により消耗される水に対して、常に一定の質と量を提供して維持する働きで、具体的には排尿と欲飲を本能に訴えて、循環の基本を守っていることである。つまり心臓の産熱に対し、常に清熱の拮抗関係の働きを有すことで、体温の恒常性が維持されている。仮にこの働きが少しでも衰えた場合、身体各所で細胞・組織の体温が一定されないことにより、水の流れに乱れが生じてさまざまな症状が発生する。

■ 腎は二便を管理する

　生体の有形物を排泄する方法は排便・排尿・発汗の三種、無形物を発散する方法は発声・造形・動作の三態である。そして有形物の排泄作用は腎臓により管

されているが、その生理に着目し治療手段を構築して書かれたのが『傷寒論』である。これには六淫の邪が侵入した場合の生理的症状反応と、侵入した邪の種類と、体内滞留時間による合理的な三種の排泄方法が述べられているが、その前提になるのは、腎臓が正常に機能して排泄作用が可能である場合である。『傷寒論・少陰病』で四逆湯系の投薬を用いて陽気を回復させているのは、腎臓が正常に働くための最低限の陽気を与えて、排泄機能を回復させ、上から下に落ちる水のベクトルを正常に戻すことで、水の質・量を一定にしてから疾病を治そうとする張仲景の意図である。

■ 腎は骨を管理して、その華は髪に開く

『素問　六節藏象論』に「腎者．主蟄封藏之本．精之處也．其華在髮．其充在骨．」と述べられて、他にも腎臓と骨の関係を表す文章が『内経』には多数記載されている。古人が生体を観察して構成する物質を考えた末に、生体は水・膏・鹹の三種により作られているとの結論にたどり着いた。このうち水と膏は、溶媒である水に対して融解する水穀、融解しない膏で分けたが、まだ骨成分のCaが分からない時代で、焼け残った骨を見た時に、熱を加えても消滅しないモノで身体は作られていることを知ったのだろう。それが腎臓が管理する鹹で、「鹹生腎．腎生骨髓．」と『素問　陰陽應象大論』で述べている文意である。また髪は『素問　上古天眞論』に「女子七歳．腎氣盛．齒更髮長．四七筋骨堅．髮長極．」等と、年齢と髪の様子が述べられているように、腎気の様子は髪が含む水気の程度（艶）に現れると述べている。臨床で確認していただきたい。

8　膀胱腑の生理

■ 膀胱は州都の官

膀胱の形態は『十四経発揮』に「水分の高さで小腸の下口と膀胱の上口が接する」、『十四経発揮和解』に「その小腸の下口と膀胱の上口の間に蘭門があって、微細だが間隙がある。その間隙に水が溜まり気化して膀胱に滲入する」と記述があるように、どの場所からでも膀胱内に水が滲み込めるように、体外に排泄する下口はあるが上口はないのである。そして『素問　靈蘭祕典論』に「膀胱者．州都之官．津液藏焉．氣化則能出矣．」とあるのは、「州都」はモノを集める場所の

意味であるから、身体の最も低い位置にあって、身体の水をことごとくこの場所に集め、その水に陽気を加えて脈外を循らせる衛気に気化して、活用する生理を述べているのである。

9 肝臓の生理

■ 肝は将軍の官

『素問　靈蘭祕典論』に「肝者．將軍之官．謀慮出焉．」と述べられている。肝は下焦にあって上焦の肺と陰陽関係にあり"動"をもって宜しとする。それは『素問　陰陽應象大論』で「東方生風．風生木．木生酸．酸生肝．肝生筋．」と述べているように、自然のモチーフで"変化"を表す"風"により生じさせられる肝臓は、内外因により変化する体内環境を安定にすべく、常に謀慮を働かせて過不足に対して動いているがゆえに、肝臓・肝経脈は六合理論では、陰が欠絶して陽満する句の「厥陰」が名付けられている。そして陰性の血を蔵して、本来は最も動きが遅いにもかかわらず、経脈で表裏する少陽胆経脈に命じ、変化に素早く対応させて動かす陽の性格であることから、陰中の陽臓といわれている。

■ 肝は血を蔵す

血は『霊枢　決氣篇』で「中焦受氣取汁．變化而赤．是謂血．」と述べられているように、摂取したモノが中焦・土象の臓腑の働きで、水穀の精微に化され変化したモノであるが『素問　調經論』『霊枢　本神篇』に「肝藏血」と述べられても、「肝藏血液」とも「肝藏血氣」とも述べられていないのは、作られる一切の血液・血気ともに肝臓に蔵されるからである。これは西洋医学でも述べられている肝臓生理と符合する。そしてさらに東洋医学では、心臓・胃腑とともに血中の水・膏の管理を行っているとも解釈する。臨床で血中のコレステロール値が高い方を多く診るが、その場合は肝臓の清浄作用が何かの理由で機能低下したからで、足少陽胆経脈の是動病・所生病症を表すことが多い。愚木は、**左絶骨穴**に灸を施し血中の膏を燃焼させて治療している。また中焦で作られる血質が不良で肝臓の蔵血が熱を含み、瘀血症状を見る場合も大変多いが、その時は肝経脈や脾経脈に補瀉法を行い対処している。

■ 肝は風を管理する

　太陽病中風症に対し湯液では『傷寒論治』に従い、桂枝湯で表の陽気を高め、腠里を開いて邪気を追い出して対処するが、鍼灸で治療する場合は『霊枢論治』に従い、左右の木経少陽経脈に補瀉法を行い対処する。その病理は風邪に中り、表の衛陽気が虚して、陰陽の均衡が崩れたことで、身体の動きを管理する木経の少陽経脈に変化が生じたので、**左足少陽経脈の原穴・丘墟**に補法を行い、風邪に対応できず発生した変調を正常に戻せばよい。それにより**右肺兪**の微汗あるいは排尿を催せば、衛陽気が復元して邪気を追い出す治療ができたことになる。しかし治療の時期を失って間違えば、風邪による身体変化はさらに大きくなり、終には肝臓にまで邪気が到るようになる。

■ 肝は筋を管理する

　筋は陽的には自主的に産熱する源として陽明支配であるが、陰的には筋中に含まれる血を管理する厥陰肝の支配も受ける。臨床で最も多く訴えられる「引きつる」症状は、この陽明と厥陰肝の二方向から対処する。具体的に運動不足で引きつる場合は、厥陰肝が管理する血に、運動により放熱されるはずの熱が蓄されて、血液・血管に熱が伝わり血中の水を不足させ、その不足を補うために経脈走行する筋から水気を奪い、結果筋が乾かされて発症する。また運動中に発汗して引きつる場合は、運動により筋に熱が蓄されて、その筋中を走行する経脈・血脈に熱が伝わり、発汗による一時的・局所的脱水とも合わせて、結果、血中の水が乾かされて発症する。これは骨格筋以外にも心筋や内臓筋すべての筋肉で当てはまる病機である。臨床で確認していただきたい。

■ 肝は感情を管理する

　古人が描いた肝臓図の楡の一枚一枚の葉は、怒・喜・思・憂・悲・恐・驚の7感情を表している。そして肝臓が管理する"動き"すなわち身体内・外を変化させたことを表す比喩の"風が吹いて"、楡の葉が揺れ動かされれば、感情が作られると考えたのである。日常で例えば飲酒が過ぎた方等を観察すると、過酒により心・胃・肝の三臓腑が共同管理する血が熱を持ち、時間経過とともに肝臓に蓄熱すると酔人は、意味不明の言語を発し感情が入り乱れる様相を呈する。この現象などは肝臓の楡の葉と葉が、血熱の風により動かされた事例と考える。この事例は臨床で診る同種の疾病治療に応用される。

■ 肝は目に開く

　西洋医師に「人が物を見るのは、どのようにして見るのか」を尋ねると、おそらく「目から入った情報が視神経を経て大脳皮質の…」と答えられると思うが、古典医書には「すべての感覚器から入った形のないモノは、それぞれの感覚器にある水を動かし、その波動が経脈に伝わり脳を経て心臓が判断する」と述べられている。それら感覚器のうち視力を担う肝臓は、水晶体の厚薄を虹彩の乾湿調節により管理し、眼球を小刻みに動かして明暗調節をしている。ただし目は『霊枢　邪氣藏府病形篇』に「十二經脉．三百六十五絡．其血氣皆上于面．而走空竅．其精陽氣．上走於目．而爲睛．」とあるように、十二経脈、三百六十五絡は、何かの形で目にかかわるので、肝臓に限ることではないが、熱に弱い脆弱な感覚器であることは確かであるから、目病を治療する時は補水と冷却が主な治療になる。

10 膽腑の生理

■ 膽は中正の官

　『素問　靈蘭祕典論』に「膽者．中正之官．決斷出焉．」『霊枢　根結篇』に「太陽爲開．陽明爲闔．少陽爲樞．」と述べられているように、少陽は小刻みに動いて内外の相火に対応し、膏を原料とする膜の浸透圧を調節して、モノの出入を太陽、陽明に命じて微調節をさせていることから、少陽樞機と呼ばれて戸の蝶番に例えられる。つまり少陽経脈は太陽経脈と陽明経脈の真中にあって、それぞれの経脈に常に指示を与えて調整する作用から「中正之官」なのである。

■ 膽は奇恒の府である

　『素問　五臟別論』に「腦髓骨脉膽女子胞．此六者．地氣之所生也．皆藏於陰而象於地．故藏而不寫．名曰奇恒之府．」と述べられている。そもそも五臓は精気を蔵し、かつそれらを漏らさないように無形の五志で満ちてはいるが、有形のモノがつまっているのではないので、臓は「満ちる」ことはあっても「実」にはならない。六腑はモノを伝化して蔵すことができず、有形のモノが溜まって実になることはあっても、無形の五志のようなモノが満ちるということはないので、腑はモノが溜まる「実」になっても志が「満ちる」ことはない。しかし膽も含まれる奇恒の六府（脳・髄・骨・脈・胆・女子胞）は、腑の形状をしながら腑的機

第5章　経脈論・病症門

能をせず、臟的機能の陰気を蔵して瀉されることはないため、このような呼称を受けるのである。

■ 膏を管理する

　古人が身体を構成すると考えた三要素、水・膏・鹹の一つである膏は、代謝機能が向上して体温が上がれば、融解・液状化して体温の熱源になる。また代謝機能が低下して体温が下がれば、固形化して身体を構成する役割を担う。このように体温変動で形を変えることができるモノを膏と称する。さらにこの物質は人体の七割を占める水において、組織や器官の区別をする"仕切りの役割"と同時に、仕切った組織や器官の中にモノを入れるのか、あるいはそれらからモノを出すのかのツールとしても使われる。その膜に対しての出入の「決断出焉.」を常にする働きを少陽枢機という。そしてその枢機が失調すれば、膏膜の厚薄が調節できなくなり疾患となる。例えば膏膜が薄くなって血管内径が広くなり、血液流行量が増えれば、膜が薄くなった箇所が破れて出血することもある。また逆に膏膜が厚くなって血管内径が狭くなれば、高血圧、高コレステロール症を見ることもある。その場合は少陽枢機の乱れた理由を求めて回復させ、少陽相火の働きを正常に機能させれば、膏が燃焼して膜が薄くなり、結果細胞や組織内からモノが排除されて尿量が増し、同時に血圧もコレステロール値も共に下がる。

11　心胞の生理

■ 膻中は臣使の官

　『霊枢　邪客篇』に「心臓は五藏六府の大主であり、精神が宿るところでしかも堅固の臓器なので、邪気は容易には侵入しないが、仮に心臓が邪気に侵されるようなことがあれば、心が蔵す神が壊れ亡くなる。そのようなことがないように、心を侵す可能性がある内外因の邪気は、心臓の外囲にある「心之包絡」が邪気を受ける。それを心主之脉と呼ぶ」と述べられている。それは『素問　靈蘭祕典論』に「膻中者．臣使之官．喜樂出焉．」、『霊枢　脹論』に「膻中者．心主之宮城也．」とも記載されている。この心之包絡は有形か無形かについては、滑伯仁が『十四経発揮』で「心之包絡は有形である」と述べるまでは『難経』説に従い、無形と考えられていた。

その無形論の根拠は『難経』に「手少陰脈と心主脈は別脈で、心包絡と三焦は名前はあっても形状はない」と述べられているように、越人の時代には心包絡の臓はなく、三焦と共に相火の象（かたち）、相火の流行通路として考察が進められている。これは『難経』以前の『素問』『霊枢』の「心は神明の府で君火を為し、腎と相済することで身体の温度調節を行う」という論から発展したものである。つまり「心臓‐腎臓の君火を通す脈」のほかに、その外衛として「心包‐三焦の相火を通す脈」を作る必要性から生まれた論理である。その後滑伯仁により「心包は心を包む膏の膜である」とする心包有形論が発表されるまで、心包は形而上の物として扱われている。では滑伯仁はどの観点から心包は膏の膜であるとする理論を述べたのだろうか。

　古人は心を体温の源であり、かつ循環させる臓腑であると認識して火で表わした。つまり生命活動を営むために、モノを燃焼させて火を作っている心臓は、この火を常に一定にさせる理由から周囲に膏を配し、火はこの膏に浸かった状態で燃焼して、体温を供給していると考えた。そしてその心臓を浸けている膏を「心包膜」と定義したのである。身体を構成する物質は、水に溶けるか溶けないかで大別され、溶ける・溶かされるモノは、液化して脈中を流行し、溶けない・溶かされないモノは、脈外で身体を形作るモノになる。あるいは水の冷却作用とは逆の温める作用をなして、体温を作る助を担う。このように膏は、七割を占める水とは逆の作用をなすモノであり、膜という形態で身体を構成している。

■ 補足：君火と相火

　『張景岳』は「君火と相火をランプやストーブに例え、ランプやストーブは下方に溜めている油を燃やして火を灯し、明るく光って周囲を照らして暖かくする、この時ランプやストーブの火が君火で、下方にある油が相火である。この火は油が燃えたことで作られるモノで、それにより光や暖かさが作られるが、油がなければ火は作られない。また油はそれだけでは周辺を明るくすることも、暖かくすることもなく、火に変えられてこそ役目を果たす。これを人身に置き換えると、君火は身体の高いところにあって心臓に位置し、相火は身体の低いところ腎にあって三焦の元気をなしている。また相火は封建制でいう丞相の位に相当する。つまり丞相（相火）は君主の命令がなければ動くことはできないので、まず君火を蔵する心臓が、事物を感じて相火に対して命令を発し、その令を受けて相火は事物に対応する、相火には自ら動く意志はなく、ただ君火の令を待ってい

る。相火は動じた時にだけ存在感を現わす火である」と述べている。
　このようにランプの明るさや、ストーブの暖かさというものを生み出すことが君火の目的であり、それに対し人が明るさを求めてランプを点け、暖かさを求めてストーブを点ける目的を果たす手段が相火である。君火は生きる目的の火で少陰心臓が宿す。相火はどのように生きるかの手段の火で、少陰腎臓が宿すのである。

12 三焦の生理

　東洋医学の全体思想は広義の三焦論で「分けられない身体を理解するためにあえて経脈や臓腑に分けての考察手法を取るが、しかし本来身体はこれらの集合体ではなく、全体としての働きも生じる」と考える全体論である。そして三焦を理解するのに、水の流れに着目して論理化した『内経』と、相火に着目して論理化した『難経』によって有形無形論が存在する。

■ 三焦有形論
　　　『素問　靈蘭祕典論』「三焦者．決瀆之官．水道出焉．」
　『霊枢　本輸篇』に「三焦者．中瀆之府也．水道出焉．屬膀胱．」、『霊枢　邪氣藏府病形篇』に「三焦病者．腹氣滿．小腹尤堅．不得小便．窘急．溢則水．留即爲脹．」と述べられていることから『内経』は三焦を通利水道として位置付けているために、病症も「腹滿．小腹堅．不得小便．」を見ると述べている。この生理から上肢三焦経脈も体幹三焦経脈も、すべて相火に対し相剋作用の経脈生理を有して走行する。具体的には
- 体幹三焦経脈が胸部で心包絡脈と会して膈を下り、腹部で中・下焦の腹部募穴を流注するのは、膜の厚薄を調整する少陽経脈の側面のためである。すなわち胸腔腹腔を万遍なく流注してそれぞれの膜の厚薄を調節し、内の漿液を膀胱に送って臓腑の代謝熱を胸腹部側から冷ましている。これは必要なモノを口と鼻より摂取して胃中（中脘）に納め代謝し、余剰物を体外に排泄する過程で、代謝により生じる無機質な熱の一部が、**中脘**から背部に放散されて三焦相火の基になる熱源にしている。つまり胃中で食穀が代謝されて督脈上に放熱され『内経医学』の有形の三焦として機能させるのである。

- 上肢三焦経脈は、①三焦経脈を流行する水気により小腸経脈を冷却する。②小腸経脈が溢れた場合は三焦経に流れる。つまり小腸経脈と三焦経脈は火水の相対経脈で三焦経脈が上肢と、膀胱経脈第4支脈の二部位において流注して四肢における気血の流行に貢献している。
- 正常な状態の心包絡脈は、火経ゆえに流注部位の筋肉は常に緊張状態にあり、三焦経脈は心包絡脈に相対して水による調節を行い、心包の高ぶりを抑える水経ゆえに常に弛緩状態にある。

このように三焦を少陽のカテゴリーにおいて、相火による水気の調整をする作用との形而上の役割を与え、かつ形而下では経脈流注でその働きを証明しているのである。

■ 三焦無形論

『難経』「三焦者．水穀之道路．氣之所終始也．」

このことを認識して越人は、広義的には体内に入ったモノが気化して、絶え間なく流れ行く胃の気にスポットを当てて考察し、狭義的には水穀が体内で気化して上焦にあれば宗気、中焦にあれば栄気、下焦にあれば衛気であると解釈している。さらに「三焦は誕生して穀を食した時に生じ、臨終してこの世を辞す時に消滅するモノである」とも述べている。すなわち三焦は腎に宿る有形の相火と、各臓で働かせる無形の相火の作用で、働かせるところ（上焦、中焦、下焦）により作用する形態が分かれて、臓器の原動力となり、この作用力が体液（水）を行らせる三焦の陽気である。マクロ的に生体は常に同じ速さ、同じ質、同じ量で循環して正しく円（正常な形）が描かれている限りにおいては病気にはならないが、その円が楕円になると病気になる。三焦の陽気はそのような円を維持する作用をなす力のことである。

13 是動則病及び所生病の整理

太陰肺之脈

是動則病	肺脹満		膨膨然而喘		缺盆中痛		甚則交両手而此謂臂厥
是主肺所生病	咳	上気	喘	喝	煩心		胸満
	臑臂内前廉痛		厥			掌中熱	
気盛有余	則肩背痛		風寒	汗出	中風		小便数而欠
気虚	則肩背痛	寒	少気不足以息	溺色変（一云、卒遺失無度）為此諸病			

手太陰之別其病

実則	手兌骨掌熱	
虚則	欠	小便遺数

手太陰之筋其病

其病。当所過者	支転筋痛		
甚成	息賁	脇急	吐血

手陽明大腸之脈

是動則病	歯痛		頬腫	
是主津液所生病	目黄	口乾	鼽	喉痺
	肩　前臑痛者　大指　次指痛不用			
気盛有余則	当脈所過者熱腫			
虚則	寒慄不復			

手陽明之別其病

実則	歯	耳聾
虚則	歯寒	痺鬲

手陽明之筋其病

其。当所過者	支（下有痛字。及字）	転筋痛	肩不挙	頸不可左右視

足陽明胃之脈

是動則病	凄凄然振寒	善伸数欠		顔黒		腹脹
	病至則	悪人与火聞木音則　然驚心欲動独閉戸塞而処				
	甚則	欲上高而歌棄衣而走賁響　是為骭厥（一作骬）。				
是血所生病	狂（一作瘧）	温淫汗出		衄		口唇緊
	頸腫	喉痺		大腹水腫		膝臏痛
	循　膺乳　気街　股伏兎　外廉　足上　皆痛　中指不用					
気盛	則身以前皆熱			其有余于胃則　消穀善飢溺色黄		
気不足	則身以前皆寒			慄胃中寒則　脹満		

足陽明之別其病

気逆則	喉痺卒
実則	顛狂
虚則足不収	脛枯

足陽明之筋其病

足中指支	脛転筋	脚跳堅	伏兎転筋	髀前腫
疝	腹筋乃急	引缺盆及頬	卒口僻	急者目不合
熱則筋〈経〉	弛縦不勝	目不開	頬筋有寒則急	引頬移口
有熱則筋弛縦		[緩] 不勝収		故僻

足太陰脾之脈

是動則病	舌本強		食則嘔	胃痛	腹脹	善噫
	得後与気則快然如衰			身体皆重		
是主脾所病	舌本痛	体不能動揺	食不下	煩心	心下急	寒瘧
	溏泄	水閉	黄疸	不能食	唇青	強立
	股膝内腫痛厥			足大指不用		

足太陰之別其病

厥気上逆則	霍乱
実則	腸中切痛
虚則	鼓脹

足太陰之筋其病

足大指支	内踝痛	転筋	内輔骨痛	陰股引髀而痛
陰器紐痛		上臍両脇痛		膺中脊内痛

第5章　経脈論・病症門

手少陰心之脈

是動則病	乾	心痛	渴而欲飲	是為臂厥
是主心所生病	目黄	掌中熱痛	脇満痛	臑臂内後廉痛	厥

手少陰之別其病

実則	支膈
虚則	不能言

手心主之筋其病

病当所過者	支転	筋痛
内急	心承伏梁	下為肘綱

手太陽小腸之脈

是動則病	痛	頷腫	不可以顧	肩似抜	臑似折
是主液所生病	耳聾		頰腫		目黄
	頸 頷 肩 臑 肘 臂 外後廉痛				

手太陽之別其病

実則	節弛肘廃
虚則	生肬	小者如指痂疥

手太陽之筋其病

頸腫	循臂陰	入腋下	腋下痛	腋後廉痛	繞肩胛
引頸而痛	応耳中鳴	痛引頷	目瞑良久乃能視	頸筋急	則為筋痿
小指及肘内兌骨後廉痛					

足太陽膀胱之脈

是動則病	腫頭痛	目似脱	項似抜	脊腰似折
	不可以曲	膕如結如裂	是為踝厥	
是主筋所生病	痔	瘧	狂	癲疾
	頭項頸間痛	目黄	涙出	衄
	項 背 腰 尻 膕 脚皆痛、小指不用手			

足太陽之別其病

実則	窒鼻（一云、窒）	頭背痛
虚則	衄	

足太陽之筋其病

小指支	踵跟痛（一作小指支、踵痛）	膕攣急	脊反折	項筋急
肩不挙	缺盆中紐痛	腋支	不可左右揺	

足少陰腎之脈

是動則病	飢不欲食		面黒如炭色		咳唾則有血		喝喝而喘（一作喉鳴）
	坐而欲起		目無所見		心如懸		若飢状。是為骨厥
是主腎所生病	口熱	上気乾及痛		咽腫	舌乾	煩心	心痛
	黄疸	腸脊股内後廉痛		痿厥	嗜臥		足下熱而痛
	灸則強食生肉			緩帯被髪		大杖重履而歩	

足少陰之別其病

気逆則	煩悶
実則	閉
虚則	腰痛

足少陰之筋其病

足下転筋	及所過而結者皆痛及転筋

手厥陰心主之脈

是動則病	手心熱	臂肘攣急	腋腫	甚則胸脇支満
	心中憺憺大動	面赤	目黄	喜笑不休
是主脈所生病	煩心	心痛		掌中熱

手心主之別其病

実則	心痛
虚則	為煩心

手厥陰心主之筋其病

当所過者	支転筋痛	手心主前及胸痛	息賁

手少陽三焦之脈

是動則病	耳聾	渾渾	腫	喉痺
是主気所生病	汗出		目兌眥痛	
	頬 耳 後肩 臑 肘 臂 外皆痛 小指 次指不為用			

第5章 経脈論・病症門

手少陽之別其病

実則	肘攣
虚則	不収

手少陽之筋其病

当所過者	即支転筋	舌巻

足少陽胆之脈

是動則病	口苦	善太息	心脇痛	不能反側
	是則面微塵	体無膏沢	足外反熱	是為陽厥
是主骨所生病	頭面頷痛	瘧	目兌眦痛	缺盆中腫痛	腋下腫
	馬刀挾		汗出		振寒
	胸 脇肋 髀膝 外至 絶骨 外踝前 及諸節皆痛 小指 次指不用

足少陽之別其病

実則	厥
虚則	痿躄	坐不能起

足少陽之筋其病

小指次指支	転筋	引膝外転筋	膝不可屈伸	膕筋急
前引髀	後引尻	上乗季脇痛	上引缺盆	膺乳頸維筋急
従左之右	右目不開	上過右角	并脈而行
左絡於右	故傷左角	右足不用	命曰維筋相交

肝足厥陰之脈

是動則病	腰痛不可以俛仰	脱色	面塵	丈夫疝	婦人少腹腫甚則乾
是主肝所生病	胸満	嘔逆	洞泄	狐疝	遺精	閉

足厥陰之別其病

気逆則	睾腫	卒疝
実則	挺長熱
虚則	暴痒

足厥陰之筋其病

足大指支	内踝之前痛	内輔痛	陰股痛	転筋	陰器不用
傷於内則不起		傷於寒則陰縮入		傷於熱則縦挺不収

任脉之別其病

実則	腹皮痛
虚則	癢掻

督脉之別其病

実則	脊強	
虚則	頭重	高搖之
挾脊之有過者	取之所別也	

脾之大絡其病

実則	身盡痛
虚則	百節盡皆縱

前掲した表は『経脈論』に記載されている是動則病と所生病をまとめたものである。

是動則病はその経脈を流れる陽気の動きが正しくない場合において生じる症状である。

所生病はその経気の源をなす臟腑の陰気が正常でない場合において生じる症状である。

表をよく見ると

1．陽経の所生病には経脈流注上が痛む病症の記載がある。
2．陰経の是動則病、所生病にはその記載がない。
3．足太陰脾之脈と足少陰腎之脈の所病にだけ生という字句が記載されていない。

という特徴があることが分かる。

14 固有病症

手太陰肺之脈

是動則病	肺脹満　甚則交兩手
是主肺所生病	気盛有余　風寒　中風　小便数而欠　気虚　少気不足以息　溺色変

手陽明大腸之脈

是動則病	歯痛
是主津液所生病	口乾

足陽明胃之脈

是動則病	善伸数欠　顔黒　貫響
是血所生病	口唇緊　頸腫　大腹水腫　膝腫痛

足太陰脾之脈

是動則病	舌本強　食則嘔　胃痛　善噫　得後与気則快然如衰　身体皆重
是主脾所病	舌本痛　体不能動揺　食不下　心下急　溏泄　不能食　唇青　強立　股膝内腫痛厥

手少陰心之脈

是動則病	乾　渇而欲飲　是為臂厥
是主心所生病	脇満痛

手太陽小腸之脈

是動則病	頷腫　不可以顧　肩似抜　臑似折

足太陽膀胱之脈

是動則病	腫頭痛　目似脱　項似抜　脊腰似折　不可以曲　膕如結如裂　是為踝厥
是主筋所生病	痔　顛疾　頭項頸間痛

足少陰腎之脈

是動則病	飢不欲食　面黒如炭色　坐而欲起　目無所見　心如懸　若飢状是為骨厥
是主腎所病	口熱　舌乾　咽腫　腸脊股内後廉痛　嗜臥　足下熱而痛　灸則強食生肉　緩帯被髪　大杖重履而歩

手厥陰心主之脈

是動則病	手心熱　臂肘攣急　腋腫　甚則胸脇支満　心中憺憺大動　面赤　喜笑不休

手少陽三焦之脈

是動則病	渾渾腫
是主気所生病	目兌眦痛

足少陽胆之脈

是動則病	口苦　善太息　心脇痛　不能反側　是則面微塵　体無膏沢　足外反熱　是為陽厥
是主骨所生病	頭面頷痛　缺盆中腫痛　腋下腫　馬刀挟

肝足厥陰之脈

是動則病	脱色　面塵　腰痛不可以俛仰　丈夫疝　婦人少腹腫甚則乾
是主肝所生病	嘔逆　洞泄　狐疝　遺精

15 共有病症

目黄	手陽明大腸之脈	是主津液所生病
	手太陽小腸之脈	是主液所生病
	足太陽膀胱之脈	是主筋所生病
	手厥陰心主之脈	是動則病
	手少陰心之脈	是主心所生病

喉痺	手陽明大腸之脈	是主津液所生病
	足陽明胃之脈	是主血所生病
	手少陽三焦之脈	是動則病

煩心	手厥陰心主之脈	是主脈所生病
	足少陰腎之脈	是主腎所病
	手太陰肺之脈	是主肺所生病
	足太陰脾之脈	是主脾所病

心痛	手厥陰心主之脈	是主脈所生病
	手少陰心之脈	是動則病
	足少陰腎之脈	是主腎所病

腹脹	足陽明胃之脈	是動則病
	足太陰脾之脈	是動則病

閉	肝足厥陰之脈	是主肝所生病
水閉	足太陰脾之脈	是主脾所病

胸満	手太陰肺之脈	是主肺所生病
	肝足厥陰之脈	是主肝所生病

目兌眥痛	手少陽三焦之脈	是主気所生病
	足少陽膽之脈	是主骨所生病

咳	手太陰肺之脈	是主肺所生病
咳唾則有血	足少陰腎之脈	是動則病

第5章 経脈論・病症門

喘	手太陰肺之脈	是主肺所生病
喝喝而喘	足少陰腎之脈	是動則病
膨膨然而喘	手太陰肺之脈	是動則病

上気	足少陰腎之脈	是主腎所病
	手太陰肺之脈	是主肺所生病

衄	手陽明大腸之脈	是主津液所生病
	足陽明胃之脈	是主血所生病
	足太陽膀胱之脈	是主筋所生病

黄疸	足少陰腎之脈	是主腎所病
	足太陰脾之脈	是主脾所病

缺盆中腫痛	足少陽膽之脈	是主骨所生病
缺盆中痛	手太陰肺之脈	是動則病

瘻	足少陽膽之脈	是主骨所生病
	足太陽膀胱之脈	是主筋所生病
寒瘧	足太陰脾之脈	是主脾所病者

耳聾	手少陽三焦之脈	是動則病
	手太陽小腸之脈	是主液所生病

狂	足陽明胃之脈	是主血所生病
	足太陽膀胱之脈	是主筋所生病

臑臂内前廉痛	手太陰肺之脈	是主肺所生病
	手少陰心之脈	是主心所生病

頬腫	手太陽小腸之脈	是主液所生病
	手陽明大腸之脈	是動則病

振寒淒淒然	足陽明胃之脈	是動則病
振寒	足少陽膽之脈	是主骨所生病

寒	手太陰肺之脈	是主肺所生病　気虚
風寒	手太陰肺之脈	是主肺所生病　気盛有余
寒慄	手陽明大腸之脈	是主津液所生病　虚則
振寒	足陽明胃之脈	是動則病

掌中熱	手厥陰心主之脈	是主脈所生病
	手少陰心之脈	是主心所生病
	手太陰肺之脈	是主肺所生病

厥	手太陰肺之脈	是主肺所生病
	手少陰心之脈	是主心所生病
臂厥	足陽明胃之脈	是動則病
	手太陰肺之脈	是動則病
陽厥	足少陽胆之脈	是動則病
踝厥	足太陽膀胱之脈	是動則病
臂厥	手少陰心之脈	是動則病
骨厥	足少陰腎之脈	是動則病
痿厥	足少陰腎之脈	是主腎所病

汗出（温淫）	足陽明胃之脈	是血所生病
汗出	手少陽三焦之脈	是主気所生病
	足少陽胆之脈	是主骨所生病
	手太陰肺之脈	是主肺所生病

第5章　経脈論・病症門

16 愚解二十経脈図

　十二経脈門・奇経門で述べた流注を実際のモデルで体表に描くと次のようになる（234〜243頁参照）。現在教科書として使われている『十四経発揮』の図とは異なることに注目していただきたい。このように異なる図であっても、正誤を論じるのはナンセンスである。なぜなら経脈は物質として測れないので「本当に存在するのか」と昔から疑義されてきたが、経脈はヒト以外にも生き物には確実に存在する。しかし「盲人が象を表現する昔話」のように、見方により表現方法が多少異なるからこそ、多数の意見を総合して真実に近づくために学ぶのである。各自臨床で確認していただきたい。

肺経脈　大腸経脈

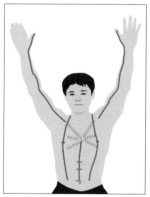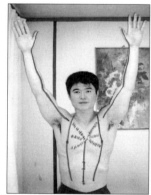

大腸経脈

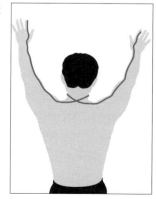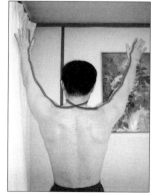

大腸経脈　胃経脈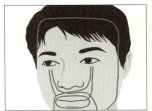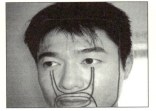

第5章

胃経脈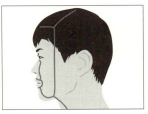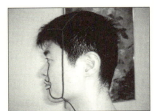

経脈論・病症門

胃経脈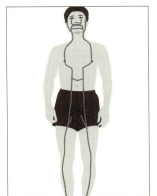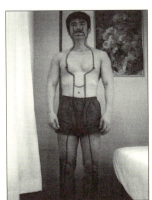

胃経脈　脾経脈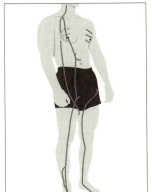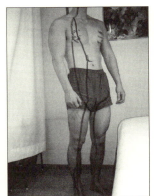

心経脈

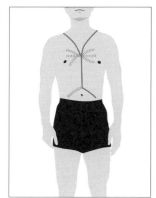 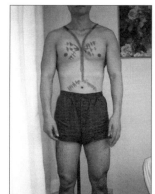

心経脈

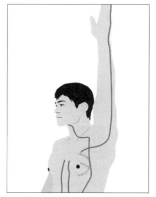 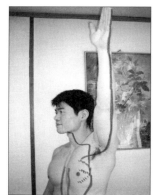

小腸経脈

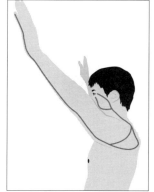 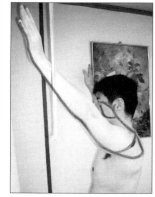

小腸経脈

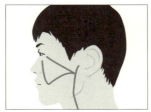 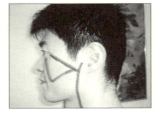

小腸経脈　膀胱経脈

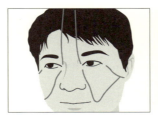 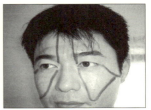

膀胱経脈

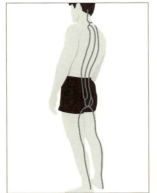 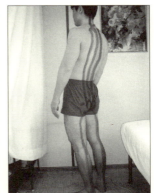

腎経脈

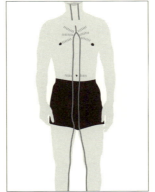 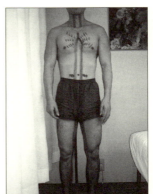

第5章　経脈論・病症門

腎経脈　心包経脈

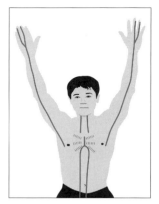 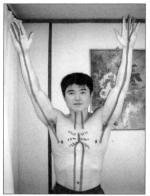

三焦経脈

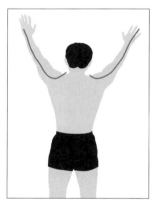 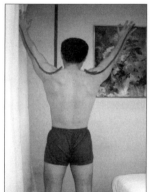

三焦経脈

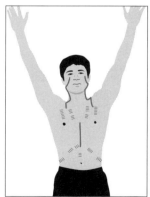 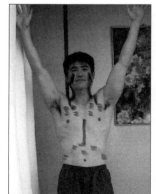

三焦経脈　膽経脈

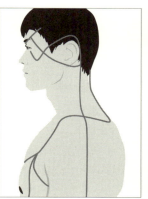 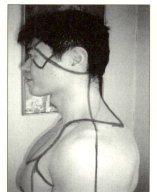

第5章　経脈論・病症門

膽経脈

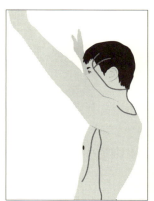 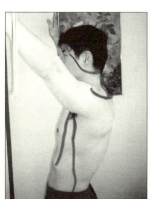

膽経脈

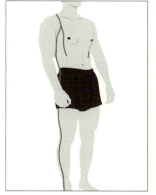 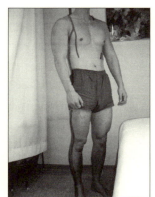

肝経脈

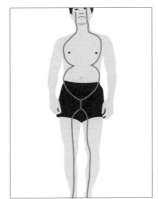 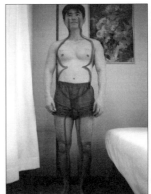

陽維脈

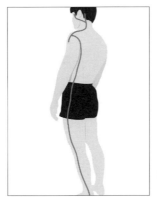 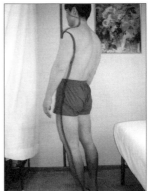

陰維脈

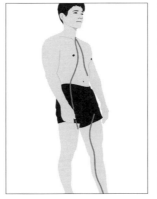 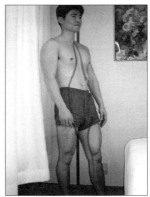

陽蹻脈

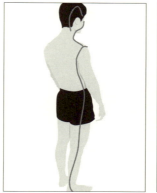 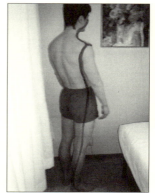

陰蹻脈

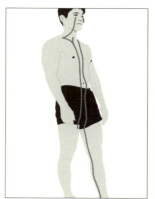 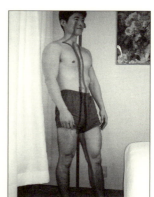

督脈

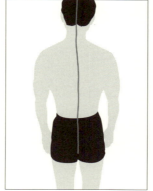 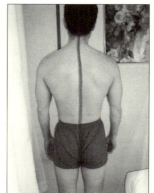

第5章　経脈論・病症門

任脈

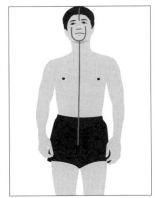
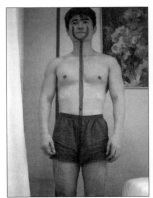

衝脈

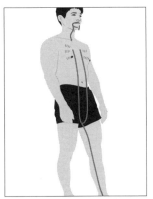
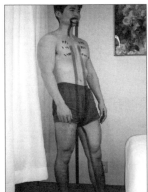

帯脈

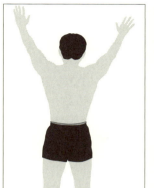 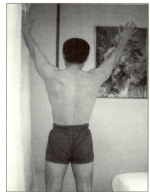

帯脈

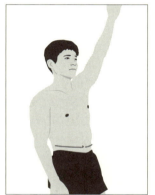 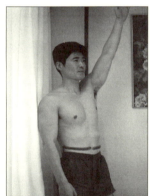

第5章 経脈論・病症門

第6章

経穴論・基礎要穴門

1 経穴論

　これまで『内経医学』の経脈論について、現在の一般的な認識と大きく異なる箇所が多々あると説明してきた。第6章からも同様の思想で経穴について愚解する。

■ 経脈左右論

　右は字源で**ナ口**と表され、分けると又＋口になる。これは口で助け導くことを意味し**ユウ**と発音される。この同義語に佑・侑（助ける）の語句があり、右の意味にはこれらの字句の意味も含む。**左**は字源でψ工と表され、分けるとψ＋工になる。これは右手を助けることを意味し**サ**と発音される。この同義語に佐（助ける）の語句があり、左の意味にはこの字句の意味も含む。以上、左右はこのように認識されているが、古代の人々は治療に際しどのように認識して活用していたのだろうか。『内経』における左右の明確な表記は、私が知る範囲では付記している箇所しかないが、これだけ膨大な文章で書き記されているのに、左右に対しての記述が非常に少ないのは、如何なる理由によるものなのか。またこのことを古今の考証学者は指摘もせず、研究すら行わないのはなぜなのか。以下、左右の経脈が持つ意味を愚解する。

- 一番目の考察資料として、経脈は身体前後の任督脈を境にして、左右対称にそれぞれ経脈が走行しているが、身体生理で考えると、循環は必ず一方向で流行し、逆の方向に戻ることは決して許されない。この論理から左右の経脈循環はどちらかが優先して、中央臓腑から四肢体幹に向かって流行し、どちらかが優先して、四肢体幹から中央臓腑に還るルートとして考察しなければ、大きなループになり得ない。
- 二番目の考察資料として、東洋医学は常に自然をモチーフにして事実に基づく論理で成り立っている。そして人が自然に準じて立った時の位置は『素問 陰陽離合論』の記述に従うと「南面に向かって立ち、東側を左、西側を右、南側を正面、北側を背面」として左右を決定している。すなわち**東側の左側から、西側の右側へ**と一方向に動く太陽の動きを基準にして成立している。
- 三番目の考察資料として、西洋医学の「心臓循環は**左心室から右心房、右心室、肺を経て左心房**」に還る一方向の心臓循環知識を加える。

- これらの資料知識を統合して考察すれば、東洋医学が基準にする**太陽の東（左）から西（右）への動き**と、西洋医学で確認されている**左心室から右心房へ還る動き**は、どちらも同じ**左から右への一方向の動き**と一致する。果たしてこの左から右への動きは偶然によるものだろうか。否、この事実は他の自然現象からも見

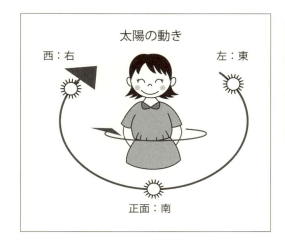

ることができるように、一つの自然と考えてよく、この絶対的法則から経脈の左系と右系について愚考する。

- 西洋医学でいう血液循環には動脈循環と静脈循環の二つの循環があり、心臓から全身へ送り出されるのは動脈、全身の毛細血管から心臓へ求心的に還らされるのは静脈である。つまり動脈から静脈へ、静脈から動脈へと、一方向に流れる血液の動きが確認されている。これに経脈循環を当てはめると、**中脘**より出で左系の肺経脈に重心を置きながら、右系の肝経脈に重心をおいて**中脘へ還る**一方向の流れ、すなわち**左系の経脈は心臓から全身へ向かう動脈的循環**であり、**右系の経脈は全身から心臓へ還る静脈的循環**であるという生理が自然に成り立つ。さらに『素問 方盛衰論』の「陽は左に従い陰は右に従う」という生理も合わせると、**左系は陽気を多く含む動脈の流れ、右系は陰気を多く含む静脈の流れ**という結論に達し、図解すれば次頁のようになる。これが左右の経脈の基本的生理循環である。

- 次に代謝で考える。次頁に図示するようにモノの流れは肺胃腎の三臓間において代謝されて流れていくが、**左系経脈はモノ＋酸素が化合された陽気が多く流体する。そして右系経脈は化合されたモノから、酸素が除かれた陰気が多く流体する**。以下に各経脈の具体的な役割について愚解し理解を深めていく。なお、手少陰心包経脈、手少陽三焦経脈の二経脈は付記事項が多いため、ここでは詳解しない。

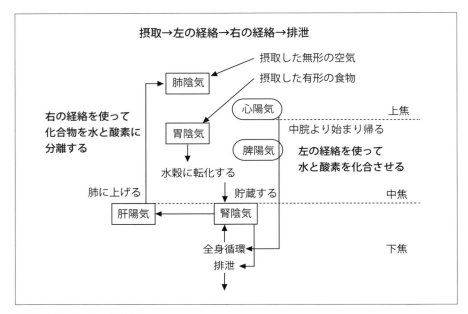

東洋医学における左右循環図

2 左右十経脈各論

■ 手太陰肺経脈

　肺臓は陰臓で収斂作用がある。肺経脈は肺臓に対して陽で発散の作用がある。つまり肺臓と肺経脈は陰陽の関係にあり、収斂と発散の反対の作用をなすことによって呼吸を行っている。これらから肺臓は天の陽気を取り込み、中焦が代謝させたモノと化合・酸化させて経脈に流体させる。また全身から求心的に還元されたモノを引き受け、外界に排泄させる役割を有す。この肺臓の生理において

- 左肺経脈は肺臓に対して陽になり、**発散させてモノを酸化させる肺臓の働き**を助ける。
- 右肺経脈は肺臓に対して陰になり、**収斂させてモノを還元させる肺臓の働き**を助ける。

　そして肺経脈を発散させなければならない場合は、**左経渠**か**左太淵**に補法を行う、あるいは相剋する**右少商**か**右魚際**に瀉法を行う。または病人の適量に応じた

辛味の濃度を与える、あるいは相剋する酸味、苦味の濃度と適量を与えても、同様に肺経脈に対して発散させることが可能である。

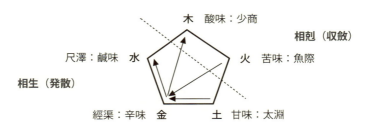

　肺臓あるいは肺経脈がどの影響を受けて収斂と発散ができないか、仮に肺臓を形作るモノが足りなければ、土を考察の範囲に入れて補法を行う。肺気の動きを妨げる熱があれば、熱を除くように瀉法を、肺気を動かす陽気が足りなければ、表裏する大腸経の持つ陽気の助けを得ながら陽気を行らせる。

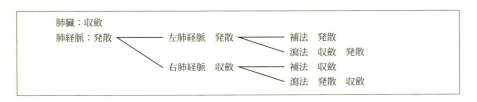

■ 手陽明大腸経脈

　手陽明大腸経脈は多気多血の経脈である。しかも大腸腑は陽明胃の支配下にあり**下巨虚**にてリンクしている。そして腑は瀉して蔵さない性格を有す陰気が希薄な器官で、熱気が弱ければ十分な動きができない。これから手陽明大腸経脈は肺経脈と表裏して、肺臓が正常に働くことができるように、熱の調節をする経脈である。そして陽経は常に陰経の働きをサポートするように働くので、陽経の左系は陰経の左系を、陽経の右系は陰経の右系が正しく働くように作用する。

- 左大腸経脈は肺臓に対して陽になり、**モノが絶対量を越えて上焦に堆積しないように発散する肺臓の働き**を助ける。
- 右大腸経脈は肺臓に対して陰になり、**モノを取り込みすぎて乾燥し、正常に肺臓が収斂できない場合の働き**を助ける。

　そして表の陽気が虚した場合には補法を、陽気が流滞して熱が実した場合には瀉法を行う。また肺経脈と同様、陽気を巡らせる目的で、適量の濃度の辛味を与

えて、発散と収斂させてもよい。しかし肺経脈と異なり陽経であるから、その量と濃度には配慮が必要である。

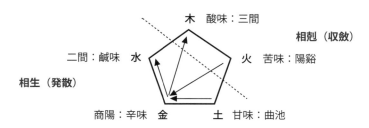

足陽明胃経脈

　足陽明胃経脈は多気多血の経脈で、脾臓に入ったモノを動かして腐熟させるので常に熱を有す。モノを扱うので胃腑は冷を好み・熱を嫌い、燥を好み・湿を嫌う性格を有す。この胃腑の働きに対して足陽明胃経脈は、脾臓の陰陽の気が正常に働くことができるように作用する。

- 左胃経脈は脾臓に対して陽になり、**モノを腐熟させて化熱する脾臓の働きを助ける。**
- 右胃経脈は脾臓に対して陰になり、**モノを腐熟させて化熱するために貯蔵する脾臓の働き**を助ける。

　そして身体に排泄するべきモノが多く十分に動けない場合は、補法を行い陽気を産生させ、乾燥させて排泄代謝させればよい。しかし体内に十分あるモノの還元が効率よく行われない場合は、瀉法を行って熱化させる働きを弱め、脾臓、脾経脈の能力に応じた還元ができるように陽経脈から働きかけていく。しかし近年過食による病が多くなっている現状では、胃腑に相当な負担を強いているだけではなく、正常な体温外の熱があることが多いので、安易な補瀉は慎まなければいけない。

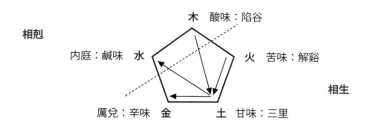

■ 足太陰脾経脈

　脾臓は陰臓で精化作用がある。脾経脈は脾臓に対して陽で緩解の作用があり、脾臓と脾経脈は陰陽の関係にあるが、他の四象と異なり土経であるがゆえに、対立の構造はなくどちらも供給する作用を有す。このことから脾臓は外部から直接入ってくるモノを受けて、他の四臓と全身に供給する働きを担う。この臓が収斂・発散・固堅・固摂している状態は身体生理からなり、常にモノを含み潤っている。

　この脾臓の生理において
- 左脾経脈は脾臓に対して陽になり、**飲食よりモノを化成する脾臓の働き**を助ける。
- 右脾経脈は脾臓に対して陰になり、**作られたモノを還元して身体を潤す脾臓の働き**を助ける。

　そしてモノを代謝させて脾経脈を補緩させなければならない場合は、**左太白**か**左大都**に補法を行う、あるいは相剋する**右隠白**か**右陰陵泉**に瀉法を行う。または病人の適量に応じた甘味の濃度を与える、あるいは相剋する酸味の濃度と適量を与えても、同様に脾経脈に対して補緩させることが可能である。

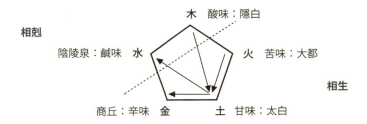

　脾臓あるいは脾経脈がどの影響を受けて精化と補緩ができないか、脾気の動きを妨げる熱があれば、熱を除くように瀉法を、脾気を動かす陽気が足りなければ、表裏する胃経脈の持つ陽気の助けを得ながら陽気を行らせる。ただし脾臓と脾経脈には他の四象とは異なり、陰陽の対立は存在しない。土経は中央に位置して、供給を担う使命を与えられ、常にモノが多くなければならない臓経だからである。

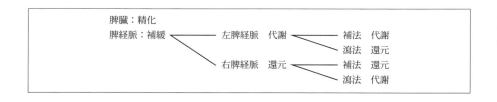

■ 手少陰心経脈

　心臓は陽臓で派生（成長）作用がある。心経脈は心臓に対して陰で固摂作用がある。つまり心臓と心経脈は陰陽関係にあり、派生と固摂の反対の働きをなすことによって神を蔵し、循環体温を作っている本源である心臓を正常に働かせている。この心臓の生理において

- 左心経脈は心臓に対して陽になり、**腎臓との均衡を取って体温を安定させる心臓の働き**を助ける。
- 右心経脈は心臓に対して陰になり、**循環が安定するように固摂する心臓の働き**を助ける。

　そして心経脈を固摂させなければならない場合は**右勞宮**か**右中衝**に補法を行う、あるいは相剋する**左間使**か**左曲澤**に瀉法を行う。または病人の適量に応じた苦味の濃度を与える、あるいは相剋する鹹味の濃度と適量を与えても、同様に心経脈に対して固摂させることが可能である。

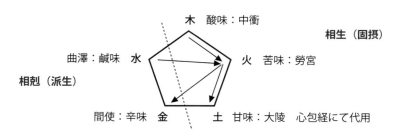

　心臓あるいは心経脈がどの影響を受けて派生と固摂ができないか、仮に心臓を形作るモノが足りなければ、土を考察の範囲に入れて補法を行う。心気の動きを妨げる熱があれば熱を除くように瀉法を、心気を動かす陽気が足りなければ、表裏する小腸経脈の持つ陽気の助けを得ながら陽気を行らせる。

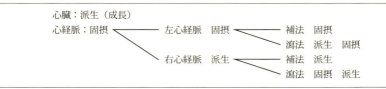

■ 手太陽小腸経脈

　手太陽小腸経脈は多血少気の経脈である。この経脈は小腸腑が常にモノを代謝・化成させる働きを助ける。また心経脈と表裏の関係にあり、心臓が常に同じ動きができるように、一定濃度のエキスを供給する働きができるように作用する。

- 左小腸経脈は心臓に対して陽になり、**脾臓の化成したモノが常に同一濃度で心臓に供給できるよう代謝の働き**を助ける。
- 右小腸経脈は心臓に対して陰になり、**脾臓の化成するモノが常に同一濃度で化成するように働く心臓の働き**を助ける。

　そして胃熱で脾臓が乾かされた場合はこの経脈に補法を行い、脾臓の動きを活性させて作る代謝熱から、二次的に作られる水により脾臓の乾きが癒える。反対に膀胱寒により腎臓に水が溢れた場合はこの経脈に瀉法を行い、代謝の働きを抑制させて代謝熱を作らないことで、陽気が腎臓に還元され正常に作用して癒える。この経脈は火経であるから含んでいる陽気も多いため、補瀉は慎重にしなければならない。

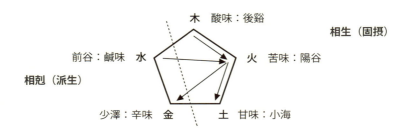

■ 足太陽膀胱経脈

　足太陽膀胱経脈は多血少気の経脈で、腎臓の働きである鹹分濃度の調節を助ける。つまり鹹という代謝速度を上げるモノの出し入れを助けるように働くことに

より、腎臓が担う固堅と濡化が速やかに行えるように作用する。
- 左膀胱経脈は腎臓に対して陽になり、**体水に鹹が加わり体温を上昇させることで、排尿する腎臓の働き**を助ける。
- 右膀胱経脈は腎臓に対して陰になり、**体水より鹹を除いて水気が増すことで、身体を潤す腎臓の働き**を助ける。

そして体内鹹分が多く体温が高い時や、排泄するべき水気が多ければ補法を行い、膀胱経気を旺気させて発汗排尿を促し、体外に排泄させる。反対に体内循環が悪く体温が低ければ瀉法を行い、表裏する腎臓に働きかけて固堅の働きを増し、陽気の循環を促す。さらに身体の各臓が生理活動において使用する陽気や鹹は、その背部流注において供給回収され酸化と還元の働きを担っている。この経脈は鹹を扱う陽経であり動きも活発であるために、補瀉は慎重にしなければならない。

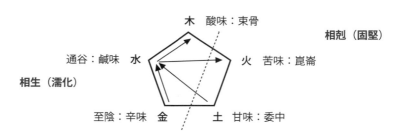

■ 足少陰腎経脈

腎臓は陰臓であり固堅作用がある。腎経脈は腎臓に対して陽で濡化作用がある。腎臓と腎経脈は陰陽関係にあり、固堅と濡化の反対の働きをなすことで、不要なモノの排泄と、必要なモノの取り込みを行っている。つまり腎臓は身体の形を維持するために、身体の鹹を利尿して、濃度を調節し固堅する働きと、身体を温める作用がある鹹を排泄して、体温の上昇を防ぐ働きも担っている。またこれとは逆に腎臓は、一身の水を扱う臓との生理から、乾きを防いで潤いを与えるという働きも担っている。この腎臓の生理において
- 左腎経脈は腎臓に対して陽になり、**身体の形を維持するために排尿して固堅する腎臓の働き**を助ける。
- 右腎経脈は腎臓に対して陰になり、**身体の乾きを防ぐために鹹を排尿して濡化する腎臓の働き**を助ける。

そして腎経脈を濡化させなければならない場合は、**左陰谷か左復溜**に補法を行う、あるいは相剋する**右然谷か右太谿**に瀉法を行う。または病人の適量に応じた苦味の濃度を与える、あるいは相剋する鹹味の濃度と適量を与えても、同様に心経脈に対して固摂させることが可能である。

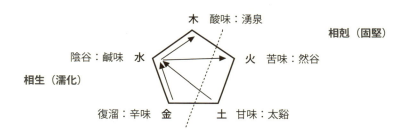

腎臓あるいは腎経脈がどの影響を受けて濡化と固堅ができないか、仮に腎臓を形作るモノが足りなければ、土を考察の範囲に入れて補法を行う。腎気の動きを妨げる熱があれば熱を除くように瀉法を、腎気を動かす陽気が足りなければ、表裏する膀胱経脈の持つ陽気の助けを得ながら陽気を行らせる。

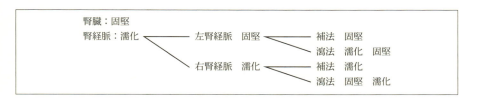

■ 足少陽胆経脈

足少陽胆経脈は木経脈で内外の風の影響を受け、時々の変化に対応する多気少血の陽経脈である。この経脈は膏の燃焼による体温調節を行い、肝臓の代謝に関与する。また体温を維持するために臨機応変に腠理の開閉や、筋の力の状態を緊張、弛緩させるように作用する。

- 左胆経脈は肝臓に対して陽になり、**膏を燃焼させてモノの代謝を促し、身体を緊張させる肝臓の働き**を助ける。
- 右胆経脈は肝臓に対して陰になり、**膏を燃焼させてモノの還元を促し、身体を弛緩させる肝臓の働き**を助ける。

そして陽気の動きが虚して肝臓が管理する血が動かない場合は、この経脈に補

法を行って陽気を補い、血が動けるようにすればよい。反対に陽気の動きが管理できず血熱となった場合は、この経脈に瀉法を行い、血が動き過ぎるのを鎮めればよい。また肺経脈と同様に陽気を行らせる目的で、適量の濃度の酸味を与えてもよい。しかし肝経脈と異なり陽経であるから量と濃度には配慮が必要である。

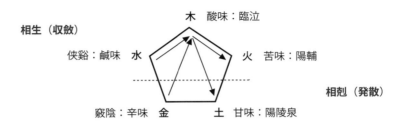

■ 足厥陰肝経脈

　肝臓は陽臓で発散作用がある。肝経脈は肝臓に対して陰で収斂作用がある。肝臓と肝経脈は陰陽関係にあり、発散と収斂の反対の働きをすることで代謝と還元、成長と変化を担う。また肝陽気の主筋による作用で、身体を緊張させて成長させる一方で、肝陰気の主血蔵により時間による血の絶対量を調整している。この肝臓の生理において

- 左肝経脈は肝臓に対して陽になり、**身体を緊張させて成長させる肝臓の働き**を助ける。
- 右肝経脈はに肝臓に対して陰なり、**身体を弛緩させて血の質・量を調える肝臓の働き**を助ける。

　そして肝経脈を収斂させなければならない場合は**右太敦か右曲泉**に補法を行う、あるいは相剋する**左中封か太衝**に瀉法を行う。または病人の適量に応じた酸味の濃度を与える、あるいは相剋する辛味の濃度と適量を与えても、同様に肝経脈に対して収斂させることが可能である。

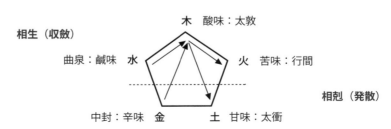

肝臓あるいは肝経脈がどの影響を受けて発散と収斂ができないか、仮に肝臓を形作るモノが足りなければ、土を考察の範囲に入れて補法を行う。肝気の動きを妨げる熱があれば熱を除くように瀉法を、肝気を動かす陽気が足りなければ、表裏する胆経脈の持つ陽気の助けを得ながら陽気を行らせる。

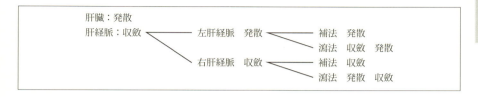

『左右論』古典抜粋
『素問　陰陽應象大論』
　「左右者陰陽之道路也.」
　「鍼者. 從陰引陽. 從陽引陰. 以右治左. 以左治右.」
『素問　玉版論要篇』
　「容色見. 上下左右. 各在其要. 色見上下左右. 各在其要. 上爲逆. 下爲從.
　女子右爲逆. 左爲從.
　男子左爲逆. 右爲從.
　易. 重陽死. 重陰死. 陰陽反他. 治在權衡相奪. 奇恒事也. 揆度事也.」
『素問　離合眞邪論』
　「經言氣之盛衰. 左右傾移. 以上調下. 以左調右. 有餘不足. 補寫於榮輸. 余知之矣.」
　「此皆榮衞之傾移. 虛實之所生. 非邪氣從外入於經也. 余願聞邪氣之在經也. 其病人何如. 取之奈何. 審押循三部九候之盛虛而調之. 察其左右上下相失及相減者. 審其病藏以期之.」

3　五要穴

　経脈はモノを取り込んで形を変えて、十分に吸収した後に排泄する生理活動の主要な役割を担うが、取り込むモノに陰陽があり、すべて同じように取り込むことはできない。それゆえに経脈を陰陽の四つに分けてモノの取り込みと排泄に対応している。『難経　六十八難』『霊枢　九針十二原』『霊枢　本輸篇』等で詳細に述べられているが、実際はどのように用いるのだろうか。
● 足経：陽井穴から陰井穴に地陰気を与え始める要穴

陽合穴は外から内に有形のモノが入る要穴
　　　陰合穴は経脈から臓に有形のモノが入る要穴
●手経：陰井穴から陽井穴に天の陽気を与え始める要穴
　　　陰合穴は外から内に無形のモノが入る要穴
　　　陽合穴は経脈より頭に無形のモノが入る要穴

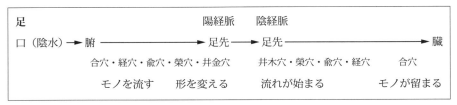

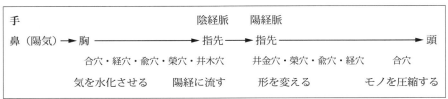

図6−1　陰経脈と陽経脈の相互流注図

■ 井穴

井：井戸粋の形、丼中の点はつるべ。

「出る所を井となす。」

　井穴は身体内に天気や地気がここより入り、陽経脈と陰経脈の陰陽の気が交流する穴で、各経気が始まる入口の穴である。さらに臓腑に対し陰経脈では肝気の衝逆を除く穴であり、陽経脈では肺気の粛降を補う穴である。すなわち**井穴は流れてくるモノの質と量を調節する穴**である。

　口より取り込まれたモノはまず胃腑に収められて胃気を多く含み、足陽経脈を経て足陰経脈より各臓に分配される。すなわち足陽経脈から胃腑気を多く含んだ脈気に加え脾経では穀気、肝経では血気、腎経では水気、が合わさって陰脈として流注する。この穴への鍼灸術は、**身体内に取り込まれるモノの過不足を調節しなければならない場合に使用する**が、仮にモノが多ければ瀉法を、モノが不足していれば補法を行えばよい。

●足陰経井木穴は、陰気を多く含む地の気を身体内に取り込む穴で

- ・脾経脈は取り込んだモノより穀気が作られるように働く
- ・肝経脈は取り込んだモノより血気が作られるように働く
- ・腎経脈は取り込んだモノより水気が作られるように働く
- 足陽経井金穴は、腑より胃気が合わさった脈気を陰経脈に渡すために経気を変える穴で、多くは腑熱を瀉して経脈に陽気を与える。
  - ・胃経脈は裏熱が強く脾陰気を傷なわせ、脾臓の働きを虚させる場合に瀉法を行う
  - ・胆経脈は少陽熱が肝陰気を傷なわせ、肝臓の働きを虚させる場合に瀉法を行う
  - ・膀胱経脈は表熱が膀胱に伝わり腎陰気を乾かし、腎臓の働きを虚させる場合に瀉法を行う
- 手陰経井木穴は陽気を多く含む、天の気を体内に取り込む穴である。肺経脈・心包経脈はどちらも、取り込んだモノを直接上焦空間に送る。つまり二臓が正常に働くようにこの穴は、直接胸部に入る天の気を吟味して選択する働きを有す。**この穴への鍼灸術は、身体が求めない天気が侵入したことにより起こる疾患に対し補瀉を選択する。**
  - ・肺経脈は燥気を多く含む経脈なので湿を大変嫌うが、仮に天気に湿気が多く湿咳する場合は、瀉法を加えて侵入した湿気を除き、体内に湿気が多く湿咳する場合は、補法を行い天の燥気を取り込めばよい
  - ・心包経脈は熱気を多く含む経脈なので寒を大変嫌うが、仮に天気の寒気が激しく心拍動が十分にできない場合は、瀉法を加え侵入した激しい寒気を速やかに除き、体内に熱気があり心拍動が影響受ける場合は、補法を行いわずかに天の寒気を取り込めばよい
- 手陽経井金穴は取り込んだ天の気と、地の気が合わさったモノが流注する経脈で、上焦空間に熱が多く二臓が十分に動けない場合や、二臓が動くための十分な陽気がない場合に補瀉を行っていく。
  - ・大腸経脈は表陽気を管理して熱多であれば瀉法を、熱少であれば補法を行っていく
  - ・小腸経脈は裏陽気を管理して熱多であれば瀉法を、熱少であれば補法を行っていく
  - ・三焦経脈は心包経脈と対をなして、心包経脈が適切に機能するために働くが、その時熱多であれば瀉法を、熱少であれば補法を行っていく

陽経脈の使い方は陰経脈に比べて種々のバリエーションが考えられ、『難経十難』の剛柔理論を受けて、詳しくは『難経　六十四難』で述べられている。陽経脈は榮穴：水穴、兪穴：木穴、経穴：火穴に配当されている。陽経脈は陰臓・経脈に陽気を与え熱の調節をする。すなわち臓腑に虚火が発生した場合は、相剋する陰経脈の水穴を補うと同時に、その陽経脈の水穴に対して瀉法を加えれば虚火を鎮めることができ、剛柔関係が成立する。さらに各穴には心下満や体重節痛等の病状主治も用意されているので、それらが顕著に出現している時は、その主治から使用してもよい。一般に経脈は陰臓・陰経を主に考えて配穴し、陽経脈はその補助をするように用いる。（著者論文『難経愚解』に詳細）

「井穴は心下満を主る。」

　この症状は肺気と肝気の相剋が崩れた場合に発するが、その二気に影響を与えて正常に働かせず発する場合は、それぞれの井穴に瀉法を行う。具体的には

- 肺独自の原因で粛降できず上衝が降ろせない場合は、**少商**に瀉法を行う。
- 心包の原因で肺の粛降ができず上衝が降ろせない場合は、**中衝**に瀉法を行う。
- 肝独自の原因で上衝する場合は、**大敦**に瀉法を行う。
- 脾の原因で肝が上衝する場合は、**隠白**に瀉法を行う。
- 腎の原因で肝が上衝する場合は、**湧泉**に瀉法を行う。

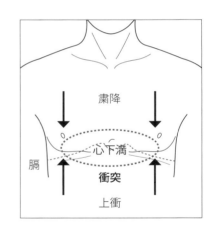

隠白：足大指端内側去爪甲角如韭葉．脾脈所出為井木．
　　　『素注』鍼一分留三呼．『銅人』鍼三分．灸三壮．
大敦：足大指端去爪甲如韭葉及三毛中．足厥陰肝脈所出為井木．
　　　『銅人』鍼三分留十呼．灸三壮．
湧泉（地衝）：足心陥中．屈足卷指宛宛中．城肉際跪取之．足少陰腎脈所出為井木．
　　　『銅人』鍼五分無令出血．灸三壮．『明堂』灸．不及鍼．『素注』鍼三分留三呼．
厲兌：足大指次指之端去爪甲角如韭葉．足陽明胃脈所出為井金．
　　　『銅人』鍼一分．灸一壮．
至陰：足小指外側去爪甲角如韭葉．足太陽脈所出為井金．

『銅人』灸二壮．鍼三分．『素注』鍼一分留五呼．留三呼．『明堂』灸一壮．
竅陰：足小指次指之端去爪甲角如韭葉．足少陽胆脈所出為井金．
　　　『素註』鍼一分留一呼．『甲乙』留三呼．灸三壮．『銅人』灸三壮．鍼二分．
少商：大指内側去爪甲角如韭葉．肺脈所出為井木．
　　　『素注』留一呼．『明堂』灸三壮．『甲乙』灸一壮．
中衝：手中指端．去爪甲角．如韭葉陥中．心包絡脈所出．為井木．心包絡虚．補之．
　　　『銅人』鍼一分留三呼．『明堂』灸一壮．
少衝（経始）：手小指内側去爪甲角如韭葉．手少陰心脈所出為井木．
商陽（絶陽）：手大指次指内側去爪甲角如韭葉．手陽明大腸脈所出為井金．
　　　『銅人』灸三壮．鍼一分留一呼．
少沢（小吉）：手小指端外側去爪甲角下一分陥中．手太陽小腸脈所出為井金．
　　　『素注』灸三壮．『銅人』灸一壮．鍼一分．留二呼．
関衝：手小指次指外側去爪甲角如韭葉．手少陽三焦脈所出為井金．
　　　『銅人』鍼一分留三呼．灸一壮『素注』灸三壮．

■ 榮穴

榮：光り輝く、栄える。

「留る所を榮となす。」

　井穴より身体内に入ったモノ（水と空気）が少しずつ大きく溜まっていく穴である。これは陰経脈が体温を作る、陰臓の働きを助けるように作用し、陽経脈は体温が上昇し過ぎないように循環するので、陰経榮穴は火の性格、陽経榮穴は水の性格を有している。すなわち榮穴は**熱の調節をする穴**である。

　口鼻の二穴より取り込んだモノの液体（水穀）は気化に、気体（空気）は液化させて融合させ、流体させなければならない。その生理で足経脈は水穀を熱気化させて、体温の発熱と放熱を管理する。また手経脈は空気と水穀を融合させて、モノとして流体できるように作用し、上焦空間の温度管理をフイゴ的に働くことで管理している。

　およそ**火**は人体を成長させる過程で、形体を変えて循環させる拡散的作用を有するが、その一方で凝固する働きも有する。それは陽明病白虎湯証に代表される燥尿であり、陰的癌症で内向する場合も、火の凝固作用が引き起こす症例である。

　鍼灸術は作られる体温調節をする必要がある時、マクロ的には心臓・腎臓の水火の管理をしなければならない場合や、ミクロ的には各経脈が扱うモノにより発する熱を調整しなければいけない場合に行う。

　基本的に陰経榮火穴は温度を作る臓より発するので、治療は瀉法を主にして温

度を下げることを目的にする。また陽経榮水穴は表裏する臟に対し水気を供給することで、温度を下げることを目的にする。

- 足陰経榮火穴は属する臟が虚して虚熱が発生すれば、瀉法を行って属する臟の働きを助け、産生熱が少なければ補法を行い、体温の上昇を図る。
    - 脾経脈は作られる質が濃く穀気量が多く体温が高い場合は、瀉法で虚熱を除き脾臟の水気が不足するのを防ぐ。食少等で脾臟が穀気を化せず、体温維持をするためのモノが作られない場合は補法を行う
    - 肝経脈は作られる血中の陰気が虚して血熱が発し体温が上昇する場合は、瀉法を行い肝臟の働きを調える。肝臟が作る血の陽気が不足して体温が低く血が動けない場合は、補法で体温の上昇を図る
    - 腎経脈は管理する水気の温度が高く心臟が冷却できない場合は、瀉法を行って排尿を促して体温を下げる。腎臟が正常に心臟と交流せず体温維持ができない場合は、補法で心腎の交流を正常にさせる
- 足陽経脈は属する腑で作られる熱の質と勢いを管理する。
    - 胃経脈は胃腑が管理する裏熱の質と勢いを管理する。働きが強ければ瀉法を弱ければ補法を行う
    - 膽経脈は膽腑が管理する少陽熱の質と勢いを管理する。働きが強ければ瀉法を弱ければ補法を行う
    - 膀胱経脈は膀胱腑が管理する表熱の質と勢いを管理する。働きが強ければ瀉法を弱ければ補法を行う
- 手陰経榮火穴は属する臟に天陽気が過多になり、陽熱実になっている場合にその熱実を瀉す穴である。
    - 肺経脈は取り込んだ天の燥気や、中下焦で作られた燥熱の質と程度により、上焦空間の乾燥が調節できない場合で、乾燥が激しければ瀉法、熱不足で湿が多ければ補法を行う
    - 心包経脈は天の熱気や、中下焦で作られた実熱・相火が激しく、上焦空間内の温度が上昇しすぎて二臟が正常に働けない場合は瀉法を、逆に温度が上昇せず機能が低下する場合は補法を行う
- 手陽経榮水穴は熱が高く二臟が機能しなければ瀉法、熱が不足して機能しない場合は補法を行う。
    - 大腸経脈は表熱が多く二臟が機能しない場合は瀉法、表熱が不足して機能しない場合は補法を行う

- 小腸経脈は裏熱が多く二臓が機能しない場合は瀉法、裏熱が不足して機能しない場合は補法を行う
- 三焦経脈は心包経が働くための熱が多く、二臓が機能しない場合は瀉法、心包経が働くための熱が低く機能しない場合は補法を行う

「滎穴は身熱を主る。」

この症状は心気と腎気の相剋が崩れた場合に発するが、その二気に影響を与えて正常に働かせず発する場合は、それぞれの滎穴に瀉法を行う。身熱は体温調節が乱れたことにより発するので、外邪による表熱とは異なり悪寒がない。まとめると心火が強いか、腎水が不足して上昇しないかのどちらかで発症する。

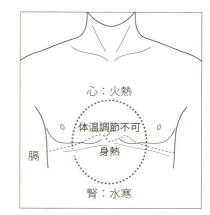

大都：足大指本節後内側陥中骨縫赤白際．脾脈所溜為火．
　　　『銅人』鍼三分．灸三壮．
行間：足大指縫間動脈応手 - 陥中．足厥陰肝脈所溜為火．
　　　『素注』鍼三分．『銅人』灸三壮．鍼六分留十呼．
然谷（龍淵）：足内踝前起大骨下陥中．一云．内踝直下一寸．別於足太陰之．
　　　　　　足少陰腎脈所溜為火．
　　　『銅人』灸三壮．鍼三分留五呼．不宜見血令人．立飢欲食．刺足下布絡中脈血不出．
為腫．
内庭：足大指次指外間陥中．足陽明胃脈所溜為水．
　　　『銅人』灸三壮．鍼三分留十呼．『甲乙』留二十呼．
俠谿：足小指次指岐骨間本節前陥中．足少陽胆脈所溜為水．
　　　『素註』鍼三分留三呼．灸三壮．『東垣』潔古病苦頭痛．発時．両頬青黄．眩暈．
　　　目不欲開．懶言．身体沈重．兀兀欲吐．此厥陰太陰合病．名曰風痰．灸俠谿．
　　　服局方玉壺丸愈．
通谷：足小指外側本節前陥中．足太陽脈所溜為水．
　　　『銅人』鍼二分留三呼．灸三壮．『東垣』胃気下五臓気乱．在於頭取天池．大杼．
　　　不知深取通谷．束骨．
魚際：大指本節後内側陥中．又云散脈中．肺脈所溜為火．
　　　『銅人』鍼一分留三呼．『明堂』『素註』鍼二分．灸三壮．『素問』刺手魚腹内陥為腫．
　　　『東垣』胃気下溜．五蔵気皆乱在於肺者取之．手太陰魚際．足少陰兪．

労宮（五里．掌中）：掌中央動脈．
　　　『素注』鍼三分留六呼．『銅人』灸三壮．『銅人』屈無名指取之．『資生』屈中指取之．
　　　『滑氏』以今観之屈中指無名指両者之間取之為允．心包絡脈所溜為火．
　　　『明堂』鍼二分得気即瀉只一度．鍼過両度令人虚．禁灸灸令人息肉日加．
少府：手小指本節後骨縫陥中．直労宮．手少陰心脈所溜為火．
　　　『銅人』鍼二分．灸七壮．『明堂』灸三壮．
二間（間谷）：食指本節前内側陥中．手陽明大腸脈所溜為水．
　　　『銅人』鍼三分留六呼．灸三壮．
前谷：手小指外側本節前陥中．手太陽小腸脈所溜為水．
　　　『銅人』鍼一分留三呼．灸一壮．『明堂』灸三壮．
液門：手小次指岐骨陥中握拳取之．手少陽三焦脈所溜為水．
　　　『素注』『銅人』鍼二分留二呼．灸三壮．

■ 兪穴

兪：やわらぐ、いえる（愈）。

「注ぐ所を兪となす。」

　口鼻より取り込み気道・消化管により直接上焦・中焦に送られたモノは、四肢の動きで肺臓・脾臓が動き呼吸・消化される。そして経脈の働きにより、中焦で上焦陽のモノと下焦陰のモノの気が交流して気血が作られ、そして分配されて常に身体を満たしている。ゆえに陰経脈は常に三焦の原気が絡み、しかも兪穴・土穴・原穴が合わさっているので、**陰経兪土原穴は身体の補給を担う穴**である。これは自然の日照と水によって豊かな土壌ができ、作物が実るのと同じ機である。また**陽経兪穴**は木穴が配当されて原穴が合わさっていないが、これは表裏する**陰経土気を木気により循環させる働きを担い、モノの分配を担う穴**だからである。

　鍼灸術はモノの絶対量が過であれば瀉法を行い、不足であれば補法を行うが、陰経兪穴は扱うモノの過不足があれば一般的には痺が出現し、陽経兪穴は扱うモノが流滞すれば腫が出現することが多い。

　陰経兪土原穴は形を作るための水が注がれる穴である。背部兪穴は土性の腹部臓腑と対をなして、作られた水が水経の管理により臓腑熱を冷却するという、主たる目的で再利用されるために、同じ兪という記号で表している。

　陽経兪木穴は、自然界の土が自らの意思ではなく風で動かされるのと同じく、体内の作られる気血も風気により動きを与えなければ循環できない、すなわち土が作った水の動きを見る穴である。

　●足陰経兪穴は原穴と兼ね臓腑より直接モノが入る穴であるが、この時取り込

んだモノで属する臓が作るのが多ければ、瀉法を行って排除させるように働かせ、モノを取り込めないか、モノに変える陽気が虚していれば補法を行う。

- ・脾経脈は取り込んだ穀気が多ければ、瀉法を行って排除させるように働かせ、穀気を取り込めないか、穀気に変える働きが十分できなければ補法を行う
- ・肝経脈は穀気から作られる血に熱が多ければ、瀉法を行って清熱を行い、穀気より血が作られなければ補法を行う
- ・腎経脈は穀気から作られる水に熱が多ければ、瀉法を行って冷熱を行い、穀気より水が作られなければ補法を行う

● 足陽経兪穴は表裏する臓が作ったモノを循環させるが、その時循環が正しく行われず鬱閉して、熱が除かれなければ瀉法を行い、循環するのに必要な陽気が不足していれば補法を行う。

- ・胃経脈は脾臓が作った穀気を循環させて裏熱を管理するために、循環不良で熱があれば瀉法を、循環するための陽気が虚していれば補法を行う
- ・胆経脈は肝臓が作った血気を循環させて少陽熱を管理するために、循環不良で熱があれば瀉法を、循環するための陽気が虚していれば補法を行う
- ・膀胱経脈は腎臓が作った水気を循環させて表熱を管理するために、循環不良で熱があれば瀉法を、循環するための陽気が虚していれば補法を行う

● 手陰経兪穴は呼吸により取り込んだ天の陽気と、中焦を経て胃の気を多く含むモノ（脈気）が現われる穴で、胃の気を含むモノが多ければ瀉法を行い、不足すれば補法を行う。

- ・肺経脈は取り込んだ天の燥気と、中焦を経て胃の気を多く含む脈気が満ちている穴であるから、上焦二臓が機能するために胃の気を含む燥気が多ければ瀉法を行い、不足すれば補法を行う
- ・心包経脈は取り込んだ天の熱気と、中焦を経て胃の気を多く含むモノ（脈気）が満ちている穴であるから、上焦二臓が機能するために胃の気を含む熱気が多ければ瀉法を行い、不足すれば補法を行う

● 手陽経兪穴は表裏する臓が取り込んだモノを循環させるが、その時循環させるモノが流滞する場合は瀉法を行い、モノを動かすための陽気が不足する場合は補法を行う。

- ・大腸経脈は取り込んだ天の燥気と、中焦を経て胃の気を多く含むモノ（脈気）を表に循環させる作用を担うが、その時循環させるモノが流滞する場

合は瀉法を行い、モノを動かすための陽気が不足する場合は補法を行う
- 小腸経脈は取り込んだ天の熱気と、中焦を経て胃の気を多く含むモノ（脈気）を裏に循環させる作用を担うが、その時循環させるモノが流滞する場合は瀉法を行い、モノを動かすための陽気が不足する場合は補法を行う
- 三焦経脈は表裏する心包経脈に対し、常に胃の気を多く含む水気をバックアップするために循環させる作用を担うが、その時循環させる水気が流滞する場合は瀉法を行い、水気を動かすための陽気が不足する場合は補法を行う

「兪穴は体重節痛を主る。」

1，取り込んだ穀物を代謝させる過程で発する陽気が過旺し、形を変える働きが強くなりすぎて火象を見る場合
2，形を作るあるいは復元する場合の速さと、陰気を供給する速さが合わず、陽気が独り過旺して火象を見る場合
3，形を作る陰気もそれを変える陽気も共に虚して火象を見る場合

の三つの場合が考えられる。いずれも火象より形態と動きの維持ができず症状を見る場合に行う。

「五行では火熱実が土を乾かす」と考えて治療する。

太白：足大指内側内踝前核骨下陥中．脾脈所注為兪土．
　　　『銅人』鍼三分．灸三壮．
太衝：足大指本節後二寸．或云一寸半内両間動脈応手陥中．足厥陰肝脈所注為兪土．
　　　『素問』女子二七．太衝脈盛．月事 - 以時下．故能有子．又診病人．太衝脈有無．
　　　可以決．死生．『銅人』鍼三分留十呼．灸三壮．
太谿（呂細）：足内踝後五分．跟骨上動脈陥中．男子婦人病．有此脈則生．無則死．
　　　　　　　足少陰腎脈所注為兪土．
　　　『素注』鍼三分留七呼．灸三壮．『東垣』成痿者．以導湿熱．引胃気出行陽道．
　　　不令湿土剋腎水．其穴在太谿．『流注賦』牙歯痛．堪治．
陥谷：足大指次指外間本節後陥中．去内庭二寸．足陽明胃脈所注為兪木．
　　　『素註』鍼五分留七呼．灸三壮．
臨泣：足小指次指本節後間陥中．去侠谿一寸五分．足少陽胆脈所注為兪木．
　　　『甲乙』鍼二分留五呼．灸三壮．
束骨：足小指外側本節後赤白肉際陥中．足太陽脈所注為兪木．
　　　『銅人』灸三壮．鍼三分留五呼．
太淵(太泉)：掌後陥中．肺脈所注為兪土．
　　　『難経』脈会太淵．『銅人』灸三壮．鍼一分．『素註』鍼二分留二呼．灸三壮．

　　　　　『疏』脈病治此．平旦寅時．気血従此始．故曰寸口者脈之大要会手太陰之動脈也．
大陵：掌後骨下両筋間寒中．手厥陰心包絡脈所注為兪土．
　　　　『銅人』鍼五分．『素注』鍼六分留七呼．灸三壮．
神門（鋭中．中都）：掌後鋭骨端陥中．手少陰心脈所注為兪土．
　　　　『銅人』鍼三分留七呼．灸三壮．『東垣』胃気下溜五臓気皆乱．其為病互相出見．
　　　　気在於心者取之．手少陰之兪神門．同精導気．以復其本位．
　　　　『霊枢』少陰無兪心不病乎其外経病而臓不病．故独取其経於掌後鋭骨之端．
　　　　心者五臓六腑之大主精神之所舍．其臓堅固邪不能容容邪則身死．故諸邪皆在心之包絡．
　　　　包絡者心主之脈也．
三間（少谷）：食指本節後内側陥中．手陽明大腸脈所注為兪木．
　　　　『銅人』鍼三分留三呼．灸三壮．
後谿：手小指外側本節後陥中．握拳取之．手太陽小腸脈所注為兪木．
　　　　『銅人』鍼一分留二呼．灸一壮．
中渚：手小指次指本節後陥中．在液門下一寸．手少陽三焦脈所注為兪木．
　　　　『素注』鍼二分留三呼．『銅人』灸三壮．鍼三分．『明堂』灸二壮．

■ 経穴

経：機のたて糸、すじみち。

「行る所を経となす。」

　経穴は滎穴、兪穴の後方に配置されて少しずつ集まったモノが流れになる穴である。これは陰経脈が金穴に通じて自経脈を収斂させ、水の流れと方向を調節するように作用し、陽経脈は火穴に通じ陽気の循環を行い、代謝を増幅させて水の調節をする。すなわち経穴は**水気を収斂気化させる穴**である。

　口鼻より取り込まれたモノが胃気を多く含み、流体できるモノに変えられて必要な部位に行らされるが、その生理に対し**陰経脈は収斂することで水流を管理し、陽経脈は気化することで水量を管理**する。

- 足陰経経穴は作られるモノに水気が多く代謝ができなければ補法を行い、収斂気化作用を増して身体を絞り余分な水気を除いていく。また作られるモノに水気が不足している場合は瀉法を行い、収斂気化作用を減退させて身体を緩め、現状を維持させながら微増させる。
    - 脾経脈は穀気に水気が多く代謝ができない場合は、補法を行い余分な水気を気化させる。穀気に水気が不足している場合は瀉法を行い、収斂作用を弱めて身体を緩めていく
    - 肝経脈は穀気から作られる血気に水気が多く代謝ができない場合は、補法

を行い余分な水気を気化させる。穀気から作られる血気に水気が不足している場合は、瀉法を行い収斂作用を弱めて身体を緩めていく
  - 腎経脈は穀気から作られる水気が多く代謝ができない場合は、補法を行い余分な水気を気化させる。穀気から作られる水気が不足している場合は、瀉法を行い収斂作用を弱めて身体を緩めていく
- 足陽経経穴は表裏する臓で作られるモノに水気が多い場合は、火穴に補法を行い属する腑の代謝効率を高めて気化させる。作られるモノに水気が不足する場合は、属する腑の働きを高めるために瀉法を行って気化させる。
  - 胃経脈は脾臓で作られる穀気に水気が多い場合は、火穴に補法を行い、胃腑の代謝効率を高めて気化させる。作られる穀気に水気が不足する場合は、胃腑の働きを高めるために胃経脈に瀉法を行い気化させる
  - 膽経脈は穀気から肝臓を経由して作られる血気に水気が多い場合は、火穴に補法を行い膽腑の代謝効率を高めて気化させる。作られる血気に水気が不足する場合は、膽腑の働きを高めるために膽経脈に瀉法を行い気化させる
  - 膀胱経脈は穀気から腎臓を経由して作られる水気が多く、排尿が十分でない場合は、火穴に補法を行い膀胱腑の代謝効率を高めて気化させる。排尿量が多く身体の水気が不足する場合は、膀胱腑の働きを高めるために膀胱経脈に瀉法を行い気化させる
- 手陰経経穴は天から取り込むモノの質と量が適切ではない場合や、中下焦で作られるモノの質と量が適切でなく、上焦二臓が正常に機能できない場合に補瀉を行って水流を管理する。
  - 肺経脈は天の燥気や中下焦で作られる燥気の質量が適切ではなく、上焦二臓が正常に機能することができない場合に、燥気が強く肺気の収斂作用も呼応して強ければ、瀉法で身体を緩める。燥気が弱く肺気の収斂の働きも弱い場合は、補法で収斂作用を増して身体を緊張させる
  - 心包経脈は天の熱気や中下焦で作られる熱気の質量が適切ではなく、上焦二臓が正常に機能することができない場合で、熱気が強く肺気の収斂作用が強ければ瀉法で身体を緩める。熱気が弱く肺気の収斂の働きが弱い場合は、補法で収斂作用を増して身体を緊張させる
- 手陽経経穴は各脈が管理するモノを気化することで水量を管理する。
  - 大腸経脈は表熱がある場合は、瀉法を行って熱を除き水量を管理する。表

に湿がある場合は、補法を行って火気を高めて乾かし水量を管理する
- 小腸経脈は裏熱がある場合は、瀉法を行って熱を除き水量を管理する。裏に寒がある場合は、補法を行って火気を高めて水量を管理する
- 三焦経脈は少陽熱がある場合は、瀉法を行って熱を除き水量を管理する。少陽に相火がある場合は、補法を行って水気を高めて水量を管理する

「経穴は喘咳寒熱を主る。」

この症状は肺気と心気の相剋が崩れた場合に発する。寒熱は主熱の心が機能しないことで発し、喘咳は肺気の粛降作用が乱れ上逆することで生じる。つまり上焦二臓間の拮抗が崩れ、心熱が肺に伝わることを病機とする。その二気に影響を与え、上焦二臓を正常に働かせず発する場合は各経穴には瀉法を行う。

商丘：足内踝骨下微前陷中．前有中封後有照海其穴居中．脾脈所行為経金．
　　　『銅人』灸三壮．鍼三分．
中封（懸泉）：足内踝骨前一寸．筋裏宛中．『素注』一寸半．仰足取陷中伸足乃得之．
　　　足厥陰肝脈所行為経金．
　　　『銅人』鍼四分留七呼．灸三壮．
復溜（昌陽．伏白）：足内踝上二寸筋骨陷中．前傍骨是復溜．後傍骨是交信．
　　　二穴止隔一条筋．足少陰腎脈所行為経金．
　　　『素注』鍼三分留七呼．灸五壮．『明堂』灸七壮．
解谿：衝陽後一寸五分．腕上陷中．足大指次指直上上陷者宛宛中．足陽明胃脈所行為経火．
　　　『銅人』灸三壮．鍼五分留三呼．
陽輔（分肉）：足外踝上四寸．輔骨前絶骨端三分去丘墟七寸．足少陽胆脈所行為経火．
　　　『素註』鍼三分．鍼七分留十呼．『銅人』灸三壮．鍼五分留七呼．『難経』髄会絶骨．
　　　『疏』髄病治此．『難経本義』絶骨一名陽輔．『袁氏』足能健歩以髄会絶骨也．
　　　諸髄皆属於腎．故為髄会．
崑崙：足外踝後五分．跟骨上陷中細脈動応手．足太陽膀胱脈所行為経火．
　　　『素注』鍼五分留十呼．『銅人』鍼三分．灸三壮．妊娠刺之落胎．
経渠：寸口陷中．肺．所行為．金．
　　　『素註』鍼三分．『銅人』鍼二分留三呼．禁灸．灸傷人神明．
間使：掌後三寸．両筋間陷中．心包絡脈所行為経金．
　　　『素注』鍼六分留七呼．『銅人』鍼三分．灸五壮．『明堂』灸七壮．『甲乙』灸三壮．
霊道：掌後一寸五分手少陰心脈所行為経金．
　　　『銅人』鍼三分．灸三壮．
陽谿（中魁）：腕中上側両筋間陷中．手陽明大腸脈所行為経火．
　　　『銅人』鍼三分留七呼．灸三壮．

陽谷：手外側腕中鋭骨下陥中．手太陽小腸脈所行為経火．
　　『素注』灸三壮．鍼二分留三呼．『甲乙』留二呼．
支溝（飛虎）：腕後臂外三寸両骨間陥中．手少陽脈所行為経火．
　　『銅人』鍼二分．灸二七壮．『明堂』灸五壮．『素』鍼二分留七呼．灸三壮．

■ 合穴

合：合わせる。集まる。潤す。

「入る所を合となす。」

　合穴は膝・肘関節にに配置されて少しずつ集まったモノがここより体内に入る穴である。そして陰経脈は水穴、陽経が土穴に通じているのは、土の働きによって取り込んだモノを水の働きによって、吸収しやすいモノに水化させるからである。つまり土剋水の相剋関係で、実際のモノの数量と質の維持が保たれている。
すなわち陽経合土穴は属する腑にモノを取り込みたい場合に、陰経合水穴は属する臓に取り込んだモノを水化して、生命活動の媒体に化す場合に補法を行う。

- 足陰経合穴は陰経脈から臓に入るモノの質と量を加減させる穴で、必要なモノが作られない場合は補法を行う。しかし瀉法はモノの補給に制限を加えるために表裏する陽経脈で調節する。
  - 脾経脈は脾経脈から脾臓に直接入る穀気の質と量を加減させる穴で、必要な穀気が作られない場合は、補法を行うことで脾臓の様子を知ることができる。また脾臓に入る経気を調節する
  - 肝経脈は肝経脈から肝臓に直接入る血気の質と量を加減させる穴で、必要な血気が作られない場合は、補法を行うことで肝臓の様子を知ることができる。また肝臓に入る経気を調節する
  - 腎経脈は腎経脈から腎臓に直接入る水気の質と量を加減させる穴で、必要な水気が作られない場合は、補法を行うことで腎臓の様子を知ることができる。また腎臓に入る経気を調節する
- 足陽経合穴は口より胃腑を経てモノが内に入る穴で、その質（濃・薄）と量（排泄・吸収）を調節する。
  - 胃経脈は取り込まれた穀気の質（濃・薄）と量（排泄・吸収）を調節する
  - 胆経脈は取り込まれた穀気により作られる膏の質（濃・薄）の状態を調節する
  - 膀胱経脈は取り込まれた穀気により作られる水気の温度と排泄量を調節す

る
- 手陰経合穴は鼻口から経脈を経て上焦二臓に天の気が入る穴で、二臓が乾く場合に補瀉を行う。
  - 肺経脈は天の燥気が上焦空間に直接入る穴であると同時に、二臓の影響が現われる穴である。二臓に乾症が現われていれば瀉法を行い、収斂している状態を緩め水気の循環を促す。また水症が現われていれば補法を行って燥気を補う
  - 心包経脈は天の熱気が上焦空間に直接入る穴である。二臓に熱気による乾症が現われていれば、瀉法を行い収斂している状態を緩め、水気の循環を促す。また水症が現われていれば、補法を行って熱気を補う
- 手陽経合穴は鼻口より二臓を経て作られた頭に入るモノの質（濃・薄）と量（排泄・吸収）を調節する。
  - 大腸経脈は作られた津の質量が適切でなく、これを動かすための陽気が多ければ瀉法で除く。また陽気が少なければ陽気を補えばよい
  - 小腸経脈は作られた液の質量が適切でなく、これを動かすための陽気が多ければ瀉法で除く。また陽気が少なければ陽気を補えばよい
  - 三焦経脈は作られた津液の質量が適切でなく、これを動かすための陽気が多ければ瀉法で除く。また陽気が少なければ陽気を補えばよい

「合穴は逆気泄を主る。」

この症状は脾気と腎気の相剋が崩れた場合に発する。泄は脾気が虚して腎気を統制できず下痢が止まらない。逆気は腎がモノを降ろす機能が乱れ逆上することで発する。このような水化が適切に行えず、重力に逆らい上逆する場合や、水化されたモノが溢れた場合は合穴が適している。

> 陰陵泉：膝下内側輔骨下陥中伸足取之或屈膝取之．在膝横紋頭下与陽陵泉穴相対稍高一寸．
> 　　　　足太陰脾脈所入為合水．
> 　　　　『銅人』鍼五分．
> 曲泉：膝股上内側輔骨下大筋上小筋下陥中．屈膝横紋頭取之．足厥陰肝脈所入為合土．
> 　　　『銅人』鍼六分留十呼．灸三壮．
> 陰谷：膝下内輔骨後大筋下小筋上按之応手．屈膝乃得之．足少陰腎脈所入為合水．
> 　　　『銅人』鍼四分留七呼．灸三壮．
> 三里：膝下三寸骨外廉大筋内宛宛中両筋肉分間挙足取之．極重按之則上動脈止矣．

第6章 経穴論・基礎要穴門

足陽明胃脈所入為合土.

『素注』刺一寸. 灸三壮. 『銅人』灸三壮. 鍼五分. 『明堂』鍼八分留十呼瀉七吸.
日灸七壮止百壮. 『千金』灸五百壮少亦一二百壮. 『秦承祖』諸病. 皆治.
『華佗』五労羸痩七傷虚乏胸中血乳癰.
『外台秘要』人年三十已上若不灸三里令人気上衝目.
『東垣』飲食不節及労役形質陰火乗於坤土之中致穀気栄気清気胃気元気不得上昇滋於六腑之陽気. 是五陽之気先絶於外. 外者天也. 下流入於坤土陰火之中.
皆由喜怒悲憂恐為五賊所傷而後胃気不行労役飲食不節継之則元気乃傷当於三里穴中推而揚之以伸元気.

又日　気在於腸胃者. 取之足太陰陽明. 不下者取之三里.

又日　気逆霍乱者取三里. 気下乃止. 不下復治.

又日　胃当心而痛上支両脇膈噎不通飲食不下取三里以補之.

又日　六淫客邪及上熱下寒筋骨皮肉血脈之病錯取於胃之合(三里穴)大危.

又日　有人年少気弱常於三里気海灸之. 節次約五七十壮至年老熱厥頭痛雖大寒猶喜風寒痛愈悪暖処及煙火皆灸之過也.

陽陵泉：膝下一寸. 外廉陥中. 蹲坐取之. 胆脈所入為合土. 『難経』筋会陽陵泉.

『疏』筋病治此.

『銅人』鍼六分留十呼. 得気即瀉. 又宜久留鍼. 日灸七壮至七七壮. 『素註』三壮.
『明下』一壮.

委中：膕中央約紋動脈陥中. 令人面挺伏地臥取之. 足太陽膀胱脈所入為合土.

『素注』鍼五分留七呼. 『銅人』鍼八分留三呼瀉七吸. 『甲乙』鍼五分. 禁灸.
『素問』刺委中大脈令人仆脱色.

尺沢：肘中約紋上動脈中. 『甄權』屈肘横紋筋骨罅陥中. 手太陰肺脈所入為合水.

『素註』鍼三分留三呼. 灸三壮. 『明堂』禁灸.
『資生』『素問』刺肘中内陥気帰之為不屈伸. 『銅人』灸五壮.

少海（曲節）：肘内廉節後大骨外去肘端五分. 屈肘向頭得之. 手少陰心脈所入為合水.

『銅人』鍼三分. 灸三壮. 『甄權』不宜灸. 鍼五分. 『甲乙』鍼二分留三呼瀉五呼.
不宜灸. 『素注』灸五壮. 『資生』数説不同. 要之. 非大急. 不灸.

曲沢：肘内廉陥中. 大筋内側横紋中動脈是. 心包絡脈所入為合水.

『銅人』灸三壮. 鍼三分留七呼.

曲池：肘外輔骨屈肘横紋頭陥中. 以手拱胸取之. 手陽明大腸脈所入為合土.

『素注』鍼五分留七呼. 『明堂』日灸七壮至二百壮. 且停十余日更灸止二百壮.
『銅人』鍼七分得気先瀉後補. 灸三壮.

小海：肘外大骨外去肘端五分陥中. 屈手向頭取之. 手太陽小腸脈所入為合土.

『素注』鍼二分留七呼. 灸三壮.

天井：肘外大骨後肘上一寸輔骨上両筋叉骨罅中. 屈肘拱胸取之. 手少陽三焦脈所入為合土.

『甄權』曲肘後一寸叉手按膝頭取之. 『素注』鍼一寸留七呼. 『明堂』灸五壮. 鍼二分.
『銅人』灸三壮.

第7章 経穴論・生理類門

1 生理的寒熱分類

『内経医学』は陰陽論を中心に構成されている。そして病理学も常に陰陽論より発展した寒熱論を基に論じられているので、治療各論は薬方、鍼灸共に、寒熱に対しての効用（詳しくは『水熱穴論』）で述べられている。

具体的には病人の体温が正常でなく低ければ代謝効率を上げて体温を上げ、高ければ排泄放熱して体温を下げる、二つのカテゴリーから適宜気味・経穴を選び働きかけるのである。

そして以後学識が深まり体温の恒常性を維持する目的の論が進み、『難経』『傷寒論』で五行理論と六経弁証が完成されると、経穴と気味の使い方に幅が広がり、現在の基礎が確立されるに到る。また『内経』以前には刺絡法も用いられていたようであるが、これは刺絡家の人々がすでに詳しく論じているのでそれを読まれたい。第7章では寒熱病に対しての経穴の効用を中心にして論じていく。

現代の教科書における経穴は『十四経発揮』から引用されて、同名左右穴も一つとして数えると708穴記載されているが、『素問　気穴論』には

「黄帝．余聞氣穴三百六十五．以應一歳．」

「岐伯．凡三百六十五穴．鍼之所由行也．」

として365穴を列挙している。

このことから内経の時代に発見されて使われていた経穴群と、その後に発見された経穴郡の二つがあることが分かる。すなわち内経で述べられている経穴は「この365穴を対象にして述べられている」ということを認識して臨床で用いなければならない。つまりこれらの経穴はすべて寒熱を調整する目的で配置されている。

① 『気穴論』309穴

肺経	大腸経	胃経	脾経	心経	小腸経	任脈
16穴	18穴	36穴	18穴	0穴	18穴	3穴
膀胱経	腎経	心包経	三焦経	膽経	肝経	督脈
74穴	38穴	10穴	14穴	40穴	10穴	14穴

② 『十四経発揮』343穴

肺経	大腸経	胃経	脾経	心経	小腸経	任脈
6穴	22穴	54穴	22穴	18穴	22穴	11穴
膀胱経	腎経	心包経	三焦経	膽経	肝経	督脈
52穴	18穴	8穴	30穴	48穴	18穴	14穴

①は『素問　気穴論』の穴、②はこれ以外の『十四経発揮』に記載されている穴。

①肺経　：中府．雲門．天府．尺澤．經渠．太淵．魚際．少商
②肺経　：俠白．孔最．列缺
①大腸経：商陽．二間．三間．合谷．陽谿．曲池．五里．肩髃．扶突
②大腸経：偏歷．温溜．下廉．上廉．三里．肘髎．臂臑．巨骨．天鼎．禾髎．迎香
①胃経　：厲兌．内庭．陷谷．衝陽．解谿．足三里．巨虚上廉．巨虚下廉．缺盆．外陵．大巨．水道．歸來．氣衝．犢鼻．大迎．下關．頰車
②胃経　：承泣．四白．巨髎．地倉．頭維．人迎．水突．氣舍．氣戸．庫房．屋翳．膺窓．乳中．乳根．不容．承滿．梁門．關門．太乙．滑肉門．天樞．髀關．伏兎．陰市．梁丘．条口．豐隆
①脾経　：隠白．大都．太白．商丘．陰陵泉．食竇．天谿．胸郷．周榮
②脾経　：公孫．三陰交．漏谷．地機．血海．箕門．衝門．府舍．腹結．大横．腹哀．大包
②心経　：極泉．青靈．少海．靈道．通里．陰郄．神門．少府．少衝
①小腸経：少澤．前谷．後谿．腕骨．陽谷．小海．肩貞．聽宮
②小腸経：養老．支正．臑兪．天宗．秉風．曲垣．肩外兪．肩中兪．天窓．天容．顴髎
①膀胱経：攢竹．五処．承光．通天．絡却．玉枕．天柱．大杼．風門．肺兪．

	心兪．肝兪．脾兪．腎兪．大腸兪．小腸兪．膀胱兪．中膂兪．
	白環兪．委陽．委中．魄戸．神堂．魂門．意舎．胃倉．肓門．
	志室．胞肓．秩辺．附陽．申脉．崑崙．京骨．束骨．通谷．至陰
②膀胱経	晴明．曲差．厥陰兪．膈兪．膽兪．胃兪．三焦兪．上髎．次髎．
	中髎．下髎．会陽．承扶．殷門．浮郄．附分．膏肓．譩譆．膈關．
	陽綱．合陽．承筋．承山．飛陽．金門．僕参
①腎経 ：	涌泉．然谷．太谿．照海．復溜．交信．築賓．陰谷．横骨．大赫．
	氣穴．四満．中注．歩廊．神封．霊墟．神藏．或中．兪府
②腎経 ：	大鍾．水泉．肓兪．商曲．石關．陰都．通谷．幽門
①心包経：	曲澤．間使．大陵．勞宮．中衝
②心包経：	天池．天泉．郄門．内關
①三焦経：	關衝．液門．中渚．陽池．支溝．天井．天髎
②三焦経：	外關．会宗．三陽絡．四瀆．清冷淵．消濼．臑会．肩髎．翳風．
	瘈脉．顱息．角孫．耳門．和髎．絲竹空
①膽経 ：	瞳子髎．客主人．頭竅陰．浮白．完骨．頭臨泣．目窓．正營．承靈．
	腦空．肩井．環跳．陽關．陽陵泉．陽輔．懸鍾．丘墟．臨泣．俠谿．
	竅陰
②膽経 ：	聽会．頷厭．懸顱．懸釐．曲鬢．率谷．天衝．本神．陽白．風池．
	淵腋．輒筋．日月．京門．帯脉．五樞．維道．居髎．風市．中瀆．
	陽交．外丘．光明．地五会
①肝経 ：	大敦．行間．太衝．中封．曲泉
②肝経 ：	蠡溝．中都．膝關．陰包．五里．陰廉．章門．期門
①任脈 ：	關元．神闕．天突．
②任脈 ：	会陰．曲骨．中極．石門．氣海．陰交．水分．中脘．下脘．建里．
	上脘．巨闕．鳩尾．中庭．玉堂．紫宮．華蓋．膻中．璇璣．廉泉．
	承漿
①督脈 ：	長強．腰兪．命門．懸樞．脊中．**右大椎**．**左大椎**．啞門．風府．
	後頂．百会．前頂．顖会．上星
②督脈 ：	腰關．筋縮．至陽．靈台．神道．身柱．陶道．腦戸．強間．神庭．
	素髎．水溝．兌端．齦交

『素問　気穴論』は頭上瀉熱25穴と重複30穴の計55穴を重複して数え309穴＋55穴＝364穴にしている。すなわち365穴に一穴足りない。しかし『素

問　気穴論』を正しく解釈すれば
「背與心相控而痛．所治天突與十椎及上紀．上紀者胃脘也．下紀者關元也．」から十椎は中樞穴、胃脘は中脘穴の二穴を以下の分類にはないが追記すると311穴となって一穴余る。おそらく脱簡したのではないかと思われるが、詳しくは考証家に委ねることとする（なお、愚は大椎の効用を考え、一穴ではなく左右に分けて右大椎．左大椎として論じている）。

- 頭上寫熱25穴：後頂．百会．前頂．顖会．上星．（督脈）臨泣．目窓．
  　　　　　　　正營．承靈．腦空（膽経）五処．承光．通天．絡却．
  　　　　　　　玉枕（膀胱経）
- 重複30穴：中府．雲門．氣衝．足三里．巨虚上廉．巨虚下廉．大杼．志室．
  　　　　　　委中．交信．照海．陰谷．復溜．陽輔．太衝．

『十四経発揮』は343穴しかなく365穴への修正は行われていない。

2 分類

『素問　水熱穴論』で述べられている鍼灸の基本理念は、**熱兪穴**が鍼法を行うことで、循環を促して水を導いて熱を消沈させることを目的にする穴であり、**水兪穴**は鍼法を行うことで、循環を促して代謝率を高め停滞している水を体外に排泄させる穴である。また灸法は火を体表に直接接触させることで、心気を高め代謝を促し鍼法と同様の効果を期待する方法である。

■ 熱兪五十九穴

頭上瀉熱25穴は、督脈を中心にして両側に熱が広がる場合に瀉法を行う穴である。

具体的には頭蓋骨で囲まれた空間で生じた熱気が、頭部内の水気を異常に乾かした場合に対し瀉法を行う。その多くは陽気の極である督脈から発し順次膀胱経、膽経へと広がり、膽経に到る程陽気の程度は弱い。

頭上瀉熱25穴

督脈　：後頂．百会．前頂．顖会．上星
膽経　：臨泣．目窓．正營．承靈．腦空

膀胱経：五処．承光．通天．絡却．玉枕

後頂（交衝）：百会後一寸半枕骨上．
　　　『銅人』灸五壮．鍼二分．『明堂』鍼四分．『素注』鍼三分．

百会（三陽五会．巓上．天満）
　　　：前頂後一寸五分頂中央旋毛中可容豆直両耳尖．手足三陽督脈之会．
　　　『素注』鍼二分．『銅人』灸七壮止七七壮．凡灸頭項不得過七壮．
　　　縁頭頂皮薄灸不宜多．鍼二分得気即瀉．

前頂：会後一寸半骨間陥中．
　　　『銅人』鍼一分．灸三壮止七七壮．『素注』鍼四分．

顖会：上星後一寸陥中．
　　　『銅人』灸二七壮至七七壮．初灸不痛病去即痛痛止灸．
　　　鍼二分留三呼得気即瀉．若是鼻塞灸至四日漸退七日頓愈．八歳以下不可
　　　鍼縁門未合刺之恐傷其骨令人夭．『素注』鍼四分．

上星（神堂）：神庭後入髪際一寸陥中容豆．
　　　『素注』鍼三分留六呼．灸五壮．『銅人』灸七壮．
　　　以細三稜鍼宣泄諸陽熱気．無令上衝頭目．

臨泣：目上直入髪際五分陥中．令患人正睛取穴．足少陽．太陽．陽維之会．
　　　『銅人』鍼三分留七呼．

目窓：臨泣後寸半．足少陽．陽維之会．
　　　『銅人』鍼三分．灸五壮．三度刺令人目大明．

承霊：正営後一寸五分．足少陽．陽維之会．
　　　『銅人』灸三壮．禁鍼．

正営：目窓後寸半．足少陽．陽維之会．
　　　『銅人』鍼三分．灸五壮．

脳空（顳）：承霊後一寸五分侠玉枕骨下陥中．足少陽．陽維之会．
　　　『素注』鍼四分．『銅人』鍼五分得気即瀉．灸三壮．

五処：侠上星旁一寸五分．
　　　『銅人』鍼三分留七呼．灸三壮．『明堂』灸五壮．

承光：五処後一寸五分．
　　　『銅人』鍼三分．禁灸．

通天：承光後一寸五分．
　　　『銅人』鍼三分留七呼．灸三壮．

絡却（強陽．脳蓋）：通天後一寸五分．
　　　『素注』刺三分留五呼．『銅人』灸三壮．
玉枕：絡却後一寸五分．侠脳戸旁一寸三分．起肉枕骨上入髪際二寸．
　　　『銅人』灸三壮．鍼三分留三呼．

胸中瀉熱八穴

　胸中瀉熱八穴は、胸郭で囲まれた胸部空間に熱が生じた場合に瀉法を行う穴である。その発生した脈や交会する脈を考慮して取穴する。

- **胸中瀉熱 8 穴**

　大杼．中府．缺盆．風門
　大杼：項後第一椎下両旁相去脊各一寸五分陥中．正坐取之．督脈別絡．
　　　　手足太陽．少陽之会．
　　　　『銅人』鍼五分灸七壮．『明堂』禁灸．『下経』『素注』鍼三分留七呼．
　　　　灸七壮．『資生』非大急．不灸．『難経』骨会．大杼．『疏注』骨病．
　　　　治此．『袁氏』肩能負重以骨会．大杼也．『東垣』五臓気乱．在於頭．
　　　　取之．天池．大杼．不補不瀉．以導気．而已．
　中府（膺兪）：雲門下一寸六分乳上三肋間動脈応手陥中．去胸中行各六寸．
　　　　　　　　肺之募（募．猶結募也．言経気聚此）．手足太陰二脈之会．
　　　　『銅人』鍼三分留五呼．灸五壮．
　缺盆（天蓋）：肩下横骨陥中．
　　　　『銅人』灸三壮．鍼三分．『素注』鍼二分留七呼．不宜太深．
　　　　深則使人逆息．『素問』刺缺盆中内陥気泄．令人喘咳．
　風門（熱府）：二椎下両旁相去脊各一寸五分．正坐取之．
　　　　『銅人』鍼三分留七呼．『明堂』灸五壮．若頻刺泄諸陽熱気．背．
　　　　永不発癰疽．灸五壮．

胃中瀉熱八穴

　胃中瀉熱八穴は、代謝により陽熱を産生する源である胃腑に熱が作られた場合に瀉法を行う穴である。胃小腸大腸と特定できる場合はそれらを用いて熱を除き、不特定であれば**気衝**穴を取穴する。

- **胃中瀉熱 8 穴**

　気衝．足三里．巨虚上廉．巨虚下廉

気衝（気街）：帰来下一寸去中行各二寸．動脈応手宛宛中．衝脈所起．

  『銅人』灸七壮如大麦禁鍼．『素問』刺中脈血不出為腫鼠僕．

  『明堂』鍼三分留七呼気至即瀉．灸三壮．『東垣』脾胃虚弱感湿成痿．

  汗大泄妨食三里気街以三稜鍼出血．吐血多不愈以三稜鍼於気街出血立．

巨虚上廉（上巨虚）：三里下三寸両筋骨罅中挙足取之．

  『銅人』灸三壮．鍼三分．『甄権』随年為壮．『明堂』鍼八分得気即瀉．

  灸日七壮．『東垣』脾胃虚弱湿痿汗泄妨食．三里気街出血不愈．

  於上廉出血．

巨虚下廉（下巨虚）：上廉下三寸両筋骨罅中蹲地挙足取之．

  『銅人』鍼八分．灸三壮．『素注』鍼三分．『明堂』鍼六分得気即瀉．

  『甲乙』灸日七七壮．

四肢瀉熱八穴

 四肢瀉熱八穴は、四肢を過度に使ったことにより陽熱が実して熱が生じた場合、あるいは何かの理由で四肢を動かすことができず、陰虚過旺した場合に瀉法を行う穴である。上肢の熱を除く**雲門．肩髃**．下肢の熱を除く**委中．懸鍾**である。

● 四肢瀉熱8穴

 雲門．肩髃．委中．懸鍾

 雲門：巨骨下侠気戸旁二寸陥中動脈応手挙臂取之．去胸中行各六寸．

  『素注』鍼七分．『銅人』鍼三分．灸五壮．

 肩髃（中肩井．扁骨）：膊骨頭肩端上両骨罅間陥者宛宛中．挙臂取之有空．

  足少陽．陽之会．

  『銅人』灸七壮至二七壮以差為度．若灸偏風灸七七壮．

  不宜多恐手臂細．若風病筋骨無力久不差不畏細．刺即泄肩臂熱気．

  『明堂』鍼八分留三呼瀉五吸．灸不及鍼．以平手取其穴．

  灸七壮増至二七．『素註』鍼一寸灸五壮．又云鍼六分留六呼．

 懸鍾（絶骨）：足外踝上三寸動脈中．

  『鍼灸経』尋摸尖骨者乃是絶骨両分開．足三陽之大絡．

  按之陽明絡絶乃取之．前尋摸絶骨間尖如前離三分．高一寸許是陽輔穴．

  後尋摸絶骨間尖筋骨縫中是懸鐘穴．『銅人』鍼六分留七呼．灸三壮．

  『指微』斜入鍼二寸許灸七壮．或三壮．

五臓瀉熱十穴

　五臓瀉熱十穴は、五臓に熱が生じても兪穴では対処できず、二行線まで及ぶ場合に瀉法を行う穴である。具体的には属する兪穴に順じてサブ的に用いればよい。

● **五臓瀉熱10穴**

魄戸．神堂．魂門．意舎．志室

魄戸：直附分下三椎下両旁相去脊各三寸．正坐取之．
　　　『銅人』鍼五分得気即瀉．又宜久留鍼．日灸七壮至百壮．『素注』五壮．

神堂：五椎下両旁相去脊各三寸陥中．正坐取之．
　　　『銅人』鍼三分．灸五壮．『明堂』灸三壮．『素注』鍼五分．

魂門：九椎下両旁相去脊各三寸陥中．正坐取之．
　　　『銅人』鍼五分．灸三壮．

意舎：十一椎下両旁相去脊各三寸．正坐取之．
　　　『銅人』鍼五分灸五十壮至百壮．『明堂』灸五十壮．『下経』灸七壮．
　　　『素注』灸二壮．『甲乙』灸三壮．鍼五分．

志室：十四椎下両旁相去脊各三寸陥中．正坐取之．
　　　『銅人』鍼九分．灸三壮．『明堂』灸七壮．

■ 水兪五十七穴

　尻上五行25穴も含む水兪穴はすべて、水を管理する腎臓の支配下にある経穴群である。

　陰体の水気が下焦に滞り身体各部に循環しない場合に、鍼法で代謝率を上昇させて、身体から排除させる。あるいは身体を冷却させる等の目的を有する場合に用いる経穴である。そして臀部の督脈、膀胱経脈上の25穴は、二脈が有する陽気が虚して陰水を動かすことができない場合に用いる。一般に陽気を与える目的で陥没が顕著であれば、灸法を行うことが多い。

尻上五行25穴

督脈：長強．腰兪．命門．懸樞．脊中
膀胱経：大腸兪．小腸兪．膀胱兪．中膂兪．白環兪．胃倉．肓門．胞肓．
　　　　秩辺．志室．
長強（気之陰邪）：脊骨端計三分．伏地取之．足少陰．少陽之会．督脈絡．
　　　　　　　　別走任脈．

　　　　『銅人』鍼三分転鍼以大痛為度．灸不及鍼日灸三十壮止二百壮．
　　　　此痔根本．『甲乙』鍼二分留七呼．『明堂』灸五壮．
腰兪（背解．髄孔．腰柱．腰戸）：二十一椎下宛宛中以挺身伏地舒身．
　　　　　　　　　　　　　　両手相重支額従四体後乃取其穴．
　　　　『銅人』鍼八分留三呼瀉五吸．灸七壮至七七壮．慎房労．挙重強力．
　　　　『明堂』灸三壮．
命門（属累）：十四椎下伏而取之．
　　　　『銅人』鍼五分．灸三壮．
懸樞：十三椎下伏而取之．
　　　　『銅人』鍼三分．灸三壮．
脊中（神宗．背兪）：十一椎下俯而取之．
　　　　『銅人』鍼五分得気即瀉．禁灸灸之令人腰傴僂．
大腸兪：十六椎下両旁相去脊各一寸五分．伏而取之．
　　　　『銅人』鍼三分留六呼．灸三壮．『東垣』中燥．治在大腸兪．
小腸兪：十八椎下両旁相去脊各一寸五分．伏而取之．
　　　　『銅人』鍼三分留六呼．灸三壮．
膀胱兪：十九椎下両旁相去脊各一寸五分．伏而取之．
　　　　『銅人』鍼三分留六呼．灸三壮．『明堂』灸七壮．
中膂兪（脊内兪）：二十椎下両旁相去脊各一寸五分．侠脊伸起肉伏而取之．
　　　　『銅人』鍼三分留十呼．灸三壮．『明堂』腰痛．侠脊裏痛．上下按之．
　　　　応者．従項．至此穴痛．皆宜灸．
白環兪：二十一椎下両旁相去脊各一寸五分．伏而取之．
　　　　『素注』鍼五分得気則先瀉瀉訖多補之．不宜灸．『明堂』灸三壮．
胃倉：十二椎下両旁相去脊各三寸．正坐取之．
　　　　『銅人』鍼五分．灸五十壮．『甲乙』灸三壮．
肓門：十三椎下両旁相去脊各三寸．正坐取之．
　　　　『銅人』灸三十壮．鍼五分．
胞肓：十九椎下両旁相去脊各三寸陥中．伏而取之．
　　　　『銅人』鍼五分．灸五七壮．『明堂』灸三七壮．『甲乙』灸三壮．
秩辺：二十椎下両旁相去脊各三寸陥中．伏取之．
　　　　『銅人』鍼五分．『明堂』灸三壮．鍼三分．
志室：十四椎下両旁相去脊各三寸陥中．正坐取之．

『銅人』鍼九分．灸三壯．『明堂』灸七壯．

腹上五行二十穴

　中焦で作られた水気は下腹部に貯蓄されるが、この時、腎経脈穴を用いる場合は、作られた水気が貯蔵できない場合と、相対する心臓に対して陰気を多く与えて、上下相交をしなければならない場合に用いる穴である。胃経脈穴を用いる場合は、すでに作られた水気が通常の体熱を超える病的な熱を有する場合で、その熱が除かれるように病熱を冷却する目的で瀉法を行う穴である。

● 腹上五行20穴

腎経：横骨．大赫．氣穴．四滿．中注
胃経：氣衝．歸來．水道．大巨．外陵
横骨：大赫下一寸．陰上横骨中宛曲如仰月中央去腹中行各一寸．足少陰．
　　　衝脈之会．
　　　『銅人』灸三壯．禁鍼．去腹中行各一十五分．
大赫（陰維．陰関）：気穴下一寸去腹中行各一寸．足少陰．衝脈之会．
　　　『銅人』灸五壯．鍼三分．『素注』鍼一寸．灸三壯．
氣穴（胞門．子戸）：四滿下一寸去腹中行各一寸．足少陰．衝脈之会．
　　　『銅人』灸五壯．鍼三分．『素注』鍼一寸．灸五壯．
四滿（髓府）：中注下一寸去腹中行各一寸．足少陰．衝脈之会．
　　　『銅人』鍼三分．灸三壯．
中注：肓俞下一寸去腹中行各一寸．足少陰．衝脈之会．
　　　『銅人』鍼一寸．灸五壯．
歸來：水道下二寸去中行各二寸．
　　　『銅人』灸五壯．鍼五分．『素注』鍼八分．
水道：大巨下三寸去中行各二寸．
　　　『銅人』灸五壯．鍼五分．『素注』鍼二分半．
大巨：外陵下一寸去中行各二寸．
　　　『銅人』鍼五分．灸五壯．『素注』鍼八分．
外陵：天枢下一寸去中行各二寸．
　　　『銅人』灸五壯．鍼三分．

踝上六穴十二穴

　肝相火に対して瀉火を行う太衝穴を水兪穴群に入れるのは、同じ下焦に位置し、常に腎水は肝木に対し補水する作用を有すからである。肝相火が正常範囲を超えて動く必要がなければ、腎水も正常範囲内でバックアップを行うことができ、体温も変わらずあえて水の管理をすることもない。内踝より上行する腎経脈上にある12穴である。

● 踝上六穴 12 穴

照海．復溜．交信．築賓．陰谷．大鐘

照海：足内踝下四分．前後有筋上有踝骨下有軟骨其穴居中．陰脈所生．
　　　『素注』鍼四分留六呼．灸三壮．『銅人』鍼三分．灸七壮．
　　　『明堂』灸三壮．『潔古』癇病．夜初．灸陰．照海穴也．

交信：足内踝上二寸．少陰前太陰後廉筋骨間．陰脈之．
　　　『銅人』鍼四分留十呼．灸三壮．『素注』留五呼．

築賓：内踝上五寸．分中．陰維之．
　　　『銅人』鍼三分留五呼．灸五壮．『素注』鍼三分．灸五壮．

■ 臓兪五十穴

肺経　：尺澤．經渠．太淵．魚際．少商
脾経　：隱白．大都．太白．商丘．陰陵泉
腎経　：涌泉．然谷．太谿．復溜．陰谷
心包経：曲澤．間使．大陵．勞宮．中衝
肝経　：大敦．行間．太衝．中封．曲泉

■ 腑兪七十二穴

大腸経：商陽．二間．三間．合谷．陽谿．曲池
胃経　：厲兌．内庭．陷谷．衝陽．解谿．足三里
小腸経：少澤．前谷．後谿．腕骨．陽谷．小海
膀胱経：至陰．通谷．束骨．京骨．崑崙．委中
三焦経：關衝．液門．中渚．陽池．支溝．天井
膽経　：竅陰．俠谿．臨泣．丘墟．陽輔．陽陵泉

■ 中膠兩傍十穴

肺兪．心兪．肝兪．脾兪．腎兪

肺兪：第三椎下両旁相去脊各一寸五分．
　　『甲乙』鍼三分留七呼得気即瀉．『甄権』灸百壮．『明下』灸三壮．
　　『素問』刺中肺三日死．其動為咳．『千金』対乳引縄度之．
　　『甄権』以搭手．左取右．右取左．当中指末是．正坐取之．

心兪：五椎下両旁相去脊各一寸五分．正坐取之．
　　『銅人』鍼三分留七呼得気即瀉．禁灸．『明堂』灸三壮．
　　『資生』刺中心一日死．其動為噫．豈可妄鍼．『千金』中風．心急．
　　灸心兪．百壮．当権其緩急可也．

肝兪：九椎下両旁相去脊各一寸五分．正坐取之．
　　『銅人』鍼三分留六呼．灸三壮．『明堂』灸七壮．
　　『素問』東風傷於春病在肝．『素問』刺中肝．五日死．其動為欠．
　　『千金』咳．引両脇．急痛．不得息．転側難．肋下．与脊．相引．
　　而反折．目載上．目眩．循眉頭．驚狂．衂．起．則目．生白翳．咳．
　　引胸中痛．寒疝．小腹痛．唾血．短気．熱病差後．食五辛．目暗．
　　肝中風．踞坐．不得低頭．繞両目．連額上．色微青．積聚．痞痛．

脾兪：十二椎下両旁相去脊各一寸五分．正坐取之．
　　『銅人』鍼三分留七呼．灸随年為壮．『明堂』灸三壮．『下経』灸七壮．
　　『東垣』中湿者治在胃兪．

腎兪：十四椎下両旁相去脊各一寸五分．前与臍平．正坐取之．
　　『銅人』鍼五分留七呼．灸以年為壮．『明堂』灸三壮．『素問』刺中腎．
　　六日死．其動為嚏．

■ 気穴論九十二穴

瞳子髎．浮白．環跳．聴宮．攢竹．完骨．頭竅陰．客主人．大迎．下関．
天柱．巨虚上廉．巨虚下廉．頬車．天府．天牖．天窓．扶突．肩井．委陽．
肩貞．歩廊．神封．霊墟．神藏．或中．兪府．大杼．雲門．中府．食竇．天谿．
胸郷．周榮．陽輔．附陽．交信．照海．申脉．陽関．五里．犢鼻．右大椎．
左大椎．神闕．風府．天突．啞門．関元

第8章

経穴論・解剖類門

解剖的分類

1 額部

額部の経穴は、髪際から眉までの間に図示するように12穴あり、およそ額の上方に5穴、中央に4穴、内眉に3穴と横に並列する。つまり前頭骨の額中央部には経穴はなく、額上方5穴は冠状縫合ラインに沿い経穴を配して、中央4穴は眼窩上方の間隙に穴を配している。そして経脈は督脈を中心に膀胱経脈、胆経脈、胃経脈と7本の足陽経脈が縦方向に走行する。つまり足陽経脈と脳が経脈において相互にリンクしているのである。また足陽明胃経脈は『十四経

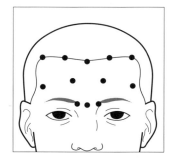

図8－1　額部穴

脈発揮』には「頭維穴より神庭穴に向かい左右の胃経が合う」と述べられているが、先述したように「頭維穴に上がる胃経脈は本脈であって絡脈ではない」という愚解からすれば、身体を縦に走行する経脈が頭髪際において、横に走行して他経脈と交流するだろうか。仮に交流するならば"**曲差・本神**に鍼術で瀉法を行えば胃腑が動く"という実証がなければならない。また冷たいものを急に飲んだ時（胃腑に入れた時）に経験する頭痛は、従来の見解であれば**頭維**より横に響くはずだが、実際は頭頂部に響くことから、**頭維**より直上して**百会**に向かうとして額12穴の効用を「縦に走行する陽経脈を上下において瀉す」と愚解した。すなわち中央4穴より上方5穴に向かい、熱気が上昇するのであるから、中央4穴群と上方5穴群の異は時間経緯と考え、例えば**印堂**と**神庭**に出る発疹で比較すると、神庭に出るモノの方が印堂に出るモノよりも時間的に経緯があり、かつ督脈経・神庭に出るモノは、他の脈に出るモノと比べても熱気が強いので、治療は陰気を補わなければならない。

- **曲差**と**攅竹**の単純比較では、**曲差**穴に出るモノの方が時間経緯を有している。かつ**曲差**、**攅竹**にできるモノは、水邪を気化させる陽気が少ないために、水湿の運化ができなくて生じる場合である。

- **陽白**と**本神**の単純比較では、**本神**穴に出るモノのほうが時間経緯を有している。かつ**陽白**、**本神**にできるモノは、膏の代謝ができず、膜の厚薄の調整ができないことにより生じる場合である。
- **頭維**にできるモノは胃腑に熱気が多くこもり、脾水が渇かされて熱気が経脈に乗って生じる場合と、経気を同じくする手陽明脈の熱気が、上方に逆上することにより生じる場合等が考えられる。

このように額12穴は内眉3穴から中央4穴、上方5穴へと向かい、熱邪の体内滞在時間が長い場合にそれが発現するのであるから、いずれにしても瀉法を行って熱邪を除けばよく、発現する経脈により病機を判断して治療にあたればよい。

神庭：直鼻上入髪際五分．足太陽．督脈之会．
　　　『素注』灸三壮．『銅人』灸二七壮止七七壮．禁鍼．鍼則発狂目失睛．
印堂：神庭下方眉間中央陥没部．
曲差：神庭旁一寸五分入髪際．
　　　『銅人』鍼二分．灸三壮．
攢竹（始光．員柱．光明）：両眉頭陥中．
　　　『素注』鍼二分留六呼．灸三壮．『明堂』宜細三稜鍼三分出血．灸一壮．
　　　『銅人』禁灸．鍼一分留三呼瀉三吸徐徐出鍼．宜以細三稜鍼刺之宣泄熱気．
　　　三度刺目大明．
本神：曲差旁一寸五分．直耳上入髪際四分．足少陽．陽維之会．
　　　『銅人』鍼三分．灸七壮．
陽白：眉上一寸直瞳子．手足陽明．少陽．陽維．五脈之会．
　　　『素注』鍼三分．『銅人』鍼二分．灸三壮．
頭維：額角入髪際本神旁一寸五分．神庭旁四寸五分．足陽明．少陽．二脈之会．
　　　『銅人』鍼三分．『素注』鍼五分．禁灸．

2　目部

目部は眼窩の内外と下方の3箇所に経穴を配して、上方には配していない。おそらく上眼瞼が上方から下方に動いて視野の調整をすることから、上方には経穴を配さなかったと思われる。生体感覚器の中で覚醒を問わず、常に動いているのは眼球である。つまり眼球運動は、認識視覚とは別に誕生から死亡するまで、

病的状態ではなければ動きが止まることがないのであるから、当然眼球は冷却されなければ高温になり乾燥眼になる。この対策として生体は涙小管を内眼角に配して、1日平均0.6ccの水気（涙液）で潤している。そして使われた涙液は鼻腔管へと排泄されるが、この解部を経脈、経穴に置き換えると、内眼角には水系の膀胱経脈・**晴明**が配され、下眼角には鼻を経て口の周囲をまわる胃経脈・**承泣**が配されている。つまり眼球に対して潤す作用を直接有す**晴明**と、その使用した水気を受け取って、汚水として鼻から口へと流す作用を有す**承泣**である。よってこの2穴は眼球の乾燥時と、涙目の時に効用を発揮する。

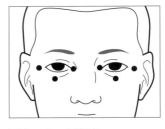

図8－2　目部穴

　また眼球運動は単眼で行われるのではなく、両眼同時に協調して働くのであるが、これは眼球運動だけのことではなく、手足の動きも意思外に左右が協調して動いている。東洋医学では、この時の協調運動を指揮している働きを少陽経脈の作用として位置付け、殊に足少陽経脈の働きとして認識している。これは少陽の名前からも細胞膜を小刻みに動かして、細胞内水気の恒常性を維持する働きが理解できる。具体的には足少陽経脈の流注する筋肉に対し、小刻みに緊張と弛緩するように動かして、左右のバランスを維持する。この生理は膽経流注部位すべてに共通するので、眼球の外側端に膽経脈・**瞳子髎**を配して小刻みに眼球を動かし、正しくモノを認識するように作用させている。そしてこの小刻みな動きは、聴覚や脚部に伝わり統一情報として活用される。この生理現象は目を閉じた時のふらつきで証明される。

　　晴明（涙孔）：目内眥．手．足太陽．足陽明．五脈之会．
　　　　『明堂』内眥頭外一分宛宛中．鍼一分半留三呼．雀目者可久留鍼．然後速出鍼．
　　　　禁灸．『東垣』刺太陽．陽明出血則目愈明．蓋此経多血少気故目翳風与赤痛．
　　　　従内眥起者刺睛明．攅竹以宜泄太陽之熱．然睛明刺一分半．攅竹刺一分三分．
　　　　為適浅深之宜．今医家刺攅竹臥鍼直抵睛明．不補不瀉而又久留鍼．非古人意也．
　　承泣：目下七分直瞳子陷中．足陽明．陽脈．任脈之会．
　　　　『銅人』灸三壮．禁鍼鍼之令人目烏色．『資生』当不灸．不鍼．『明堂』
　　　　鍼四分半不宜灸．灸後令人目下大如拳．息肉煮加如桃．至三十日定不見物．
　　　　『東垣』魏邦．彦婦人．目翳緑色．従下侵上者．自陽明来也．

瞳子髎（太陽．前関）：目外．去眥五分．手太陽．手足少陽．三脈之会．
　　『素注』灸三壮．鍼三分．

3　鼻部

　鼻は呼吸器、嗅覚器であると同時に、咽頭部あるいは涙管と内で交錯し、膿や鼻水という状態で、身体外に不要になったモノを排泄する器官でもある。そして鼻翼外方に肺経脈と表裏する大腸経脈の5穴を配している。鼻は金系に属す感覚器官である。

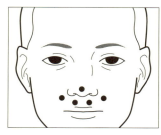

図8-3　鼻部穴

禾髎（長頬）：鼻孔下挾水溝旁五分．
　　　　　　　手陽明脈気所発．
迎香：禾上一寸．鼻下孔旁五分．手陽明．足陽明之会．
　　『銅人』鍼三分留三呼．不宜灸．
素髎（面正）：鼻柱上端準頭．
　　『外台』不宜灸．鍼一分．『素註』三分．

4　口部

　口は任脈4穴が縦に配列されているが、臨床で使うことはない穴である。口は鼻と同様、外界から体内にモノを取り込む入口である。そして鼻が、においや空気等の明確な形をなさないモノを出入する門戸であるのに対し、口は水や空気や食物、また発声等といった有形無形のモノを問わず、一切のモノを出入させる門戸である。つまり唯一自分の意志でモノを出入りさ

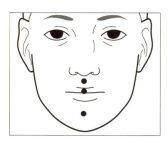

図8-4　口部穴

せることが可能なところであるから、この部の疾患の特徴は開閉不可という症状になり、本来他人が治療するレベルにはない病態になる。よって医師が治療目的

のために働きかける治療穴が、口の周囲に配されていないのである。そして口の上下にある**水溝**、**承漿**の２穴は治穴ではなく、経脈交会の点として位置付けられている。すなわち**水溝**は左右の大腸経脈、**承漿**は左右の胃経脈が交流することにより、表裏する太陰経気を含む、陽明経気を享受するための穴としての役割を有す。これらの経穴はこの論理からすれば臨床で使うことはないが、仮に用いる時はこのようなことを十分考慮して慎重にしなければならない。

なお、**兌端**、**齦交**については愚木の知識を超えているので解釈できない。

> 水溝（人中）：鼻柱下．人中近鼻孔陥中．督脈．手足陽明之会．
> 　　『素註』鍼三分留六呼．灸三壮．『銅人』鍼四分留五呼得気即瀉．灸不及鍼日灸三壮．『明堂』日灸三壮至二百壮．『下経』灸五壮．
> 兌端：唇上端．
> 　　『銅人』鍼二分．灸三壮．
> 齦交：唇内．歯上齦縫中．任．督．足陽明之会．
> 　　『銅人』鍼三分．灸三壮．
> 承漿（懸漿）：唇稜下陥中．開口取之．大腸脈．胃脈．督脈．任脈之会．
> 　　『素註』鍼二分留五呼．灸三壮．『銅人』灸七壮止七七壮．『明堂』鍼三分得気即瀉．留三呼徐徐引気而出日灸七壮．過七七停四五日後．灸七七壮．若一向灸恐足陽明脈‐断．其病不愈．停息復灸．令血脈通宣其病立愈．

5　頬部

　頬部４穴も治療に用いることはなく診断に使う穴である。頬部は『霊枢　陰陽二十五人篇』『霊枢　五音五味篇』等で述べられているように、赤味の有無により熱の状態を判断する。すなわち胃経脈・**四白．巨髎．地倉**と縦に３穴並ぶことから、胃腑の熱の勢いが分かり、さらに**巨髎**の鼻よりには**香髎**、耳よりには**顴髎**と大腸経脈、小腸経脈の穴が配されていることから、頬部経穴はちょうど十字形の経穴が配されて、胃腑の熱の方向が分かるようになっている。『中医学診断学』では『霊枢

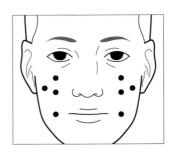

図８−５　頬部穴

五色篇』の記述から「頬部の上下で大腸、小腸の診察をする」としているが、これは「胃経脈を中心にして鼻よりの処で大腸、耳よりの処で小腸を診察する」と書き改めるほうがより臨床診断に適している。

　四白と地倉の鑑別は、熱に勢いがあれば**四白**、胃腑に水気が多く消化能力が低下すれば**地倉**に発赤、瘍、水疱といった出来物が出現することが多いので、これらを診断材料にして治療にあたればよい。

```
四白：目下一寸直瞳子．令病人正視取之．
　　　『素注』鍼四分．『甲乙』『銅人』鍼三分．灸七壮．
　　　凡用鍼穏当方可下鍼刺太深令人目烏色．
巨髎：侠鼻孔旁八分．直瞳子平水溝．手足陽明．陽脈之会．
　　　『銅人』鍼三分得気即瀉．灸七壮．『明堂』灸七七壮．
地倉：侠口吻旁四分外如近．下有脈微動．手足陽明．陽脈之会．
　　　『銅人』鍼三分．『明堂』鍼三分半留五呼得気即瀉．日可灸二七壮．
　　　重者七七壮如粗釵股脚大．艾若大口転．却灸承漿七七壮即愈．
顴髎：面骨下廉鋭骨端陥中．手少陽．太陽之会．
　　　『素注』鍼三分．『銅人』鍼二分．
```

6 側頭部（第2ルート、頷厭穴－完骨穴9穴）

　考証的になるが頭部経穴群は、愚木の臨床では経穴と特定治療効果が導き出せるほど、技術が完成していないので、未だ不明な点が多くここで解するのを躊躇したが、今後の課題として、技術が向上した後改めて記述することにする。そして現段階では『第3章』でも触れたように、側頭部に展開する胆経経穴群を愚案で解釈して、三本の脳内循環の助力として、静脈血を体幹に送る目的を有す経脈にまとめる。この意味を根拠にして側頭部胆経穴を解すると、頭皮上に鍼術で瀉法を施すことにより、その場における**何かの滞を除く**のではないだろうか。あるいはその位置は臨床経験から、その滞がよく除かれる点として認識されて経穴を配したとも解釈で

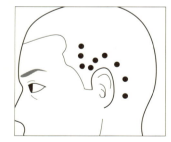

図8-6　側頭部穴

きる。また後述するが経穴の名前から解釈する見方もできる。通常、経穴の名前は一定の法則があり、名前によりその経穴の役割を理解して運用するが、この側頭部経穴群にはその法則が適用されていない。今後役割と特異性を解明する方法として、逆に経穴の名前（韻と造り）からも先の解釈と合わせて理解を進めていきたいと思う。

頭部足少陽経脈流注

- 第1ルート：**瞳子髎** ― 陽白 ― 臨泣 ― 目窓 ― 正営 ― 承霊 ― 脳空 ― **風池**
- 第2ルート：**瞳子髎** ― 本神 ― 頷厭 ― 懸顱 ― 懸釐 ― 曲鬢 ― 率谷 ― 天衝 ― 浮白 ― 竅陰 ― 完骨 ― **風池**
- 第3ルート：**瞳子髎** ― 客主人 ― 聴会 ― **風池**（陽白、本神の2穴は額部12経穴群）

頷厭：曲周下顳上廉．手足少陽．陽明之会．
　　　『銅人』灸三壮．鍼七分留七呼．深刺令人耳聾．
懸顱：曲周上顳中廉．手足少陽．陽明之会．
　　　『銅人』灸三壮．鍼三分留三呼．『明堂』鍼二分．『素注』鍼七分留七呼．刺深令人耳無所聞．
懸釐：曲周上顳下廉．手足少陽．陽明之会．
　　　『銅人』鍼三分．灸三壮．『素注』鍼三分留七呼．
曲鬢（曲髪）：在耳上髪際曲隅陥中．鼓頷有空．足少陽．太陽之会．
　　　『銅人』鍼三分．灸七壮．『明下』灸三壮．
率谷：耳上入髪際寸半陥者宛宛中嚼而取之．足少陽．太陽之会．
　　　『銅人』鍼三分．灸三壮．
天衝：耳後髪際二寸．耳上如前三分．足少陽．太陽之会．
　　　『銅人』灸七壮．『素注』鍼三分．灸三壮．
浮白：耳後入髪際一寸．足少陽．太陽之会．
　　　『銅人』鍼三分．灸七壮．『明堂』灸三壮．
竅陰（枕骨）：完骨上枕骨下動揺有空．足太陽．手足少陽之会．
　　　『銅人』鍼三分．灸七壮．『甲乙』鍼四分．灸五壮．『素注』鍼三分．灸三壮．
完骨：耳後入髪際四分．足少陽．太陽之会．
　　　『銅人』鍼三分．灸七壮．『素注』留七呼．灸三壮．『明堂』鍼二分．灸以年為壮．

7 耳部

耳部8穴の内訳は三焦経脈6穴、膽経1穴、小腸経1穴である。耳は三焦経脈の支配下にある感覚器で、三焦が担う水気の状態により聴覚、平衡感覚の感度が左右される。そして経穴も耳を後方から巻くように三焦経脈6穴が耳を絡い、耳穴正面には小腸経脈・**聴宮**、その下方には膽経脈・**聴会**が位置する。解剖的に8穴は後頭骨、側頭骨、顎関節等の骨がない間隙に配されているために、物理的に鍼を直刺すれば、求めるままに刺入することが可能な構造にある。これは他の経穴が骨に守られて配置されて

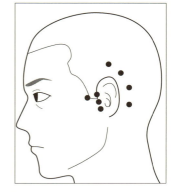

図8-7　耳部穴

いるのとは異なる構造である。風説で「聴力が弱い病側の**翳風**を押圧すれば大変痛がる」と聞くが、これは患側の三焦経脈中の水気が渇いているために、走行経脈周辺の筋、皮膚などが渇いたことによる圧痛と思われる。また臨床で**耳疾患に対して耳周辺に鍼術を行うケースがあるが、このような鍼は絶対効かないし、さらに悪化させる危険がある**ために治療にはならないということを訴えたい。耳疾患は耳周辺にしても効かず、全体の水気を調節しなければ決して治らない。

翳風：耳後尖角陥中. 按之引耳中痛. 手足少陽之会.
　　　『鍼経』先以銅銭二十文令患人咬之尋取穴中. 『素註』鍼三分. 『銅人』鍼七分.
　　　灸七壮. 『明堂』三壮. 刺灸俱令人咬銭令口開.
瘈脈（資脈）：耳本後鶏足 - 青絡脈.
　　　『銅人』刺出血如豆汁. 不宜多出. 鍼一分. 灸三壮.
顱息：耳後間青絡脈中.
　　　『銅人』灸七壮. 禁鍼. 『明堂』灸三壮. 鍼一分. 不得 - 多出血. 多出血殺人.
角孫：耳廓中間上髪際下開口有空. 手太陽. 手足少陽之会.
　　　『銅人』灸三壮. 『明堂』鍼八分.
耳門：耳前起肉当耳缺者陥中.
　　　『銅人』鍼三分留三呼. 灸三壮. 『下経』禁灸. 有病灸不過三壮.
和髎：耳前鋭髪下横動脈. 手足少陽. 手太陽三脈之会.
　　　『銅人』鍼七分. 灸三壮.

聴宮（多所聞）：耳中珠子大如赤小豆．手足少陽．手太陽．三脈之会．
　　『銅人』鍼三分．灸三壮．『明堂』鍼一分．『甲乙』鍼三分．
聴会：耳微前陥中．上関下一寸動脈宛宛中張口得之．
　　『銅人』鍼三分留三呼．得気即瀉不須補．日灸五壮止三七壮．十日後依前報灸．
　　『明堂』鍼三分．灸三壮．

8　顎部

　顎部4穴はすべて動脈拍動部上に位置する。おそらく古人が経脈を認識する時に、まず動脈の拍動点を見つけてその箇所より展開したのであろう。またその部に直接刺鍼を行い、響きを確認して脈の走行を認めたのである。すなわち顎部より上行する総頚、内頚動脈の拍動経穴を胃経脈と定め、十二経脈を順次展開したのである。この経緯から考察した書物は膽経脈・**客主人**を胃経脈の経穴としている。愚木もこの着眼からすれば**客主人**は胃経脈に属すと思うが、水の流れから着眼すれば膽経脈に属さざるを得ない。顎部には胃気を内に多く含む脈上に4穴あり、瀉法の技量が直接病人の苦痛緩和除去に現われる穴であるから、初学者は決して触れてはいけない。

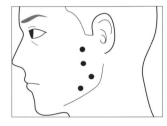

図8-8　顎部穴

下関：客主人下耳前動脈下廉合口有空開口則閉側臥閉口取之．足陽明．少陽之会．
　　『素注』鍼三分留七呼．灸三壮．『銅人』鍼四分得気即瀉．禁灸．
頬車（機関．曲牙）：耳下八分曲頬端近前陥中側臥開口有空取之．
　　『銅人』鍼四分得気即瀉．日灸七壮止七七壮如麦大．『明堂』灸三壮．『素注』鍼三分．
大迎：曲頷前一寸二分骨陥中動脈．又以口下当両肩是穴．
　　『素注』鍼三分留七呼．灸三壮．
客主人（上関）：耳前骨上開口有空．張口取之．手足少陽．陽明之会．
　　『銅人』灸七壮．禁鍼．『明堂』鍼一分得気即瀉．日灸七壮至二百壮．『下経』灸十壮．
　　『素注』鍼三分留七呼．灸三壮．『素問』禁深刺．深則交脈破為内漏耳聾欠而不得．

9 後頭部

　後頭部は陽気の海である督脈を中心に両傍を膀胱経脈、膽経脈が走行する。臨床で訴えが多い**天柱**は膀胱経脈に属し、冷たい水気が流体しなければならない脈中に、熱い水気が流れることにより生じる場合の**熱気を除く穴**である。また**風池**は頭部膽経脈が集約する穴で、脳内を循環して CO_2 や不要なモノを含んで、血気が異常に熱気を有し、滑らかに流れない場合で生じる**血脈中の熱気を除く穴**である。つまり**天柱**は水気、**風池**は血気が熱気を帯びた時に使う。しかしこの部への**置鍼**は逆に**熱気を集める**ので注意が必要である。これ以外の4穴は督脈の経穴で、熱気を除く目的を有すが、具体的な鑑別は難しい。

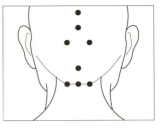

図8-9　後頭部穴

天柱：侠項後髪際大筋外廉陥中.
　　　『銅人』鍼五分得気即瀉.『明堂』鍼二分留三呼瀉五吸.灸不及鍼.日七壮至百壮.
　　　『下経』灸三壮.『素注』鍼二分.留六呼.
風池：耳後顳後脳空下髪際陥中.按之引於耳中.手足少陽.陽維之会.
　　　『素注』鍼四分.『明堂』鍼三分.『銅人』鍼七分留七呼.灸七壮.
　　　『甲乙』鍼一寸二分.患大風者先補後瀉.少可患者以経取之留五呼瀉七吸.灸不及鍼
　　　日七壮至百壮.
瘂門（舌厭.舌横）：在項風府後一寸入髪際五分項中央宛宛中仰頭取之.督脈.陽維之会.
　　　『素註』鍼四分.『銅人』鍼三分可繞鍼八分留三呼瀉五吸瀉尽更留鍼取之.
　　　禁灸灸之令人.
風府（舌本）：項後入髪際一寸大筋内宛宛中.足太陽.督脈.陽維之会.
　　　『銅人』鍼三分.禁灸灸之使人失音.『明堂』鍼四分留三呼.『素註』鍼四分.
　　　『仲景曰』太陽病.初服-桂枝湯.反煩不解.先刺風池風府」.『岐伯曰』
　　　巨陽者諸陽之属也.其脈連府故為諸陽主気.『資生』風府者傷寒所自起.
　　　北人以毛裹之（今之護風領）.南人怯弱者亦以帛護其項.今護項乃云蔽垢膩.
　　　実存奈亡矣.『瘧論』邪氣客於風府.循脊而下.衞氣一日一夜.大會於風府.
　　　其明日日下一節.故其作也晏.此先客於脊背也.每至於風府.則腠理開.
　　　腠理開.則邪氣入.邪氣入.則病作.以此日作稍益晏也.其出於風府.
脳戸（合顱）：枕骨上強間後一寸半.足太陽.督脈之会.
　　　『銅人』禁灸灸之令人.或灸七壮妄灸令人.『明堂』鍼三分.『素註』鍼四分.

　　　　『素問』刺脳戸入脳立死.『資生』.『明堂』.『素問』所. 論深鍼. 妄灸. 医家.
　　　　当知所 - 戒矣. 按脳戸一穴.
　　強間（大羽）：後頂後一寸半.
　　　　『銅人』鍼二分. 灸七壮.『明堂』灸五壮.

　以上頭部110穴《頭部五行（25）、額部（12）、目部（6）、鼻部（5）、口部（4）、頬部（8）、側頭部（18）、耳部（16）、顎部（8）、後頭部（8）》を位置から区分した。そして経脈別に縦に分類すると、任脈から督脈まで順に任脈→大腸経脈→胃経脈→小腸経脈→三焦経脈→膽経脈→膀胱経脈→督脈と、頭部に縦14本の脈が走行して各部を網羅する。およそ頭部110穴は熱気を除く穴で瀉法を行うが、治療点で用いるよりも手足の陽経十二脈の陽気状況と、その腑の様子を候う穴であるから意味もなく刺鍼を行ってはならない。なぜなら、頭部疾患は必ず厥病があるために、刺鍼により気絶する可能性があるからである。

10 顎下部

　下顎内側穴は顎下リンパ節とオトガイリンパ節があり、西洋医学における重要な診察ポイントである。この部位は経穴こそ配されていないが、下顎骨には**大迎、頬車**と左右四穴が、動脈拍動部に配されているとすでに述べた。その**大迎、頬車**の内側にある、**裏大迎**と**裏頬車**の圧痛を東洋医学では、顎下リンパ節を左右に分け、その圧痛により陰血と陽気の様子としてとらえ臨床に活用している。

■ 裏大迎穴、裏頬車穴の圧痛意味
- **右裏大迎・裏頬車**で見る圧痛の状態が強いほど疼痛から腫痛に変わるが、これは血中の水気が虚して、陰血の渇く程度を現わす反応であり部位である。この論は解剖的に「右リンパ本幹が上焦二臓（肺臓、心臓）を支配する、気管支縦膈リンパ本幹も合わさる構造からなる」ということからも立証されるが、臨床的には陰血が熱を帯びて渇いている状態では必ず圧痛があり、顕著なほど熱勢が強く血中の水気が不足しているとして治療すればよい。
- **左裏大迎・裏頬車**は右裏大迎程顕著な反応は出ない。それは東洋医学の左右循環論から、左循環は陽気が多く、胃気を多く含む脈気が全身に向けて流れ

ていくと解釈して、左部位が経脈中の胃気の勢いを著す反応だからである。これからすれば**左裏大迎**の反応は、経脈中の陽気が虚した状態、つまり脈気を循環させる陽気不足を現わすので、多くの病人で見ることはないが、例えば心陽気が不足して不整脈が顕著に現われている病人や、表病の一時的な陽気の流滞でも、左に圧痛を現わすこともある。いずれも全身の所見を参考にして考慮すれば鑑別は難しくない。臨床で確認していただきたい。

11 頚部

頚部には任脈・廉泉を除き左右に7穴配されて14穴ある。この左右7穴は胸鎖乳突筋の前後で、縦列に総頚動脈の走行に沿って配置されているので、胃経脈・**人迎**以外の穴でも動脈の拍動を感じる。その7穴は三焦経脈・**天牖**、小腸経脈・**天容**、**天窓**、大腸経脈・**扶突**、**天鼎**、胃経脈・**人迎**、**水突**である。

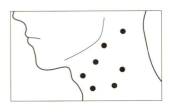

図8-10　頚部穴

頚椎は7椎あり数字だけ見れば7椎と7穴の同数字であるが偶然だろうか。愚解であるが古人は7椎に合わせて意図的に7穴を配したのではないだろうか。つまり経穴を発見する時に、刺鍼により事故が多く起こり、頚椎付近に経穴を配すことができなかったのだろうが、経穴がない空白地域を頚部において作りたくなかったために、頚部を上行する動脈に沿わせ、かつ頚椎を意識しながら経穴を配したのではないだろうか。この仮説を基にすれば**天牖**、**天容**、**天窓**と上方に天穴が3穴並び、下方に**水穴**の**水突**を配していることが理解できる。これらから頚部7穴はその順に意味があり、**天牖**は第1頚椎と後頭骨間の、陰水の状態を調える経穴、**天容**は第1頚椎と第2頚椎骨間の、陰水の状態を調える経穴という具合に、順次高さに応じた頚骨間の陰水を調える経穴として配置されているのであろう。しかし臨床では刺鍼穴ではなく診断穴としての位置付けが強い。

天牖：肩缺盆中上骨際陥中央．須缺盆陥処上有空起肉上是穴．手足少陽．陽維之会．
　　　『銅人』鍼八分．灸三壮．当缺盆陥上突起肉上鍼之．若誤鍼陥処傷人五臓気令人卒死．

天窓（窓籠）：頚大筋間前曲頬下扶突後動脈応手陥中.
『銅人』灸三壮. 鍼三分. 『素注』鍼六分.

天容：耳下曲頬後.
『銅人』鍼一寸. 灸三壮.

天鼎：頚缺盆上直扶突後一寸.
『素注』鍼四分. 『銅人』灸三壮. 鍼三分. 『明堂』灸七壮.

扶突（水穴）：気舎上一寸五分在頚当曲頬下一寸人迎後一寸五分仰而取之.
『銅人』灸三壮. 鍼三分. 『素注』鍼四分.

人迎（五会）：頚大動脈応手俠結喉両旁一寸五分仰而取之. 以候五臓気. 脚陽明. 少陽之会.
『滑氏』古以俠喉両旁為気口人迎. 至晋王叔和直以左右手寸口. 為人迎気口.
『銅人』禁鍼. 『明堂』鍼四分. 『素注』刺過深殺人.

水突（水門）：頚大筋前直人迎下気舎上.
『銅人』鍼三分. 灸三壮.

12 鎖骨上窩部

解剖学的にはこの名称はないが、鎖骨と肩甲棘との間で作られる三角形のくぼみで、深部に肺の上葉部がある部位を指す。経穴的には前方が任脈・**天突**、後方が督脈・**大椎**、三角形先端部が大腸経脈・**巨骨**で、その三角形の中に胃経脈・**缺盆**、胆経脈・**肩井**、小腸経脈・**曲垣**、**秉風**、**肩中兪**、**肩外兪**、三焦経脈・**天髎**の左右10穴が配されている。

流注的にこの部には手足の十二正経脈が流注し、特に陽経脈はこの部に一穴は穴を配すがゆえに、六陽経脈が属す陽経陽腑と、表裏相剋する陰経陰臓の異常により**肩こり**として病症を出現させる。

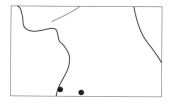
図8-11 側方鎖骨上窩部穴

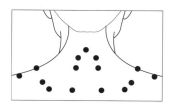
図8-12 後方鎖骨上窩部穴

天突（天瞿）：在頚結喉下四寸宛宛中. 陰維. 任脈之会.
『銅人』鍼五分. 留三呼得気即瀉. 灸亦得不及鍼. 若下鍼当直下不得 - 低手即五臓之気傷人短寿. 『明堂』灸五壮. 鍼一分. 『素註』鍼一寸. 留七呼. 灸三壮.

大椎：一椎上陥者宛宛中．手足三陽．督脈之会．
　　　『銅人』鍼五分留三呼瀉五吸．灸 - 以年為壮．『仲景』太陽与少陽併病頚項強痛．
　　　或眩冒時 - 如結胸心下痞硬者．当刺大椎第一間．
巨骨：肩尖端上行両叉骨罅間陥中．手陽明．陽之会．
　　　『銅人』灸五壮．鍼一寸半．『明堂』灸三壮至七壮．『明堂』灸三壮．『素注』禁鍼．
　　　鍼則倒懸．一食頃乃得下鍼鍼四分瀉之勿補．鍼出始得正臥．
缺盆（天蓋）：肩下横骨陥中．
　　　『銅人』灸三壮．鍼三分．『素注』鍼二分留七呼．不宜太深深則使人逆息．
　　　『素問』刺缺盆中．内陥．気泄．令人喘咳．
肩井（膊井）：肩上陥中缺盆上大骨前一寸半以三指按取当中指下陥中．手足少陽．足陽明．
　　　　　　陽維之会連入五臓．
　　　『銅人』鍼五分．灸五壮先補後瀉．
天髎：肩缺盆中上骨際陥中央．須缺盆処上有空起肉上是穴．手足少陽．陽維之会．
　　　『銅人』鍼八分．灸三壮．当缺盆陥上突起肉上鍼之．若誤鍼陥処傷人五臓気令人卒死．
曲垣：肩中央曲胛陥中．按之応手痛．
　　　『銅人』灸三壮．鍼五分．『明堂』鍼五分．
秉風：天外肩上小後挙臂有空．手太陽．陽明．手足少陽．四脈之会．
　　　『銅人』灸五壮．鍼五分．
肩中兪：肩胛内廉去脊二寸陥中．
　　　『素注』鍼六分．灸三壮．『銅人』鍼三分留七呼．灸十壮．
肩外兪：肩胛上廉去脊三寸陥中．
　　　『銅人』鍼六分．灸三壮．『明堂』灸一壮．

13 体幹部

　体幹経穴群は鎖骨下から鼠径部にある穴を指す．これらは体幹に十二経脈毎に配置されて方眼上にネットしている．臨床的には体幹を一つとして分割することはないが考証的に三分割して整理する．

- 胸部　上方　任脈・**璇璣**から心経脈・**極泉**
  - 側方　心経脈・**極泉**から脾経脈・**大包**
  - 下方　任脈・**中庭**から脾経脈・**大包**内の52穴。
- 腹部　上方　任脈・**鳩尾**
  - 側方　胆経脈・**京門**
  - 下方　任脈・**曲骨**から脾経脈・**衝門**内の85穴。

- 背部　督脈・**大椎**から**長強**と膀胱経脈２行線までの 85 穴。
ただし小腸経脈・**天宗**はこの分割では含まず肩関節部の範囲で考察する。

■ 体幹部・胸部五行30穴

胸部 40 穴はその位置から陽気が多く陰気が少なく、非常に乾いた位置にあるので、刺鍼すればどれも激しい刺痛を伴う穴である。このため臨床では実際には刺入することはなく、提鍼か陽気の状態を確認する程度にしか活用しない。胸部は任脈を中心にして左右に腎経脈、胃経脈、肺経脈、脾経脈、心包経脈、膽経脈、心経脈の各経脈が縦に走行して経穴が整然と配置されている。

胸部は解剖学的に前面を 12 本の肋骨、底面を横隔膜、背面を背部の筋肉群に囲まれた部位

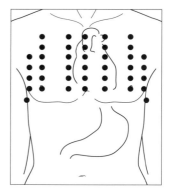

図8−13　前方体幹部穴

を指し、外部からの攻撃に対して守られている空間であり、外部とは気道のみで通行している。そして心臓と肺臓の２つの主要臓器が位置して、体温を作りめぐらせるという身体維持の根幹的役割をなしている。そして胸部二臓のうち心臓が体温を作るのに対し、肺臓は腠理を通じて放熱を行っているが、両臓共に水気の関与を嫌い、乾燥を好む傾向にある。このように陽気が多く陰気が少ないために、胸部を通行する経脈も、陰気が多い任脈を中心にして、腎経脈、胃経脈と水血両気を内に多く含んだ三脈が、６段５列 50 穴中の 30 穴をなしている。この 30 穴の臨床的意義は、胸中二臓に水気が必要な場合や、水気が病的に過剰にある場合に高さに応じて経穴を使い分ける。

例えば腎経脈の**兪府**と**歩廊**は高さが異なるがゆえに**兪府の方が陽気を多く含む**ので、補法で胸郭内の水気を気化させて排泄させる。また瀉法は過剰な陽気を瀉すことで、胸郭運動すなわち呼吸運動が支障なく行えるようにさせる。つまり他の経穴もこれに準じて行えばよいが、臨床的に用いるのは**兪府**、**気戸**ぐらいで他は多く使わない。ただし出典は不明だが、胃経脈、腎経脈、任脈、右腎経脈、胃経脈と順に？木火土金水、上方から順に木火土原金水と、五行・六穴として用いる方法もあることも付記する。

璇璣：天突下一寸六分陥中．仰而取之．
　　　『銅人』灸五壮．鍼三分．
華蓋：璇璣下一寸六分陥中．仰而取之．
　　　『銅人』鍼三分．灸五壮．『明下』灸三壮．
紫宮：華蓋下一寸六分陥中仰而取之．
　　　『銅人』灸五壮．鍼三分．『明下』灸七壮．
玉堂（玉英）：紫宮下一寸六分陥中．
　　　『銅人』灸五壮．鍼三分．
膻中（元兒）：玉堂下一寸六分．横量両乳間陥中．仰臥取之．主気以分布陰陽．
　　　　　　　故為臣使之官．
　　　『銅人』禁鍼．鍼之令人夭．『明堂』灸七壮．止七七壮．『素問・気府論』註鍼三分．
　　　灸五壮．『難経』気会三焦一筋直両乳間．『疏』気病．治此．
中庭：中下一寸六分‐陥中．
　　　『銅人』灸五壮．鍼三分．『明堂』灸三壮．
俞府：気舎下旁各二寸陥中．仰而取之．
　　　『素注』鍼四分．灸三壮．『銅人』鍼三分．灸五壮．
或中：俞府下一寸六分陥中．去胸中行各二寸．仰而取之．
　　　『銅人』鍼四分．灸五壮．『明堂』灸三壮．
神蔵：中下一寸六分陥中．去胸中行各二寸．仰而取之．
　　　『銅人』灸五壮．鍼三分．『素注』鍼四分．
霊墟：神蔵下一寸六分陥中．去胸中行各二寸．仰而取之．
　　　『素注』鍼四分．『銅人』鍼三分．灸五壮．
神封：霊墟下一寸六分陥中．去胸中行各二寸．仰而取之．
　　　『素注』鍼四分．『銅人』鍼三分．灸五壮．
歩廊：神封下一寸六分陥中．去胸中行各二寸．仰而取之．
　　　『素注』鍼四分．『銅人』鍼三分．灸五壮．
気戸：巨骨下俞府両旁各二寸陥中去中行各四寸仰而取之．
　　　『銅人』鍼三分．灸五壮．
庫房：気戸下一寸六分陥中去中行各四寸．
　　　『銅人』灸五壮．鍼三分．
屋翳：庫房下一寸六分陥中去中行各四寸．仰而取之．
　　　『素注』鍼四．『銅人』灸五壮．鍼三分．
膺窓：屋翳下一寸六分陥中去中行各四寸．
　　　『銅人』鍼四分．灸五壮．
乳中：当乳中是．
　　　『銅人』微刺三分禁灸．灸則生蝕瘡．瘡中有膿血清汁可治．瘡中有息肉若蝕瘡者死．
　　　『素問』刺乳上中乳房為腫根蝕．
乳根：乳中下一寸六分陥中去中行各四寸．仰而取之．

『銅人』灸五壮．鍼三分．『素注』鍼四分．灸三壮．

■ 身体側部

　胸脇部は背部と胸腹部を連絡する部位で少陽経脈が支配する。愚木は経穴的に胸腹部の終わりを**章門**、背部の終わりを**京門**と認識しているので、胸脇部はこの間に位置する**脾経：大包．周栄．胸郷．天谿．食竇、肺経：中府．雲門、心包経：天池、心経：極泉、膽経：淵液．輒筋．京門．帯脈．五枢．維道．居髎**の左右32穴の経穴群を指す。この部位は背部よりも鹹が少なく膏を多く含む部位であるから、常に相火により微風が吹いているために腋窩部は微発汗、側脇部は微細な刺激でも反応する。

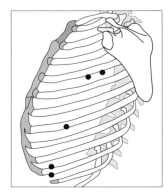

図8－14　側方体幹部穴

大包：淵液下三寸布胸脇中出九肋間．脾之大絡総統陰陽諸絡．由脾潅漑五臓．
　　　『銅人』灸三壮．鍼三分．
周栄：中府下一寸六分去胸中行各六寸仰而取之．
　　　『銅人』鍼四分．
胸郷：周栄下一寸六分去胸中行各六寸．仰而取之．
　　　『銅人』鍼四分．灸五壮．
天谿：胸郷下一寸六分陥中去胸中行各六寸．仰而取之．
　　　『銅人』鍼四分．灸五壮．
食竇：天谿下一寸六分去胸中行各六寸挙臂取之．
　　　『銅人』鍼四分．灸五壮．
雲門：巨骨下俠気戸旁二寸陥中．動脈応手挙臂取之．去胸中行各六寸．
　　　『素注』鍼七分『銅人』鍼三分．灸五壮．
中府（膺兪）：雲門下一寸六分乳上三肋間動脈応手陥中去胸中行各六寸．
　　　　　　　肺之募（募．猶結募也．言．経気聚此）．手足太陰．二脈之会．
　　　『銅人』鍼三分留五呼．灸五壮．
天池（天会）：腋下三寸乳後一寸着脇直腋肋間．手足厥陰．少陽之会．
　　　『銅人』灸三壮．鍼三分．『甲乙』鍼七分．
極泉：臂内腋下筋間動脈入胸．
　　　『銅人』鍼三分．灸七壮．
淵液（泉液）：腋下三寸宛宛中挙臂得之．

　　　　　『銅人』禁灸．『明堂』鍼三分．不宜灸．灸之令人生腫蝕馬瘍．内潰者死．寒熱者生．
　　　輒筋（神光．胆募）：腋下三寸復前一寸三肋端横直蔽骨旁七寸五分平直両乳側臥屈上足取之．
　　　　　胆之募．足太陽．少陽之会．
　　　　　『銅人』灸三壮．鍼六分．『素注』鍼七分．
　　　京門（気兪．気府）：監骨下腰中季肋本侠脊．腎之募．
　　　　　『銅人』灸三壮．鍼三分留七呼．
　　　帯脈：季脇下一寸八分陥中．臍上二分両旁各七寸半．足少陽．帯脈．二脈之会．
　　　　　『銅人』鍼六分．灸五壮．『明堂』灸七壮．
　　　五枢：帯脈下三寸．水道旁五寸五分．足少陽．帯脈之会．
　　　　　『銅人』鍼一寸．灸五壮．『明堂』灸三壮．
　　　維道：章門下五寸三分．足少陽．帯脈之会．
　　　　　『銅人』鍼八分留六呼．灸三壮．
　　　居髎：章門下八寸三分．監骨上陥中．足少陽．陽之会．
　　　　　『素注』章門下四寸三分．『銅人』鍼八分留六呼．灸三壮．

　肩関節部、股関節部、上肢、下肢についてはすでに述べているので省略する。

■ 横隔膜

　人体の中で最も明確に膜の動きを見ることができる部位で、体腔を胸腔と腹腔に分けて隔てるモノが横隔膜である。この膜は体腔における胸腔を護り腹腔と区別するための構造物である。すなわちモノを形の有無で分けた時に、形が明らかでなく作用を有するモノが胸腔に宿り、それらが形を明らかにする腹腔に宿るモノを支配して身体を管理している。その最も大事な部分が決して汚れることがないように仕切り遮断する役割を有す。

■ 腹部

　腹部は任脈14穴、腎経脈22穴、胃経脈24穴、脾経脈10穴、胆経脈12穴、肝経脈4穴の計86穴配置されている。日本漢方は内経、仏典、道教、易経等さまざまな学問を集成して独自に**腹部鍼**（仮名）を完成させ、現在伝承された方が臨床の場で実用されている（著者論文『腹法愚解』参照）。愚木は伝承されている腹部鍼すべてを学習したわけではないが、手持ちの蔵書と断片的に聞いたことから「おそらくこのようなことであろう」と推測した。先賢諸氏の助言を一重に望むものである。

　自然は四季があり常に変化して一様でないように、自然の一部である生体もこ

第8章　経穴論・解剖類門

れに呼応して変化することをもって宜しとする。そして『素問　四氣調神大論』を代論として『内経』には、自然力が生体に働きかけた場合の順症と逆症、及び診法と治法やその力に順じて生きる養生術が述べられている。すなわち東洋医学治療とは、自然力が生体に働きかけた結果、自然の摂理と生体の摂理が符合しない場合に、外部より是正して矯正する治療体系をいう。その働きかけをする場の一つが腹部経穴であり、腹部の体表や経穴の状態を通して、四季の影響や朝夕の時間変化、温度や湿度等その生体が受けている一切の自然力の影響を知り、自然に沿った循環に適合するように、この場より治法を施す。しかし腹部経穴群に対して直接触れて診察治療を行うには、必ず医師に力量と病人からの信頼がなければならない。仮にそれらがなければ病人の腹部は緊張して、正しい診察治療は決して行えない。さらに基礎生理を熟解して体表の状態と各診断術より、腹部内の動きを想像して正邪を確認する。またこの部の経穴群に直接鍼灸を行う場合は、上記に加え鍼灸術の残鍼、遠鍼、遅鍼等の手術法が、時々の状態で巧みに用いられることも条件になり、これらを駆使し邪と対峙し是正するのである。まとめると

1. 病人から無条件の信任を得るだけの実績を残している者
2. 微妙な体壁の変化を読み取れる技量を有している者
3. 腹部という局部から全体を読み取り、問診をしなくても病人の様子が理解できる者
4. 腹部診と脈診から病機と治病優先順序を即時に決定して、その後が的確に予測できる者
5. 各鍼術が臨機応変に使いこなせる者
6. 東洋医学知識だけでなく西洋医学知識の基本も知っている者

等の最低条件を有する者のみが、腹部に対しての診察と鍼術が許されるのである。

　このように腹部を理解して応用することは、東洋医学鍼灸術の最終目的であるためにその解釈も多岐に渡るが、いずれも表現が異なるだけで、各家とも臨床で実際に経験して得た感動を文書化したのであるから、それを理解するには臨床で共感することが最短であると思われる。

　腹部は陰気と陽気が複雑に交錯している場であるから、理解の助として腹部の陰気と、体幹の陽気を**潮流と季節風**に例え、対比させながら次に述べていく。

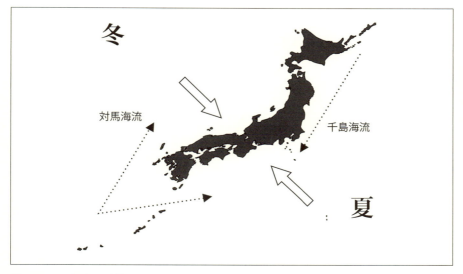

図8-15　潮流と季節風を表す図

　日本列島は西に日本海、東に太平洋があってどちらも暖流の黒潮が北上する。そして対馬海峡から分かれた黒潮の一部は対馬海流と呼ばれ日本海を北上する。一方北のオホーツク海からは北極からの冷たい寒流がカムチャッカ半島、千島列島を経て、比較的沿岸近郊を南下して太平洋を下る。これは千島海流（親潮）と呼ばれる寒流である。

　また日本は春夏秋冬と四季があるが『気象学』によると「地球は自転することで大気が動いて風が生じ、太陽からの放熱量の差により風の向きが異なる」と述べられている。この自然の法則により顕著に四季が作られさまざまな恩恵を受けているのであるが、夏と冬の気圧配置に注目すると、夏は太平洋から大陸に向かって暖かい風が吹き、冬は大陸から太平洋に向かって冷たい風が吹いて、季節特有の現象が作られる。これを簡単に図示すると、**潮流と季節風の風向き**は、夏と冬ではその矢印が対立していることに気付くが、『気象学』では「**この衝突の程度で台風が発生したり、記録的な豪雪になる**」と続いて述べている。つまり潮と風の二つの自然現象により四季は作られているのである。このように自然現象は天地の循環（潮流と季節風）の動きによって作られている。

　これを生体で愚考すると体内循環にも
- **心臓と腎臓の動きにより体幹を大きく行う循環（体還流）**と、原則的には体

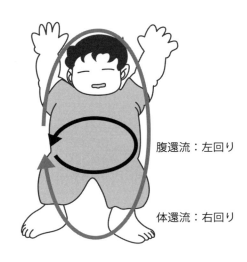

図8-16　身体還流模式図

還流に順じるが、●腹部に限られた食穀の流れを基とする小さく行る循環（腹還流）がある。

この二つの還流は自然界における天地の循環（潮流と季節風）に順じ、体内でも同様に**衝突の程度**により生理現象を発生させる。

愚木は先師が遺された腹還流理論を理解すべく『書』や『開闔枢理論』『運気七篇』『気学』『仏典』等の異書を参考にして**腹鍼盤**を作り活用している。そしてわずかだが**腹還流理論**を理解したことで、自然力が生体に働きかけた四季や時間、温度や湿度が投射した様子等を知ることができた。さらに腹部経穴群の名や位置から、本当の解剖と生理を少し把握することもできた。以下に述べていく。

腹還流理論をなす開闔枢理論は『素問　陰陽離合論』を中心に、モノの化の生理（気化、固化、再液化）から、体内の**水の質と動き**を六つのカテゴリーに分けて働きを整理し、**生体の営み**として現した論である。この論の解釈は古くから多くの学者が独自の表現で解説している。参考までに張仲景と越人の解釈をポイントで紹介する。

『傷寒論』では媒体である水に対し溶解するか不溶解かで解釈している。
- ●陽経脈は体外から体内の水にモノを入れて代謝するように働く。
  - ・太陽は水に不溶解である鹹の含有量を調節する

- ・陽明は水に溶解するモノの調節をする
- ・少陽は水に不溶解であるモノの調節をする
- ●陰経脈は溶解している体内の水から必要なモノを摂取して、かつ不必要なモノを排出し、身体の内外で循環が作られるように働く。
- ・太陰は水に溶解しているモノと酸素が化合できるように調節する
- ・少陰は水に溶解しているモノが化合できやすいように代謝温度を調節する
- ・厥陰は水に溶解しているモノの化合状況（総量、代謝時間、分配状況等）を決定し、別なモノに化すように調節する

『難経』では生体の水の質と動きから解釈している。
- ●陽経脈は身体外から体内の水気が崩れないように固堅収斂するように働く。
- ・太陽は表を管理して寒に対応し、腠理の開閉を一つの手段として、表裏する少陰生理の産熱が内で高温にならないように調節する
- ・陽明は身体の燥に対応し、取り込まれたモノの質が常に同じであるように、表裏する太陰生理の補給によるモノの質が変わらないように調節する
- ・少陽は小刻みに動いて外界の相火に対応し、膏を原料とする膜の浸透圧を調節して、モノの出入を太陽、陽明に命じ微調節をする
- ●陰経脈は代謝による体温を作り、循環の根源をなして生体を維持するように働く。
- ・太陰は口より肛門までの消化管にモノを通して、唯一身体を弛緩させる働きを有し、運動と静止するための気の源として補給の役割を担う
- ・少陰は生きるための体温を作る源で、太陰から水と空気の補給を受け、しかも厥陰により種々の制約を受けながら上下に位置して循環の基を担う
- ・厥陰は身体が形を維持し続けるために存在する意識、無意識を管理し、無意識に行われるモノ作りの生理を意識する組織に転化して、恒常性を維持しながら身体の変化を担う。そして陽経枢の少陽、陰経枢の少陰とともに開闔の二臓二経に対し主導的に権を有し、少陰枢が行う循環に対し協調する

以上のように、その生理を解釈している。

① **腹鍼盤**

腹鍼盤を使った鍼療は、陽の体還流と陰の腹還流を円滑に支障なく還流させることを目的にする。そして**体還流**を主に流れを調える場合は、六部定位診や脈差診を診る脈診により五要穴を使い陽から陰を調え、**腹還流**を主に流れを調える場

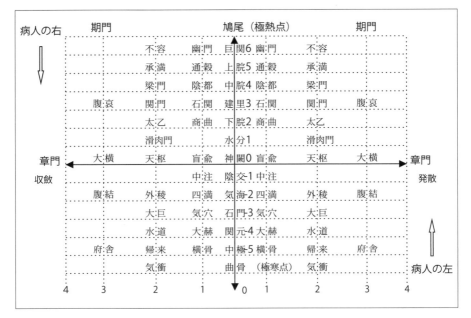

図8-17　腹鍼盤内経穴

合は、九道脈診にて開闔枢と三部に分けて腹部状態を伺って内外の還流状態を知り、腹部穴に直接刺鍼を行い陰から陽に働きかけて還流を調える。

　盤に記している時計と同方向の**右循環をなす体還流の矢印**の向きと、逆方向の**左循環をなす腹還流の矢印の向き**から述べる。

　体還流は心臓－腎臓の上下の循環であり『素問　陰陽離合論』の「聖人南面而立」を根拠にして右循環を行うと先述した。これとは異なり腹部の限られた空間で南北を決定するには、水気が多い下焦を北に、熱気が多い上焦を南に設定しなければ体幹生理に符合しない。このようにすると体還流とは逆の左循環になる。整理すると

　体還流は背面部を北、正面部を南、右を西、左を東にして方位が決定されたが、**腹還流**は下腹部を北、上腹部を南、右を西、左を東にして方位を決定する。

　張景岳は『類経図翼奎壁角軫天地之門戸説』で、「春分二月中．日躔壁初．以次而南．三月入奎婁．…」と『五運行大論・五気経天化五運図』を解説しているように、**腹還流は左循環を持って正とする**のである。

左右の矛盾

　以上のように『素問　陰陽離合論』と『素問　五運行大論』を根拠にして、体還流と腹還流のベクトルを決定すると左右に矛盾が生じるが、この問題点は腹部本来の方向性で説明できる。消化管の口から肛門までのベクトルは上方から下方を向いているが、この方向を基本として**健康状態では医師は病人と対することがないので、頭部方向から下肢の方向に向かって、病人と医師は同側の右手は右方、左手は左方になる**。しかし腹部を中心に診なければならない場合は、**病という特殊な状況では通常とは異なり、医師と病人が対する基本方向とは逆の、病人の右手は左方、左手は右方になる**。このように健康時と病気時は状況が逆になるので、左右の矛盾もこれにより解決することができるが、臨床は広義の三焦として治療することを目的にするので、体循環に準じた方向で取穴する。すなわち病状を理解するには逆方向理論によるが、臨床取穴は基本本来の左右で行うことが本来の矛盾である。この体還流と腹還流の還流方向が異なる理由を「**自然界の潮流と季節風のごとく、陰陽・拮抗関係になることで、発汗や排泄等の自然生理現象を、自発的に行うことができる位置の力を有するねじれ（その形にあるだけで自然に動く位置の形状）**」と理解した。つまり右回りに十二経脈を流注する胃気を含む経脈の流れと、左回りに臓腑間を流行する水の流れが陰陽・拮抗関係になって生命現象を自然に営んでいるのである。

　そして生命維持の流れと地球還流の流れを合わせて考察すると、この二つの流れはどちらも陰陽の両気が化したものであるから、病気も災害も同じ出来事ということになる。また原因も災害が「潮流と風向きにより発生する」としたように、病気も「潮流に相当する腹部陰気と、季節風に相当する体幹陽気の衝突の程度により出現する」と同様の結論付けができる。

　以上、気象を例にして**流れ**により病気が発生することを述べた。次に腹鍼盤の応用例を述べる。

　腹部76穴のうち日月と衝門を除く72穴は腹鍼盤内経穴である。この72穴は生命現象の要で、開闔枢理論に沿い、臓腑生理現象が直接投影される場所にある。よってこれらの腹部経穴の反応、あるいは経穴帯反射は生理的な現象か、病的な現象かを見極めることからまず始めなければならない。その判断は開闔枢理論を基にしてその時々に行っていく。

　これらの腹部経穴群は縦横に正しく配置されている。

　縦軸：任脈、鳩尾から曲骨まで、横軸：臍を中心にして左右の肓兪から章門ま

での縦横の二軸を基本にして配置されている。

これを関数的に縦軸をY軸、横軸をX軸にすると臍は0になる。

- Y軸は寒と熱に取るので極熱点を**鳩尾**、極寒点を**曲骨**として、鳩尾下から（鳩尾穴を除いて）曲骨上（**曲骨**穴を除く）まで12穴、12段の経穴群が配置される。
- X軸は収斂と発散に取るので収斂点を**病人の右章門**、発散点を**病人の左章門**として、臍を中心にして左右に各4列の経脈群が配置される。

腹部の陰陽両気は決して留まることはなく常に内風が生じ変化しているので、診者にその風をとらえる力量がなければ本来の腹部の動きは見えない。この方眼的腹部経穴盤はその風の動きの軌跡を表現する目的で考案した。以下に実用例を3例挙げるが、これ以外にも使い方は多々ある。各自の創意で使用し、病人を救っていただきたい。

» 実例1

病邪の軌跡反応を腹鍼盤内経穴図上に印を付けて診察するが、その反応点は単に点としてとらえる場合と、線として繋ぐ場合の二つの診法がある。

- 点として反応が出現する場合は時間の経過が短いので、表症の傾向が強いか影の要素が大きい。

表症の場合は一過性の邪であるので『傷寒論治』に則り治法を行えばよいが、影点の場合はその反応点が、その時刻の太陽の位置と真反対の影による反応の場合がある。この場合は時間経過によって邪が動くのかどうかで見極めればよく、仮に影点であれば治療対象から外して考えなければならない。天を動くモノは風だけではなく太陽も動くが、太陽は陽気そのものであるため、体還流と同じ向きの東→南→西のベクトルで考える。この時太陽の位置が作る影は正常な反応であるから、治療対照からはずさなければならな

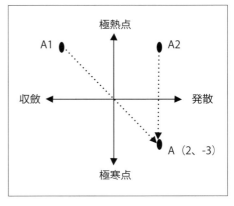

図8-18　実例1図

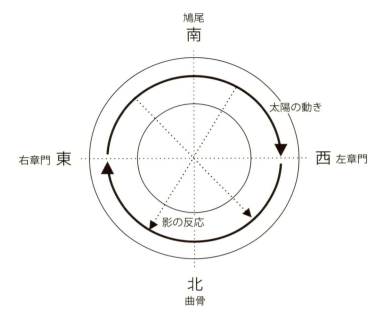

図8−19 太陽の位置と腹診における影反応を現わす図

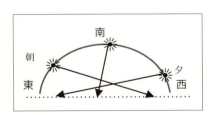

図8−20 時間的影響図

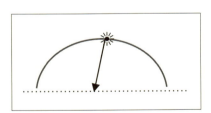

図8−21 季節的影響図：夏図

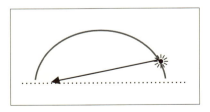

図8−22 季節的影響図：冬図

い。当然時刻と季節により指す影は異なる。

- 仮にA（2、-3）の点に邪が現われたとすると関数的診方からすれば、このA点は発散傾向にある寒邪に傷られた状態であることが分かるので少しでも -3 が0に近くなればよい。そして治療穴は収斂傾向にある熱枠内で相剋する経穴に刺鍼を行えば邪の消失を見る。

A1は邪が発散の勢いが強い場合の治穴。
A2は邪が寒に傷られその影響を強く受けている場合の治穴。

- 線として反応が出現する場合は時間経過が長いので、邪の勢いが点から線に、そして面積を腹部上で有している。

この腹症は古方派腹診の形状を示すので、具体的な治法は著者論文『薬法愚解』でも述べているし、先師の書に詳しく書かれている。吉田意休はこの理で腹症を活用して『書』に著している。

» 実例2

A2（2、2）が、A1（2、-2）の2点が縦に線上に繋がった場合は、芍薬甘草湯系の腹症であるから治療はこの湯系に沿って行う。そして鍼灸はX軸の2点、つまり胃経脈の**太乙**か**外陵**まで線で繋がっているのであるから、治穴は一例として相剋的に収斂側の脾経列（3列）か、胃経列（2列）に補瀉法を行って邪を消失させてもよいし、四肢の五要穴を使って体還流を調え邪の消失を図ってもよい。

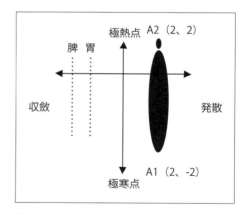

図8−23　実例2図

■ 腹部経穴盤外周円（宿曜経、五運行大論を加味した腹診法）

『五運行大論』で記されている七曜（宿曜経）二十八宿を腹部経穴盤に重ねると、28宿の1宿は13,035/365度となる。そして基本となる28宿の壁・奎、

軫・角の4宿を北西、東南の位置に合わせて作図したものが外周円である。これによると東南西南は左右の**期門**、北西北東は左右の**気衝**が位置する。この盤は腹部を一つの自然現象場とみるので、腹部経穴群の生理ベクトルは常に自然ベクトルと同じ反応を示す。すなわち自然界の天地の動き（四季や時間の動き）に呼応して、経穴も生理的に反応する。そして腹部経穴群は属する臓腑の開闔枢生理が正しく作用している場合は、生理的な反応を発現するだけだが、その生理が異常となった場合は病的反応を現わすので、脈状をよく診て病機に従い治療すればよい。

》 実例3

外周円は28宿（方位）から吹く季節風の位置を現わしている。自然界のことなので当然簡単ではない。愚木はその方位に位置する**気の所在**という一面だけしか腹鍼において活用できない（賢者から失笑されることは甚だ周知している）。つまり一年を28に区分して、その時期ごとに吹く季節風と、正気の所在反応は同一であるという見解から、それ以外の反応を邪気とする診方を行っている。

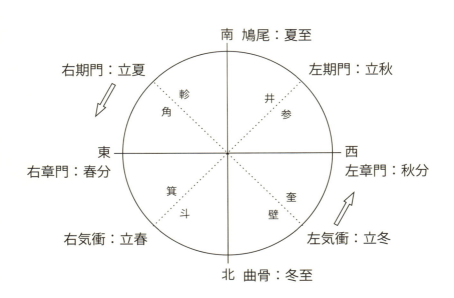

図8-24　腹部経穴盤外周円方位図

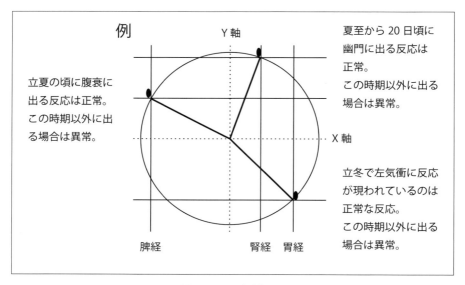

図8−25　実例3図

　この時Y軸の12段は12カ月の高さ、X軸の半分の4列は半毎間の動きを4等分した間隔目盛で取っている。すなわち外周円と臍を繋ぐ線上にある反応は正常な季節の反応であるから治療の対象にはならず、これ以外の反応が治療の対象になる。このように腹部の反応には自然現象によるものと、病的な邪気によるものの二つの反応がある。この腹還流を使った治績は著者論文『腹法愚解』で概略を基本にして述べている。

　参考
　愚木は腹還流のベクトルを上記のことから考察して決定したのであるが、先師澤田健先生は卍のベクトルとして、腹還流を時計方向（右回り）に定めて治療されている。字源で「卍は仏書に用いられる万の字。一説に卍は誤りで逆卍が正しいという。」と記されていた。
　愚推だが先生は体還流から腹部の流れを見られて流れを定められたのではないだろうか。いずれにしても腹部に流れがあると認識されておられたのは事実である。

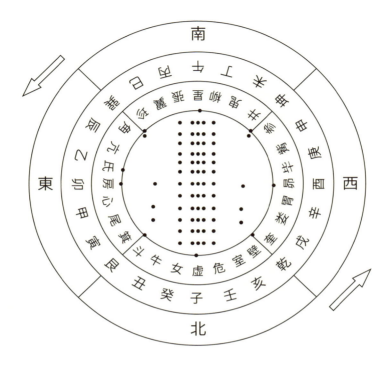

図8－26　五運図と腹鍼盤内経穴図を重ねた図

鳩尾（尾翳）：在両岐骨下一寸. 曰鳩尾者言其骨垂下如鳩尾形. 任脈之別.
　　『銅人』禁灸灸之令人少心力大妙手方鍼. 不然鍼取気多令人夭. 鍼三分留三呼瀉五吸.
　　肥人倍之.『明堂』灸三壮.『素注』不可刺灸.
巨闕：鳩尾下一寸. 心之募.
　　『銅人』鍼六分留七呼得気即瀉. 灸七壮止七七壮.
　　『十四経発揮』凡人心有膈膜前斉鳩尾. 後斉十一椎周囲着脊所以.
　　遮膈濁気不使上熏心肺. 是心在膈上也. 難産之婦若子上衝至膈則止.
　　況児腹中又有衣胞裹之.
　　豈能破膈掏心哉. 心為一身之主神明出焉. 不容小有所犯.
　　豈有被衝掏而不死哉？蓋以其上衝近心故云爾. 如胃痛曰心痛之類是也.
　　学者不可以辞害意.
上脘（胃脘）：巨闕下一寸臍上五寸. 上脘. 中脘属胃絡脾. 足陽明. 手太陽. 任脈之会.
　　『素注』.『銅人』鍼八分先補後瀉. 風癇熱病先瀉後補立愈. 曰灸二七壮至百壮.
　　未愈倍之.『明下』灸三壮.

中脘（太倉）：上下一寸臍上四寸．居心蔽骨与臍之中．手太陽．少陽．足陽明．任脈之会．
　　　　　　　上紀者中也．胃之募也．
　　　『銅人』鍼八分留七呼瀉五吸疾出鍼．灸二七壮止二百壮．
　　　『明堂』日灸二七壮止四百壮．『素注』鍼一寸二分灸七壮．『難経』腑会中脘．
　　　『疏』腑病．治之．『東垣』気在於腸胃者取之足太陰陽明．不下取（足）三里．章門．
　　　中脘．又曰胃虚而致太陰無所稟者．於足陽明募穴中脘引導之．

建里：中下脘一寸臍上三寸．
　　　『銅人』鍼五分留十呼．灸五壮．『明堂』鍼一寸二分．

下脘：建里下一寸臍上二寸．穴当胃下口小腸上口水溝於是入焉．足太陰．任脈之会．
　　　『銅人』鍼八分留三呼瀉五吸．灸二七壮止二百壮．

水分（分水）：下脘下一寸臍上一寸穴当小腸下口．
　　　　　　　至是而泌別清濁水液入膀胱渣滓入大腸故曰水分．
　　　『素注』鍼一寸．『銅人』鍼八分留三呼瀉五吸．水病灸大良．又云禁鍼鍼之水尽即死．
　　　『明堂』水病灸七七壮止四百壮．鍼五分留三呼．『資生』不鍼為是．

神闕（気舎）：当臍中．
　　　『素注』禁鍼鍼之使人臍中悪瘍潰．尿出者死．灸三壮．『銅人』灸百壮．

陰交（横戸）：臍下一寸当膀胱上際．三焦之募．任脈．少陰．衝脈之会．
　　　『銅人』鍼八分得気即瀉瀉後宜補．灸百壮．『明堂』灸不及針日三七壮止百壮．

気海（下肓）：臍下一寸半宛宛中．男子生気之海．
　　　『銅人』鍼八分得気即瀉瀉後宜補之．可灸百壮．『明下』灸七壮．

石門（利機．精露．丹田．命門）：臍下二寸．三焦募也．
　　　『銅人』灸二七壮止一百壮．『甲乙』鍼八分留七呼得気即瀉．『千金』鍼五分．
　　　『下経』灸七壮．『素注』鍼六分留七呼．婦人禁鍼禁灸．犯之絶子．

関元：臍下三寸．小腸之募．足三陰．任脈之会．下紀者関元也．
　　　『素注』鍼一寸二分留七呼．灸七壮．又云鍼二寸．『銅人』鍼八分留三呼瀉五吸．
　　　灸百壮止三百壮．『明堂』娠婦禁鍼．若鍼而落胎胎多不出．鍼外崑崙立出．

中極（玉泉．気原）：関元下一寸臍下四寸．膀胱之募．足三陰．任脈之会．
　　　『銅人』鍼八分留十呼．得気即瀉．灸三壮至三百壮止．『明堂』灸不及鍼．
　　　日三壮．『下経』灸五壮．

曲骨：横骨上中極下一寸毛際陥中動脈応手．足厥陰．任脈之会．
　　　『銅人』灸七壮至七七壮．鍼二寸．『素注』鍼六分留七呼．又云鍼一寸．（自幽門．
　　　至商曲．『銅人』去腹中行各五分．『素注』一寸．）

幽門：侠巨闕両旁各一寸五分陥中．足少陰．衝脈之会．
　　　『銅人』鍼五分．灸五壮．

通穀：幽門下一寸．去腹中行各一寸五分．足少陰．衝脈之会．
　　　『銅人』鍼五分．灸五壮．『明堂』灸三壮．

陰都（食宮）：通穀下一寸．去腹中行各一寸五分．足少陰．衝脈之会．
　　　『銅人』鍼三分．灸三壮．

石関：陰都下一寸．去腹中行各一寸五分．足少陰．衝脈之会．
　　　『銅人』鍼一寸．灸三壮．
商曲：石関下一寸．去腹中行各一寸五分．足少陰．衝脈之会．
　　　『銅人』鍼一寸．灸五壮．
肓兪：商曲下一寸．去腹中行各一寸．足少陰．衝脈之会．
　　　『銅人』鍼一寸．灸五壮．
中注：肓兪下一寸．去腹中行各一寸．足少陰．衝脈之会．
　　　『銅人』鍼一寸．灸五壮．
四満（髄府）：中注下一寸．去腹中行各一寸．足少陰．衝脈之会．
　　　『銅人』鍼三分．灸三壮．
気穴（胞門．子戸）：四満下一寸．去腹中行各一寸．足少陰．衝脈之会．
　　　『銅人』灸五壮．鍼三分．『素注』鍼一寸．灸五壮．
大赫（陰維．陰関）：気穴下一寸．去腹中行各一寸．足少陰．衝脈之会．
　　　『銅人』灸五壮．鍼三分．『素注』鍼一寸．灸三壮．
横骨：大赫下一寸．陰上横骨中宛曲如仰月中央去腹中行各一寸．足少陰．衝脈之会．
　　　『銅人』灸三壮．禁鍼．
不容：幽門旁相去各一寸五分去中行任脈各三寸．上脘両旁各一寸直四肋間．
　　　『銅人』灸五壮．『明堂』灸三壮．鍼五分．『素註』鍼八分．
承満：不容下一寸去中行各三寸．
　　　『銅人』鍼三分．灸五壮．『明堂』灸三壮．
梁門：承満下一寸去中行各三寸．
　　　『銅人』鍼二分．灸五壮．
関門：梁門下一寸去中行各三寸．
　　　『銅人』鍼八分．灸五壮．
太乙：関門下一寸去中行各三寸．
　　　『銅人』灸五壮．鍼八分．
滑肉門：太乙下一寸下挟臍下一寸至天枢．去中行各三寸．
　　　『銅人』灸五壮．鍼八分．
天枢：（長谿．穀門）去肓兪半寸．挟臍中両傍各二寸陥中．大腸之募．
　　　『銅人』灸五壮．済生抜萃灸百壮．鍼五分留十呼．『千金』魂魄之舎不可鍼．
　　　『素註』鍼五分留七呼．
外陵：天枢下一寸去中行各二寸．
　　　『素註』一寸半．鍼八分．『銅人』灸五壮．鍼三分．
大巨：外陵下一寸天枢下二寸去中行各二寸．
　　　『銅人』鍼五分．灸五壮．『素註』鍼八分．
水道：大巨下二寸去中行各二寸．
　　　『銅人』灸五壮．鍼三分半．『素註』鍼二分半．
帰来：水道下二寸去中行各二寸．

　　　　　『銅人』灸五壮．鍼五分．『素註』鍼八分．
気衝：(気街) 帰来下腹下侠臍相去四寸．鼠上一寸．動脈応手宛宛中衝脈所起．
　　　　　『銅人』灸七壮．禁鍼．『素問』刺気街中脈血不出為腫鼠僕．
　　　　　『明堂』鍼三分留七呼気至即瀉．灸三壮．
腹哀：日月下一寸五分去腹中行各四寸半．足太陰．陰維之会．
　　　　　『銅人』鍼三分．
大横：腹哀下三寸五分去腹中行各四寸半．足太陰．陰維之会．
　　　　　『銅人』鍼七分．灸五壮．
腹結 (腸窟)：大横下一寸三去腹中行各四寸半．
　　　　　『銅人』鍼七分．灸五壮．
府舎：腹結下三寸去腹中行各四寸半．足太陰．厥陰．陰維脈之会．
　　　　　『銅人』灸五壮．鍼七分．(三脈上下一入腹絡脾肝結心肺従脇上至肩．
　　　　　此太陰三陰陽明之別．)
衝門 (上滋宮)：府舎下一寸横骨両端約中動脈去腹中行各四寸半．
　　　　　『銅人』鍼七分．灸五壮．
日月：期門下五分．足太陽．少陽．陽維之会．鍼七分．灸五壮．
期門：直乳二肋間．不容旁一寸五分．又日「乳旁一寸半．直下．又一寸半」．肝之募．
　　　　　足厥陰．太陰．陰維之会．
　　　　　『許学士』一婦人患熱入血室．小柴胡．已遅．当刺．期門．鍼之如言而愈．
　　　　　太陽与少陽病．頭項強痛．或眩冒．時如結胸．心下痞硬者留刺大椎．第二行肺兪．
　　　　　肝兪．慎不可発汗．発汗則譫言．五六日譫言不止当刺期門．『銅人』鍼四分．
　　　　　灸五壮．
章門 (長平)：大横外直季脇肋端．当臍二寸両旁六寸．側臥屈上足伸下足挙臂取之．
　　　　　　肘尖尽処是穴．脾募穴．足少陽．厥陰之会．
　　　　　『銅人』鍼六分．灸百壮．『明堂』日七壮止五百壮．『素注』鍼八分留六呼．
　　　　　灸三壮．『東垣』気在於腸胃者取之太陰陽明．不下取三里章門．中脘．
　　　　　『難経』臓会衝門．『疏』臓病．治此．『滑白仁』此寒在下廉．為灸章門．気海．

■ 背部

　身体背部は督脈、第２足太陽経脈、第３足太陽経脈の左右５本の経脈が流注する。このうち背部の正中を流注する督脈は、無意識の生理現象を監督する生理を有す。また第２足太陽経脈は、身体前面の胸腹部が代謝により発する熱を冷却する役割を有し、第３足太陽経脈は、第２経脈が発する熱が特に激しい生産熱を冷却するサブの役割を有す。モノの三態で分けると**胸部経穴群**は気体化したモノの反応、**腹部経穴群**は液体化したモノの反応、**背部経穴群**は固体化したモノの反応がそれぞれ出るが、これを裏付ける意味で解剖的に背部は、筋肉群が中

心部から左右の側胸部に広がっている。すなわち背部の中心部は、側脇部よりも形が明確な硬い骨や筋肉であるが、側脇部に到るに従い、縦横に緊張する筋肉や骨は表面的に触れなくなる。これは**背部中心の経脈中には含まれる鹹の割合が多く、側脇部の経脈中には含まれる膏の割合が多い**ためである。このように背部・脇部は腹部と異なり純粋な水分ではないので、物理的に下方に沈殿して固体化するが、上方に到るに従い気体化するため、その形状が柔らかくなる。この意味から脊柱骨は固まれば岩のごとく硬く、しかも燃焼しない鹹により作られている完全陰気物であるから、陰陽法則に順じ中心を完全な陽気の督脈が流行する。そしてこれより左右の脇部になるほど鹹と膏の割合が逆転し、**京門**辺りからは完全に液状化するため、筋肉の形状が不定になる。整理するとモノの形が気体化している胸部、モノの形が液体化している腹部、鹹と膏の割合は異なるが、モノが固体化して形の輪郭が明確な背部と各部は異なるのである。

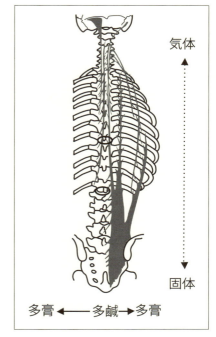

図8-27　背部解釈図

　また骨髄は骨の中に位置して血液を作る機関であるが、東洋医学は造血の肝に原料を供給していると考える。ヒトの基本生理は、必要なモノを口と鼻より摂取して胃中（**中脘**）に収め、代謝し余剰物を体外に排泄する。そして代謝により生じる無機質な熱の一部は、**中脘**から背部に放散されて三焦相火の基になる熱源になるが、この内上焦へは**身柱**、中焦へは**脊中**、下焦へは**十七椎下**に放熱されて各部を働かせていく。これらから督脈が陽経の海と呼ばれる所以も、胃中で食穀が代謝されて督脈上に放熱されるからである。つまり『内経医学』の有形の三焦として機能させるのである。また逆に各部より余剰になった物質や、完全に代謝されなかった物質も、各部より所属する焦に返却されて、一部は上昇して肺より体外に排泄され、一部は二便より同じく体外に排泄される。この生理から、督脈や骨髄は熱（火）を伝播する通路としての性格をも有するのであり、その督脈をは

さむように冷却水を主る膀胱経脈が走行することで、過剰に燃えすぎないようにしている。一方、有機質の熱と血に化せられた穀は、通常の経絡に流されて全身を流注する。この時流注する血が正常範囲内での粘度を持ち適正な質量であれば、老朽化した血は肝臓に返り破棄されるが、適正の範囲を超えた場合は、陽明胃経上で溜滞を起こし**滑肉門**から反対の**太巨**、**中髎**、**環跳**へと邪熱が伝わる。これが正常な代謝生理である。

　脊髄間には督脈経と称して数多くの経穴が配置されているが、すべての骨間に経穴が配置されているわけではなく、生体が意図的に配置していない箇所がある。その部が前頁で示す箇所である。この図から**至陽**と**筋縮**の間と**脊中**と**懸枢**の間以外の箇所は、奇穴と称して配置されているのに、この二箇所は古来より一度も経穴が配置されていない。これは上焦と中焦、中焦と下焦の各焦を隔てる余白の空間である。つまり生理活動において常に納穀された食物が完全燃焼されて、呼吸や二便から排泄されれば病気になることはないが、不完全に燃焼される場合も当然想定しておかなければならない。すなわちこの２箇所は不完全燃焼されなかったモノを備蓄する膏の貯蔵空間である。これゆえに外界や生体の種々の場合で、一時的に燃焼しなければならない場合は、この部に備蓄している膏を代謝・気化して恒常性を維持する。

　しかしこの部にも許容量があり、中焦と下焦の間に溜まる膏の方が、中焦と上焦との間に貯まる膏よりも粘度が高く質量が大きい。しかも**脊中**に投射される放熱量が高く、肝腎の相火は下焦ほど大きい。これらの条件下で年数が過ぎた場合、生理的に椎体は次第に乾かされて組織は収縮するが、その収縮に対し相対的に恒常性が働き、組織の拡散が一方で生じる。その自然老化に対して働く経脈が少陽経脈である。少陽相火は常に水に対して相対的に旺気し、血を含む水を凝固させたり、融解させたりする作用を有する。この意味から少陽経脈は身体の側面を通ることによって、常に水の変移を監視して過不足を調節している。この生理を前提にして考察すると、少陽相火を内に含む帯脈は、その収縮に対して相対的に過旺する。つまり片方で組織の収縮が生じながら、一方では組織を拡散する方向に生体は働くのである。脊髄が損傷したり、あるいは骨折しやすい患者の多くに浮腫が見られ、血圧が高く頭痛や精神的に不安定になって攻撃的になるのは、相対的に過旺する少陽相化の働きによる。

　　大椎：一椎上陥者宛宛中．手足三陽．督脈之会．

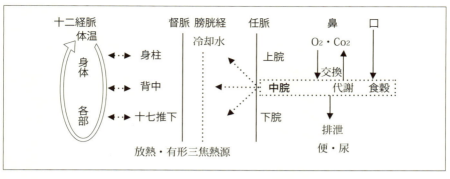

図8−28　腹部→背部放熱図

　　　　『銅人』鍼五分留三呼瀉五吸．灸以年為壮．
　　　　『仲景』太陽与少陽併病頚項強痛或眩冒時如結胸心下痞硬者．当刺大椎第一間．
陶道：一椎下俯而取之．足太陽．督脈之会．
　　　　『銅人』灸五壮．鍼五分．
身柱：三椎下俯而取之．
　　　　『銅人』鍼五分．灸七七壮止百壮．『明下』灸五壮．『下経』灸三壮．
　　　　『銅人』灸七七壮止百壮．禁鍼．『明下』灸三壮．鍼五分．『千金』灸五壮．
　　　　『難経』治洪長伏‐三脈．風癇発狂．悪人与火．灸三椎九椎．
神道：五椎下俯而取之．
霊台：六椎下俯而取之．
　　　　『銅人』缺治病．『素問』今俗灸之以治気喘不能臥．火到便愈．禁鍼．
至陽：七椎下俯而取之．
　　　　『銅人』鍼五分．灸三壮．『明下』灸七壮．
筋縮：九椎下俯而取之．
　　　　『銅人』鍼五分．灸三壮．『明下』灸七壮．
脊中（神宗．背兪）：十一椎下俯而取之．
　　　　『銅人』鍼五分得気即瀉．禁灸灸之令人腰傴僂．
懸枢：十三椎下伏而取之．
　　　　『銅人』鍼三分．灸三壮．
命門（属累）：十四椎下伏而取之．
　　　　『銅人』鍼五分．灸三壮．
腰関：十六椎下坐而取之．
　　　　『銅人』鍼五分．灸三壮．
腰兪（背解．髓孔．腰柱．腰戸）：二十一椎下宛宛中以挺身伏地舒身両手相重支額．
　　　　従四体後乃取其穴．

『銅人』鍼八分留三呼瀉五吸．灸七壮至七七壮．慎房労挙重強力．『明堂』灸三壮．

長強（気之陰邪）：脊骨端計三分．伏地取之．足少陰．少陽之会．督脈絡．別走任脈．
『銅人』鍼三分転鍼以大痛 - 為度．灸不及鍼日灸三十壮止二百壮．此痔根本．
『甲乙』鍼二分留七呼．『明堂』灸五壮．

大杼：項後第一椎下．両旁相去脊各一寸五分陥中．正坐取之．督脈別絡手足太陽少陽之会．
『銅人』鍼五分．灸七壮．『明堂』禁灸．『下経』『素注』鍼三分留七呼．灸七壮．
『資生』非大急．不灸．『東垣』五臓気乱．在於頭．取之．天池．大杼．不補不瀉．
以導気．而已．『難経』骨会．大杼．『疏』　骨病．治此．『袁氏』肩能負重．以骨会．
大杼也．

風門（熱府）：二椎下両旁相去脊各一寸五分．正坐取之．
『銅人』鍼三分留七呼．『明堂』灸五壮．若頻刺．泄諸陽．熱気．背．永不発．癰疽．
灸五壮．

肺兪：第三椎下両旁相去脊各一寸五分．
『甲乙』鍼三分留七呼得気即瀉．『甄権』灸百壮．『明下』灸三壮．『素問』刺中肺．
三日死．其動．為咳．『千金』対乳．引縄．度之．甄権．以搭手．左取右．右取左．
当中指末．是．正坐取之．
『仲景』太陽与少陽並病頭項強痛或眩冒時如結胸心下痞硬者．当刺太陽．肺兪．肝兪．

厥陰兪（厥兪）：四椎下両旁相去脊各一寸五分．正坐取之．
『銅人』鍼三分．灸七壮．『曰』厥陰兪即心包絡兪也．

心兪：五椎下両旁相去脊各一寸五分．正坐取之．
『銅人』鍼三分留七呼得気即瀉．禁灸．『明堂』灸三壮．『資生』刺中心一日死．
其動為噫．豈可妄鍼．『千金』中風心急灸心兪百壮．当権其緩急可也．

督兪：六椎下両旁相去脊各一寸五分．正坐取之．灸三壮．

膈兪：七椎下両旁相去脊各一寸五分．正坐取之．
『銅人』鍼三分留七呼．灸三壮．『素問』刺中鬲．皆為傷中其病難愈．不過一歳必死．
『疏』血病治此．蓋上則心兪心生血．下則肝兪肝蔵血．故鬲兪為血会．
又足太陽多血血乃水之象也．『難経』血会．鬲兪．

肝兪：九椎下両旁相去脊各一寸五分．正坐取之．
『銅人』鍼三分留六呼．灸三壮．『明堂』灸七壮．『経曰』東風傷於春病在肝．
『素問』刺中肝．五日死．其動為欠．

胆兪：十椎下両旁相去脊各一寸五分．正坐取之．
『銅人』鍼五分留七呼．灸三壮．『明堂』鍼三分．『下経』灸五壮．『素問』刺中胆．
一日半死．其動為嘔．『資生経』所載．崔知悌平取四花穴．上二穴是鬲兪下二穴胆兪．
四穴主血故取此以治労．後世誤以四花穴為斜取．非也．

脾兪：十一椎下両旁相去脊各一寸五分．正坐取之．
『銅人』鍼三分留七呼．灸三壮．『明堂』灸五壮．『素問』刺中脾．十日死．其動為呑．

胃兪：十二椎下両旁相去脊各一寸五分．正坐取之．
『銅人』鍼三分留七呼．灸随年為壮．『明堂』灸三壮．『下経』灸七壮．

『東垣』中湿者治在胃兪.
三焦兪：十三椎下両旁相去脊各一寸五分. 正坐取之.
　　　『銅人』鍼五分留七呼. 灸三壮.『明堂』鍼三分. 灸五壮.
腎兪：十四椎下両旁相去脊各一寸五分. 前与臍平. 正坐取之.
　　　『銅人』鍼五分留七呼. 灸以年為壮.『明堂』灸三壮.『素問』刺中腎. 六日死.
　　　其動為噦.
気海兪：十五椎下両旁相去脊各一寸五分. 鍼三分. 灸五壮.
大腸兪：十六椎下両旁相去脊各一寸五分. 伏而取之.
　　　『銅人』鍼三分留六呼. 灸三壮.『東垣』中燥治在大腸兪.
関元兪：十七椎下両旁相去脊各一寸五分. 伏而取之.
小腸兪：十八椎下両旁相去脊各一寸五分. 伏而取之.
　　　『銅人』鍼三分留六呼. 灸三壮.
膀胱兪：十九椎下両旁相去脊各一寸五分. 伏而取之.
　　　『銅人』鍼三分留六呼. 灸三壮.『明堂』灸七壮.
中膂（内）兪（脊内兪）：二十椎下両旁相去脊各一寸五分. 侠脊伸起肉伏而取之.
　　　『銅人』鍼三分留十呼. 灸三壮.
　　　『明堂』腰痛侠脊裏痛上下按之応者従項至此穴痛皆宜灸.
白環兪：二十一椎下両旁相去脊各一寸五分. 伏而取之.
　　　『明堂』灸三壮.『一云』挺伏地端身両手相重支額縦息令皮膚俱緩乃取其穴.
　　　『素注』鍼五分得気則先瀉. 瀉訖多補之. 不宜灸.
上髎：第一空腰下一寸侠脊陥中. 足太陽. 少陽之絡.
　　　『銅人』鍼三分. 灸七壮.
次髎：第二空侠脊陥中.
　　　『銅人』鍼三分. 灸七壮.
中髎：三空侠脊陥中. 足厥陰. 少陽. 所結之会.
　　　『銅人』鍼二分留十呼. 灸三壮.
下髎：四空侠脊陥中.
　　　『銅人』鍼二分留十呼. 灸三壮.
会陽（利機）：陰尾尻骨両旁.
　　　『銅人』鍼八分. 灸五壮.
附分：二椎下附項内廉両旁相去脊各三寸. 正坐取之. 手足太陽之会.
　　　『銅人』鍼三分.『素注』刺八分. 灸五壮.
魄戸：直附分下三椎下両旁相去脊各三寸. 正坐取之.
　　　『銅人』鍼五分得気即瀉. 又宜久留鍼. 日灸七壮. 至百壮.『素注』五壮.
膏肓兪：四椎下一分五椎上二分. 両旁相去脊各三寸. 四肋三間. 正坐屈脊伸両手以臂着膝
　　　前令端直. 手大指与膝頭斉以物支肘毋令揺動取之.
　　　『銅人』灸百壮多至五百壮. 当覚気下然似水流之状. 亦当有所下. 若無停瘀‐宿飲則
　　　　無所下也. 如病人已困不能正坐. 当令側臥挽上臂令取穴灸之. 又当灸臍下気

海丹田（石門）．関元．中極．四穴中．取一穴．又灸足三里以引火気実下．

『左伝』成公十年．晋侯疾病求医於秦．秦使医緩（秦医．名緩）為之未至．

公夢疾為二竪子曰「彼．良医也．懼傷我．焉逃之？」

其一日「居．肓之上．膏之下．若我何？」

医至曰「疾不可為也．在肓之上膏之下．攻之不可達之不及薬不至焉．不可為也」

公曰「良医也．厚為之礼而帰之」

『孫思』時人拙不能得此穴．所以宿難遣．若能用心方便求得灸之疾無不愈矣．

按此二穴．世皆以為起死回生之妙穴．殊不知病有浅深而医有難易．

浅者鍼灸可保十全．深者亦未易為力．『扁鵲』病有六不治．

『経云』色脈不順而莫鍼也．肓鬲也．心下為膏．『又曰』凝者為脂．釈者為膏．

『又曰』膏連心脂膏也．人年二旬後方可灸此二穴．

仍灸足三里二穴引火気下行以固其本．若未出幼而灸之恐火気盛上焦作熱．

每見医家不分老少又多不鍼瀉三里以致虛火上炎是不経口授而妄作也．

豈能其疾哉！患者灸此必鍼三里或気海更清心絶欲．

参閱前後各経調摂何患乎疾之不也！

神堂：五椎下両旁相去脊各三寸陷中．正坐取之．

　　『銅人』鍼三分．灸五壯．『明堂』灸三壯．『素注』鍼五分．

鬲関：七椎下両旁相去脊各三寸陷中．正坐開臂取之．

　　『銅人』鍼五分．灸三壯．

魂門：九椎下両旁相去脊各三寸陷中．正坐取之．

　　『銅人』鍼五分．灸三壯．

陽綱：十椎下両旁相去脊各三寸．正坐闊肩取之．

　　『銅人』鍼五分．灸三壯．

意舍：十一椎下両旁相去脊各三寸．正坐取之．

　　『銅人』鍼五分．灸五十壯至百壯．『明堂』灸五十壯．『下経』灸七壯．

　　『素注』灸二壯．『甲乙』灸三壯．鍼五分．

胃倉：十二椎下両旁相去脊各三寸．正坐取之．

　　『銅人』鍼五分．灸五十壯．『甲乙』灸三壯．

肓門：十三椎下両旁相去脊各三寸．正坐取之．

　　『銅人』灸三十壯．鍼五分．

志室：十四椎下両旁相去脊各三寸陷中．正坐取之．

　　『銅人』鍼九分．灸三壯．『明堂』灸七壯．

胞肓：十九椎下両旁相去脊各三寸陷中．伏而取之．

　　『銅人』鍼五分．灸五七壯．『明堂』灸三七壯．『甲乙』灸三壯．

秩辺：二十椎下両旁相去脊各三寸陷中．伏取之．

　　『銅人』鍼五分．『明堂』灸三壯．鍼三分．

第9章

経穴論・名称類門

名称篇

モノには他と区別するために必ず名前が付けられているように、経穴もその用途や働き等の理由で名前が付けられている。そして過去にその名前を付けた者と、現在その穴を使用する者の意図が一致すれば、経穴名だけに頼った治療が可能になる。しかし経穴名が付けられた経緯の一部には想像できるものもあるが、多くの穴名の由来は全く不明であるがゆえに経穴治療はできない。愚木は現在の日本漢字辞書を定本にして、経穴名を独自に分類した。以後臨床で活用していただきたい。

■ 大分類

1 自然界に準じたマクロ的位置を表す（1-1～1-14）
2 自然界にあるモノを表す（2-1～2-3）
3 無形のモノを表す（3-1～3-4）
4 水流の様子を表す（4-1～4-5）
5 身体を構成するモノを表す（5-1～5-4）
6 身体の名称を表す（6-1～6-9）
7 要穴に順じた作用を表す（7-1～7-9）
8 身体行動を表す（8-1～8-27）
9 経穴がある位置の特徴を表す（9-1～9-6）
10 色を表す（10-1～10-2）
11 度量を表す（11-1～11-4）
12 数を表す（12-1～12-3）
13 作用するところを表す（13-1～13-2）
14 建物に例えて表す（14-1～14-4）
15 モノが集まるところを表す（15-1～15-3）
16 動物名に順じて表す（16-1）
17 これら以外で分類できないものを表す（17-1）

■ 小分類

以下に細かく分類するが各カテゴリーを四つに分ける。
- 名詞：有形・無形の事物を他の事物と区別して表す言葉
- 動詞：状態が変化するようにする目的で特別の行為をする言葉
- 位置：経穴がある位置の特徴を表す言葉
- 働き：作用内容を表す意味の言葉

1-1　陰穴 13穴

経絡	肺	大腸	胃	脾	心	小腸	膀胱	腎	心包	三焦	膽	肝	任	督
経穴			陰市	三陰交 陰陵泉	陰郄		厥陰兪 至陰	陰谷 陰都			竅陰	陰包 陰廉	会陰 陰交	

名詞	陰郄　竅陰
動詞	厥陰兪　陰包（つつむ）　会陰（あう）　陰交（まじわる）　至陰（いたる）
位置	陰陵泉　陰廉　陰谷　陰都　陰市
働き	三陰交

1-2　陽穴 18穴

経絡	肺	大腸	胃	脾	心	小腸	膀胱	腎	心包	三焦	膽	肝	任	督
経穴		商陽 陽谿	衝陽			陽谷	会陽 委陽 陽綱 合陽 飛陽 跗陽			陽池 三陽絡	陽白 陽陵泉 陽交 陽輔			腰陽關 至陽

名詞	陽白　商陽　陽綱　腰陽關
動詞	衝陽（つく）　委陽（ゆだねる）　合陽（あわせる）　飛陽（とぶ）　会陽（あう） 陽交（まじわる）　至陽（いたる）
位置	陽谿　陽谷　陽池　跗陽　陽輔
働き	三陽絡

陽穴はすべて陽経脈に配当されて、すべて陽経熱を瀉す穴である。陰穴は陽経脈にも配置されているが、東洋医学生理から、陽経脈の陰穴は瀉熱の作用を有し、陰経脈の陰穴の陰市・竅陰・至陰（厥陰兪は除く）は陰虚熱実に用いる穴である。そしてそれ以外は陰気の絶対量が虚した時に補法を行う穴である。

1-3　天穴 16穴

経絡	肺	大腸	胃	脾	心	小腸	膀胱	腎	心包	三焦	膽	肝	任	督
経穴	天府	天鼎	天樞	天谿		天宗 天窓 天容	天柱 通天		天池 天泉	天井 天髎 天牖	天衝		天突	

第9章　経穴論・名称類門

名詞	天鼎　天柱　天窓
動詞	天容（いれる）　天衝（つく）　天突（つく）　通天（とうす）　天宗（あつまる）
位置	天府　天谿　天泉　天池　天井　天髎　天牖
働き	天枢

名詞：天陽気が集まったり支えたりする意味を表す
動詞：天陽気が作用しないことで発生する現象を治療する穴を表す
位置：天を上方と解釈して身体の上方でその形状にある穴を表す

1-4　人穴 2 穴

経絡	肺	大腸	胃	脾	心	小腸	膀胱	腎	心包	三焦	胆	肝	任	督
経穴		人迎									客主人			

客主人は何故にこの名が付いたのかは不明であるが、別名の上関として解釈する。人迎は愚木的には天迎と名付けたいが、あえて人と付けているのは、天と地の両気を受け入れて人になるという意味が含まれているのかもしれない。生理的には三焦経に入れられるべきであろう。

1-5　地穴 3 穴

経絡	肺	大腸	胃	脾	心	小腸	膀胱	腎	心包	三焦	胆	肝	任	督
経穴			地倉	地機							地五会			

胃経・地倉、脾経・地機の解釈は通常知識で理解が可能だが、地五会が何故に胆経の足甲にあるのかは不明である。愚木は腹部脾経に入れたい。

1-6　上穴 6 穴

経絡	肺	大腸	胃	脾	心	小腸	膀胱	腎	心包	三焦	胆	肝	任	督
経穴		上廉	上巨虚				上髎				上関		上脘	上星

名詞	上星
位置	上廉　上巨虚　上髎　上脘　上関

1-7　中穴 19 穴

経絡	肺	大腸	胃	脾	心	小腸	膀胱	腎	心包	三焦	胆	肝	任	督
経穴	中府		乳中			肩中兪	中膂兪 中髎 委中	中注 或中	中衝	中渚	中瀆	中封 中都	中極 中脘 中庭 膻中	脊中 中枢

名詞	中庭　膻中　中都　中渚
動詞	委中（ゆだねる）　中注（そそぐ）　或中（まどう）　中衝（つく）　中極（きわめる）　中封（ふうじる）
位置	中府　乳中　脊中　肩中兪　中膂兪　中髎　中脘　中渎
働き	中枢

1-8　下穴5穴

経絡	肺	大腸	胃	脾	心	小腸	膀胱	腎	心包	三焦	膽	肝	任	督
経穴		下廉	下關 下巨虚				下髎						下脘	

位置	下廉　下巨虚　下關　下髎　下脘

上・中・下穴は多くが経穴の位置を表していることが多い。このうち中穴の動詞経穴は、この穴群の動詞作用が正しく動かない場合に働きかける意味がある。臨床で確認するとよい。

1-9　前穴2穴

経絡	肺	大腸	胃	脾	心	小腸	膀胱	腎	心包	三焦	膽	肝	任	督
経穴						前谷								前頂

1-10　後穴2穴

経絡	肺	大腸	胃	脾	心	小腸	膀胱	腎	心包	三焦	膽	肝	任	督
経穴						後谿								後頂

前後4穴は督脈と小腸経にあるが、小腸経の前谷と後谿の谷と谿が異なるのは、水穴と木穴の違いであろうが、何と比較して前後というのかは不明である。

1-11　横穴2穴

経絡	肺	大腸	胃	脾	心	小腸	膀胱	腎	心包	三焦	膽	肝	任	督
経穴				大横				横骨						

横骨は恥骨を指すことは事実であろうが、大横は大黄と同じ発音から字句を当てたという疑問から、秘結に使うが未だ判断ができない。

1-12　内穴2穴

経絡	肺	大腸	胃	脾	心	小腸	膀胱	腎	心包	三焦	膽	肝	任	督
経穴			内庭						内關					

1-13 外穴 4穴

経絡	肺	大腸	胃	脾	心	小腸	膀胱	腎	心包	三焦	膽	肝	任	督
経穴			外陵			肩外兪				外關	外丘			

内關と外關の表裏に位置する経穴解は「関の出入り通行を取り締まるところ」ととらえると、「内外から取り締まる」となる。肩外兪・外陵・外丘はそれがある位置の形状を指している。

1-14 間穴 5穴

経絡	肺	大腸	胃	脾	心	小腸	膀胱	腎	心包	三焦	膽	肝	任	督
経穴		二間 三間							間使			行間		強間

間は「物との間。隙間。物のある範囲。隔てる。」という意味がある。

名詞	間使は無形と有形の間、行間は胃経と肝経の間、あるいは血と水の間がある場合に作用する。二間、三間の数字は、次指の関節№を指して骨と骨の間と解釈する
位置	強間は強ばる隙間にあると解釈する

2-1 風穴 6穴

経絡	肺	大腸	胃	脾	心	小腸	膀胱	腎	心包	三焦	膽	肝	任	督
経穴						秉風	風門			翳風	風池 風市			風府

風穴は風邪と解釈するのが一般的である。

名詞	風池
動詞	秉風（つかむ）翳風（隠れる）
位置	風門　風市　風府

2-2 光穴 2穴

経絡	肺	大腸	胃	脾	心	小腸	膀胱	腎	心包	三焦	膽	肝	任	督
経穴							承光				光明			

承光は膀胱経生理から名付けられたのだろう。

2-3 空穴 2穴

経絡	肺	大腸	胃	脾	心	小腸	膀胱	腎	心包	三焦	膽	肝	任	督
経穴										絲竹空	腦空			

絲竹空は眉の形が笹に似ているところからである。

3-1 靈穴4穴

経絡	肺	大腸	胃	脾	心	小腸	膀胱	腎	心包	三焦	膽	肝	任	督
経穴					靈道		靈墟				承靈			靈台

3-2 神穴8穴

経絡	肺	大腸	胃	脾	心	小腸	膀胱	腎	心包	三焦	膽	肝	任	督
経穴					神門		神堂	神封 神藏			本神		神闕	神道 神庭

3-3 玉穴2穴

経絡	肺	大腸	胃	脾	心	小腸	膀胱	腎	心包	三焦	膽	肝	任	督
経穴							玉枕						玉堂	

3-4 堂穴2穴

経絡	肺	大腸	胃	脾	心	小腸	膀胱	腎	心包	三焦	膽	肝	任	督
経穴							神堂						玉堂	

名詞	靈道　靈墟　玉枕　本神　神闕　神庭
動詞	承靈（うけたまわる）　神封（ふうじる）
位置	神堂　玉堂　神藏　靈台　神門

この3群には動詞が少なく、名詞や位置を表す名が多いのは、無形のモノの動きが充分に把握できなかったためであろうか。あるいはそのように表現することさえも控えたかったことによるものだろうか。

4-1 海穴5穴

経絡	肺	大腸	胃	脾	心	小腸	膀胱	腎	心包	三焦	膽	肝	任	督
経穴				血海	少海	少海		照海					氣海	

4-2 泉穴8穴

経絡	肺	大腸	胃	脾	心	小腸	膀胱	腎	心包	三焦	膽	肝	任	督
経穴				陰陵泉	極泉			湧泉 水泉	天泉		陽陵泉	曲泉	廉泉	

4-3 池穴4穴

経絡	肺	大腸	胃	脾	心	小腸	膀胱	腎	心包	三焦	膽	肝	任	督
経穴		曲池							天池	陽池	風池			

4-4 淵穴2穴

経絡	肺	大腸	胃	脾	心	小腸	膀胱	腎	心包	三焦	膽	肝	任	督
経穴	太淵										淵腋			

4-5 谿穴6穴

経絡	肺	大腸	胃	脾	心	小腸	膀胱	腎	心包	三焦	膽	肝	任	督
経穴		陽谿	解谿	天谿		後谿		太谿			侠谿			

名詞	血海　氣海　水泉　天池　天谿　天池　陽谿　風池
動詞	極泉（きわまる）　湧泉（わく）解谿（とく）
位置	陰陵泉　陽陵泉　廉泉　淵腋　侠谿
形容	照海　少海　小海　太淵　太谿　曲泉　曲池　後谿

経脈は自然界の水の流れをモチーフにして構成されているので、それにまつわる経穴名も多くあるのかと思ったが意外に少ない。やはり海や池を特定する名詞群と、それらを形容する群に属す経穴名が多いのが特徴である。

5-1 氣穴6穴

経絡	肺	大腸	胃	脾	心	小腸	膀胱	腎	心包	三焦	膽	肝	任	督
経穴			氣舎 氣戸 氣衝				氣海兪	氣穴					氣海	

5-2 水穴5穴

経絡	肺	大腸	胃	脾	心	小腸	膀胱	腎	心包	三焦	膽	肝	任	督
経穴			水突 水道					水泉					水分	水溝

5-3 谷(穀)穴9穴

経絡	肺	大腸	胃	脾	心	小腸	膀胱	腎	心包	三焦	膽	肝	任	督
経穴		合谷	陷谷	漏谷		前谷 陽谷	通谷	然谷 陰谷 通谷						

5-4 肓穴 4穴

経絡	肺	大腸	胃	脾	心	小腸	膀胱	腎	心包	三焦	膽	肝	任	督
経穴							膏肓 肓門 胞肓	肓兪						

名詞	氣穴　氣海　水泉　水道　水溝　膏肓
動詞	氣舎（やどる）氣衝（つく）水突（つく）水分（わける）合谷（あわせる） 陷谷（おちいる）漏谷（もれる）通谷（とうる）然谷（もえる）肓兪（いえる）
位置	氣戸　肓門　胞肓
形容	前谷　陽谷　陰谷

気穴はあるが血穴や水穴はないことに気付かなければならない。些細なことだがこのようなことにまでも、東洋医学の生理法則で作られている。陽谷と陰谷は経穴名からも相剋するため、臨床では特に理由がない限り、同側で同時に使ってはならない。

6-1 骨穴 7穴

経絡	肺	大腸	胃	脾	心	小腸	膀胱	腎	心包	三焦	膽	肝	任	督
経穴		巨骨				腕骨	京骨 束骨	横骨			完骨		曲骨	

6-2 髎穴 14穴

経絡	肺	大腸	胃	脾	心	小腸	膀胱	腎	心包	三焦	膽	肝	任	督
経穴		禾髎 肘髎	巨髎			觀髎	上髎 次髎 中髎 下髎		肩髎 天髎 和髎	瞳子髎 居髎				素髎

骨空論に順じて解釈すべきである。そして鍼は骨に当て響かせる骨伝道は時に応じて行わなければならない。

6-3 筋穴 3穴

経絡	肺	大腸	胃	脾	心	小腸	膀胱	腎	心包	三焦	膽	肝	任	督
経穴							承筋				輒筋			筋縮

筋穴は陽明経気・陽明宗筋の支配にある。承筋は筋に対して水気を与えて潤したり、筋を収斂させて絞ったりするための補瀉を行う穴である。

6-4 腹穴2穴

経絡	肺	大腸	胃	脾	心	小腸	膀胱	腎	心包	三焦	膽	肝	任	督
経穴				腹結 腹哀										

6-5 脉穴4穴

経絡	肺	大腸	胃	脾	心	小腸	膀胱	腎	心包	三焦	膽	肝	任	督
経穴							申脉			瘈脉	帶脉	急脉		

6-6 肩穴6穴

経絡	肺	大腸	胃	脾	心	小腸	膀胱	腎	心包	三焦	膽	肝	任	督
経穴		肩髃				肩貞 肩外兪 肩中兪				肩髎	肩井			

6-7 腰穴2穴

経絡	肺	大腸	胃	脾	心	小腸	膀胱	腎	心包	三焦	膽	肝	任	督
経穴														腰陽關 腰兪

6-8 乳穴2穴

経絡	肺	大腸	胃	脾	心	小腸	膀胱	腎	心包	三焦	膽	肝	任	督
経穴			乳中 乳根											

6-9 その他の身体名称穴7穴

経絡	肺	大腸	胃	脾	心	小腸	膀胱	腎	心包	三焦	膽	肝	任	督
経穴			頰車 条口 犢鼻 髀關	胸郷							曲鬢 目窓			

7-1 井穴2穴

経絡	肺	大腸	胃	脾	心	小腸	膀胱	腎	心包	三焦	膽	肝	任	督
経穴										天井	肩井			

井穴は井戸の意味がありこれより水をくみ出すことができる。瀉法を行うが左右で意味は異なる。

7-2 溜穴2穴

経絡	肺	大腸	胃	脾	心	小腸	膀胱	腎	心包	三焦	膽	肝	任	督
経穴		温溜						復溜						

復溜は陽気を裏で留め肺とリンクする穴。温溜は陽明経に留まった熱を瀉す穴である。

7-3 兪穴5穴

経絡	肺	大腸	胃	脾	心	小腸	膀胱	腎	心包	三焦	膽	肝	任	督
経穴						肩外兪 肩中兪	各兪穴	兪府 肓兪						

兪穴は兪土穴に繋がるので胃気を補うことがよくできる。背部兪穴に灸するのも、陽気を与えて水気を動かすことで、背部から腹部臓気の代謝効率を上げる目的である。

7-4 商穴4穴

経絡	肺	大腸	胃	脾	心	小腸	膀胱	腎	心包	三焦	膽	肝	任	督
経穴	少商	商陽		商丘				商曲						

商穴はすべて金とかかわるので収斂させる意味があるが、商曲は「身体を曲げるとこの部から曲がる」意味かららしいが真偽は定かではない。

7-5 合穴2穴

経絡	肺	大腸	胃	脾	心	小腸	膀胱	腎	心包	三焦	膽	肝	任	督
経穴		合谷					合陽							

その周辺で合わさった表陽を瀉す穴であるために、合谷も合陽も位置が確定しないのである。

7-6 郄穴3穴

経絡	肺	大腸	胃	脾	心	小腸	膀胱	腎	心包	三焦	膽	肝	任	督
経穴				陰郄			浮郄		郄門					

なぜか瀉法の代名詞になっている穴であるが、郄を隙間の意味で考えると唯一表から裏に対し、ここより働きかけることができることからも、瀉法だけでなく補法を行ってよい。ただし陰郄・郄門は心経、心包経脈であるから、粗雑な手術を行ってはならない。裏に繋がっているので陽気が洩れて動悸がするようになるからである。

7-7 府穴6穴

経絡	肺	大腸	胃	脾	心	小腸	膀胱	腎	心包	三焦	膽	肝	任	督
経穴	中府 天府			府舎	少府			兪府						風府

府は集まると解すと、府穴の応用範囲が多岐にわたる。ただし左右穴の使い分けを季節に順じて明確にしなければならない。正しくしなければ邪気を集めてしまうからである。

第9章 経穴論・名称類門

7-8　正穴2穴

経絡	肺	大腸	胃	脾	心	小腸	膀胱	腎	心包	三焦	胆	肝	任	督
経穴						支正					正營			

支正は絡穴なのでこの正が絡脈とリンクする穴であることは理解できるが、正營はここより側頭部に流れる、足太陽経気と胆経本経がリンクする意味であろうか。

7-9　孫穴2穴

経絡	肺	大腸	胃	脾	心	小腸	膀胱	腎	心包	三焦	胆	肝	任	督
経穴				公孫						角孫				

孫は公孫の使い方で証明されるように、孫絡脈にかかわる穴と理解できるが、角孫は確認していない。おそらく表陽鬱して発する表在頭痛に有効であろうか。いずれにしても本経へのアプローチが優先する。

8-1　溜穴2穴

経絡	肺	大腸	胃	脾	心	小腸	膀胱	腎	心包	三焦	胆	肝	任	督
経穴		温溜						復溜						

8-2　承穴8穴

経絡	肺	大腸	胃	脾	心	小腸	膀胱	腎	心包	三焦	胆	肝	任	督
経穴			承泣 承滿				承光 承扶 承筋 承山				承靈		承漿	

8-3　容穴2穴

経絡	肺	大腸	胃	脾	心	小腸	膀胱	腎	心包	三焦	胆	肝	任	督
経穴			不容			天容								

8-4　缺穴2穴

経絡	肺	大腸	胃	脾	心	小腸	膀胱	腎	心包	三焦	胆	肝	任	督
経穴	列缺	缺盆												

8-5　滿穴2穴

経絡	肺	大腸	胃	脾	心	小腸	膀胱	腎	心包	三焦	胆	肝	任	督
経穴			承滿					四滿						

8-6 舎穴2穴

経絡	肺	大腸	胃	脾	心	小腸	膀胱	腎	心包	三焦	膽	肝	任	督
経穴			氣舎	府舎										

8-7 梁穴2穴

経絡	肺	大腸	胃	脾	心	小腸	膀胱	腎	心包	三焦	膽	肝	任	督
経穴			梁門 梁丘											

8-8 懸穴4穴

経絡	肺	大腸	胃	脾	心	小腸	膀胱	腎	心包	三焦	膽	肝	任	督
経穴											懸顱 懸釐 懸鍾			懸樞

8-9 衝穴8穴

経絡	肺	大腸	胃	脾	心	小腸	膀胱	腎	心包	三焦	膽	肝	任	督
経穴			氣衝 衝陽	衝門	少衝				中衝	關衝	天衝	太衝		

8-10 突穴3穴

経絡	肺	大腸	胃	脾	心	小腸	膀胱	腎	心包	三焦	膽	肝	任	督
経穴		扶突	水突										天突	

8-11 交穴5穴

経絡	肺	大腸	胃	脾	心	小腸	膀胱	腎	心包	三焦	膽	肝	任	督
経穴				三陰交				陰交 交信			陽交			齦交

8-12 包穴2穴

経絡	肺	大腸	胃	脾	心	小腸	膀胱	腎	心包	三焦	膽	肝	任	督
経穴				大包								陰包		

8-13 会穴8穴

経絡	肺	大腸	胃	脾	心	小腸	膀胱	腎	心包	三焦	膽	肝	任	督
経穴							会陽			会宗 臑会	聽会 地五会		会陰	百会 顖会

第9章 経穴論・名称類門

8-14　維穴 2 穴

経絡	肺	大腸	胃	脾	心	小腸	膀胱	腎	心包	三焦	胆	肝	任	督
経穴			頭維								維道			

8-15　通穴 4 穴

経絡	肺	大腸	胃	脾	心	小腸	膀胱	腎	心包	三焦	胆	肝	任	督
経穴					通里		通天 通谷	通谷						

8-16　委穴 2 穴

経絡	肺	大腸	胃	脾	心	小腸	膀胱	腎	心包	三焦	胆	肝	任	督
経穴							委陽 委中							

8-17　至穴 2 穴

経絡	肺	大腸	胃	脾	心	小腸	膀胱	腎	心包	三焦	胆	肝	任	督
経穴							至陰							至陽

8-18　迎穴 2 穴

経絡	肺	大腸	胃	脾	心	小腸	膀胱	腎	心包	三焦	胆	肝	任	督
経穴		迎香	大迎											

8-19　分穴 2 穴

経絡	肺	大腸	胃	脾	心	小腸	膀胱	腎	心包	三焦	胆	肝	任	督
経穴							附分						水分	

8-20　臑穴 3 穴

経絡	肺	大腸	胃	脾	心	小腸	膀胱	腎	心包	三焦	胆	肝	任	督
経穴		臂臑				臑兪				臑会				

留まる、承わる、容れる、缺ける、満ちる、舎る、梁たす、懸かる、衝く、突く、交わる、会する、包む、維なぐ、通す、委ねる、到る、迎える、分ける、臑おす、挟む、聴く、強ばる、鐘く、極まる、関わる、領く、跳ねる、歩く等、身体の動きができなくなった場合に補瀉を行い対処する穴である。まず自らと近親者で脈に従い、穴に補瀉の理由を持って行い、充分に確証を得た後に臨床に望む。決して興味本位で軽々しく他人に鍼灸を行ってはならない。

8-21　俠穴 2 穴

経絡	肺	大腸	胃	脾	心	小腸	膀胱	腎	心包	三焦	胆	肝	任	督
経穴	俠白							俠谿						

8-22 聽穴 2 穴

経絡	肺	大腸	胃	脾	心	小腸	膀胱	腎	心包	三焦	膽	肝	任	督
経穴						聽宮					聽会			

8-23 強穴 2 穴

経絡	肺	大腸	胃	脾	心	小腸	膀胱	腎	心包	三焦	膽	肝	任	督
経穴														強間 長強

8-24 鍾穴 2 穴

経絡	肺	大腸	胃	脾	心	小腸	膀胱	腎	心包	三焦	膽	肝	任	督
経穴								大鍾			懸鍾			

8-25 極穴 2 穴

経絡	肺	大腸	胃	脾	心	小腸	膀胱	腎	心包	三焦	膽	肝	任	督
経穴					極泉								中極	

8-26 關穴 12 穴

経絡	肺	大腸	胃	脾	心	小腸	膀胱	腎	心包	三焦	膽	肝	任	督
経穴			下關 關門 髀關			關元俞 膈關	石關	內關	關衝 外關	陽關		關元	腰陽關

8-27 身体行動穴 3 穴

経絡	肺	大腸	胃	脾	心	小腸	膀胱	腎	心包	三焦	膽	肝	任	督
経穴								步廊			頷厭 環跳			

9-1 廉穴 4 穴

経絡	肺	大腸	胃	脾	心	小腸	膀胱	腎	心包	三焦	膽	肝	任	督
経穴		下廉 上廉										陰廉	廉泉	

9-2 曲穴 8 穴

経絡	肺	大腸	胃	脾	心	小腸	膀胱	腎	心包	三焦	膽	肝	任	督
経穴		曲池				曲垣	曲差	商曲	曲澤		曲鬢	曲泉	曲骨	

9-3　兌穴2穴

経絡	肺	大腸	胃	脾	心	小腸	膀胱	腎	心包	三焦	膽	肝	任	督
経穴			厲兌											兌端

9-4　丘穴4穴

経絡	肺	大腸	胃	脾	心	小腸	膀胱	腎	心包	三焦	膽	肝	任	督
経穴			梁丘	商丘							外丘 丘墟			

9-5　墟穴2穴

経絡	肺	大腸	胃	脾	心	小腸	膀胱	腎	心包	三焦	膽	肝	任	督
経穴								靈墟			丘墟			

9-6　翳穴2穴

経絡	肺	大腸	胃	脾	心	小腸	膀胱	腎	心包	三焦	膽	肝	任	督
経穴			屋翳							翳風				

10-1　白穴7穴

経絡	肺	大腸	胃	脾	心	小腸	膀胱	腎	心包	三焦	膽	肝	任	督
経穴	俠白		四白	隱白 太白			白環兪				浮白 陽白			

白は骨を意識して取穴すべきであるという意味の四白・隱白・太白・白環兪・浮白・陽白と、肺経の白を意識してかかわることを意味する俠白の二つの解釈がある。

10-2　青穴1穴

経絡	肺	大腸	胃	脾	心	小腸	膀胱	腎	心包	三焦	膽	肝	任	督
経穴					青靈									

11-1　大穴11穴

経絡	肺	大腸	胃	脾	心	小腸	膀胱	腎	心包	三焦	膽	肝	任	督
経穴		大迎	大巨	大都 大横 大包			大杼 大腸兪	大鍾 大赫	大陵					大椎

11-2　太穴6穴

経絡	肺	大腸	胃	脾	心	小腸	膀胱	腎	心包	三焦	膽	肝	任	督
経穴	太淵		太乙	太白				太谿				太敦 太衝		

大穴と太穴の使い分けの真意は何であろうか。いろいろと考えるが不明である。

11-3　巨穴6穴

経絡	肺	大腸	胃	脾	心	小腸	膀胱	腎	心包	三焦	膽	肝	任	督
経穴		巨骨	巨髎 大巨 上巨虚 下巨虚										巨闕	

11-4　少穴5穴

経絡	肺	大腸	胃	脾	心	小腸	膀胱	腎	心包	三焦	膽	肝	任	督
経穴	少商				少海 少府 少衝	少澤								

12-1　三穴6穴

経絡	肺	大腸	胃	脾	心	小腸	膀胱	腎	心包	三焦	膽	肝	任	督
経穴		三間 三里	足三里	三陰交			三焦兪			三陽絡				

足三里が胃脾腎を指し、三陰交が足三陰経を指し、三陽絡が手三陽経を指すことは理解できるが、手三里は何を指すのであろう。経験から同名穴の気は通っていないことの確証は得ている。これも不明である。

12-2　四穴3穴

経絡	肺	大腸	胃	脾	心	小腸	膀胱	腎	心包	三焦	膽	肝	任	督
経穴			四白					四滿		四涜				

四涜は四肢を指し、四滿は四方を指すと思われるが、四白は視の別字であろうか。

12-3　五穴5穴

経絡	肺	大腸	胃	脾	心	小腸	膀胱	腎	心包	三焦	膽	肝	任	督
経穴		五里					五処				五樞 地五会	足五里		

これらの穴については十分に使いこなしていない。

第9章　経穴論・名称類門

13-1　樞穴4穴

経絡	肺	大腸	胃	脾	心	小腸	膀胱	腎	心包	三焦	膽	肝	任	督
経穴			天樞								五樞			懸樞 中樞

陽気を壮めて樞機を調えるために、間接的に膏を代謝させることを行う。肓穴や髎穴と深くかかわる。

13-2　里穴6穴

経絡	肺	大腸	胃	脾	心	小腸	膀胱	腎	心包	三焦	膽	肝	任	督
経穴		三里 五里	足三里 建里		通里							足五里		

14-1　門穴21穴

経絡	肺	大腸	胃	脾	心	小腸	膀胱	腎	心包	三焦	膽	肝	任	督
経穴	雲門		梁門 關門 滑肉門	箕門 衝門	神門		風門 殷門 肓門 金門	幽門	郄門	液門 耳門	京門	章門 期門	石門	命門 瘂門

14-2　戸穴3穴

経絡	肺	大腸	胃	脾	心	小腸	膀胱	腎	心包	三焦	膽	肝	任	督
経穴			氣戸				魄戸							腦戸

14-3　窓穴3穴

経絡	肺	大腸	胃	脾	心	小腸	膀胱	腎	心包	三焦	膽	肝	任	督
経穴			膺窓			天窓					目窓			

門穴・戸穴・窓穴ともにモノが出入りする穴と解してよい。つまり陽気が主る腠理の開閉にかかわる穴と、陰気が主る水気の出入にかかわる穴に大きく二分される。経験的に大変効果的な穴である。

14-4　柱穴2穴

経絡	肺	大腸	胃	脾	心	小腸	膀胱	腎	心包	三焦	膽	肝	任	督
経穴							天柱							身柱

15-1　京穴2穴

経絡	肺	大腸	胃	脾	心	小腸	膀胱	腎	心包	三焦	膽	肝	任	督
経穴							京骨				京門			

15-2　都穴３穴

経絡	肺	大腸	胃	脾	心	小腸	膀胱	腎	心包	三焦	膽	肝	任	督
経穴				大都				陰都				中都		

15-3　市穴２穴

経絡	肺	大腸	胃	脾	心	小腸	膀胱	腎	心包	三焦	膽	肝	任	督
経穴			陰市								風市			

愚木は陰経脈の大都・中都・陰都は右穴でよく補法を行い、陽経脈の京骨・京門・陰市・風市は左穴で瀉法を多く行って、有効な治験を多く持っているが、他の臨床家諸氏はどうであろうか。

16-1　動物穴３穴

経絡	肺	大腸	胃	脾	心	小腸	膀胱	腎	心包	三焦	膽	肝	任	督
経穴	魚際		伏兎										鳩尾	

魚際・鳩尾の２穴は形状からそのように見えたのであろうが、伏兎は『水熱穴論、骨空論、氣府論』に書かれていることからすると、異なる特別の理由があるのは明らかである。

17-1　分類不可穴 15 穴

経絡	肺	大腸	胃	脾	心	小腸	膀胱	腎	心包	三焦	膽	肝	任	督
経穴	孔最 經渠	偏歴	豊隆	周榮		養老	譩譆 志室 崑崙 僕參	築賓		消濼	日月		華蓋 璇璣	

愚木は朧で分類において分けられなかっただけで、決して臨床的に価値がないということではない。

参考文献

書名	著者	出版社
医部全録 12 巻		人民衛生出版社
中国医学大成　6 巻		岳麓書社
中華医書集成 33 巻		中今古籍出版社
鍼灸医学諺書集成　5 巻		オリエント出版社
鍼灸流儀書集成 14 巻		オリエント出版社
日本漢方腹診叢書　6 巻		オリエント出版社
医経溯洄集和語鈔	岡本一抱子	盛文堂
医学三蔵弁解	岡本一抱子	盛文堂
医学切要指南	岡本一抱子	盛文堂
病因指南	岡本一抱子	盛文堂
中風治法指南	岡本一抱子	盛文堂
景岳全集上、下	張景岳	上海科学技術出版
中国医典質疑録	張景岳	緑書房
金元四代医学家名著集成		中国中医薬出版社
金元医学評析		人民衛生出版社
丹渓医集		人民衛生出版
脾胃学説大師	李東垣	中国科学技術出版社
難経鉄鑑	廣岡蘇仙	たにぐち書院
難経校釈		人民衛生出版
難経校註		人民衛生出版
校正図註難経	王叔和	盛文堂
難経集注	王惟一	日本内経医学会
ハイブリッド難経	割石務	六然社
意釈医経解惑論	内藤希哲	築地書館
薬徴	吉益東洞	思文閣出版社
異本薬徴	吉益東洞	名著出版
気血水薬徴	吉益南涯	名著出版
傷寒論正義	吉益東洞	写本
金匱要略	吉益南涯	写本
類聚廣義	尾台容堂	燎原
方術説話 5 巻	荒木性次	方術信和会
傷寒論	劉渡舟	人民衛生出版
傷寒論考注	森立之	学苑出版社
傷寒論条弁	方有執	医聖社
傷寒論後条弁	程応旄	医聖社
傷寒論尚論	喩嘉言	江西人民出版社
金匱要略私講	伊澤裳軒	学苑出版社
金匱要略詮解	劉渡舟	人民衛生出版
高等医薬院方剤学		上海科学技術出版社
蕉窓雑話	和田東郭	写本
古方便覧	橦脇荒隆	公文館
傷寒論弁脈法平脈法講和	大塚敬節	たにぐち書店
脈経 4 巻	小曾戸丈夫校注　池田政一訳	たにぐち書店
脈法私言	浅田宗伯著　長谷川弥人訓	たにぐち書店
中医脈診学		天津科学技術出版
中医学基礎	上海中医学院編　神戸中医学研究会訳	燎原
中医診断学	広東中医学院編　松本克彦訳	燎原
新漢和辞典	米山寅太郎他	大修館書店
漢字の起源	藤堂明保	講談社
中日大辞典	愛知大学	燎原
学習漢字字典	藤堂明保	小学館
黄帝内経と中国古代医学	丸山敏秋	東京美術
針灸医学と古典の研究	丸山昌朗	創元社
針灸医学源流考	藤木俊郎	績文堂

書名	著者	出版社
中国思想文学通史	中村章八	明治書院
五行大義	中村章八	明徳出版社
素問・霊枢	宮澤正順	明徳出版社
礼記	下見隆雄	明徳出版社
儒教と老荘	安岡正篤	明徳出版社
抱朴子内篇	葛洪	平凡社
先哲医談	柳谷清逸	石山針灸医学社
老子	小川環樹	中央公論新社
老子を読む	稲田孝	頸草書房
老子 4	楠山春樹	集英社
老荘思想	池田知久	放送大学教育振興会
荘子	金谷治	岩波書店
世界の名著 4 老子・荘子	小川環樹　森三樹三郎	中央公論新社
孔子・老子・釈迦「三聖会談」	諸橋轍次	講談社
道教百話	窪徳忠	講談社
インド哲学	オットー・シュトラウス	大東出版社
「般若心経」を読む	水上勉	PHP研究所
マンガ仏陀入門	松原泰道	サンマーク出版
意識の形而上学	井筒俊彦	中央公論新社
南北相法	水野南北	緑書房
風土	和辻哲郎	岩波書店
風土学序説	オギュスタン・ベルク	筑摩書房
史記　上・下		平凡社
日本書紀　上・下	宇治谷孟	講談社
宇宙の量子論	PCWディヴィス	地人書館
「量子論」を楽しむ本	佐藤勝彦	PHP研究所
相対性理論を楽しむ本	佐藤勝彦	PHP研究所
時間の矢・生命の矢	ピーター・コヴニー　ロジャー・ハイフィールド	草思社
時間と空間の誕生	ゲーササモシ	青土社
はじめての進化論	河田雅圭	講談社
ユング心理学	河合隼雄	至文堂
小解剖学書	清木勘治	金芳堂
イラスト解剖学	松浦譲治	中外医学社
運動解剖学	藤原知	医歯薬出版
人体解剖学序説	藤原知	医歯薬出版
形を読む	養老孟司	培風館
目で見るからだのメカニズム	堺章	医学書院
イラストで学ぶ生理学	田中越郎	医学書院
生理学	真島英信	文光堂
生理学新書		金芳堂
身体の地図帳		講談社
環境問題のウソ	池田晴彦	筑摩書房
海と地球環境	日本海洋学会	東京大学出版会
系統看護学講座 24 物理学		医学書院
東洋医学講座	割石努	Bewell 北山治療院
傷寒論鍼灸配穴注	木田一歩	緑書房
東洋医学鍼灸ジャーナル (vol.1 〜 6)		緑書房

本文古典引用：小林健二氏作　デジタル版テキストファイル CD − ROM

参考 HOMEPAGE
易論研修会
多聞の聖弟子
逆瀬川弘次「清朝の中の中華思想」
ユング - 無意識の探求
ユング - 心理占い・ユング的アプローチ
水の話 〜化学の鉄人小林映章が「水」を斬る！〜
お茶の水女子大学　大学院人間文化研究科　複合領域科学専攻　冨永研究室　水の話

つずきに

　私は鍼師・灸師である。それ以上でも以下でもない。思うに、『古書』から古代の鍼師・灸師をイメージすると、病人の訴えをまず聞いてから脈を診て、腹部を少し探り、張景岳がいう「九問」を確認してから、必要最低限の箇所に呼吸に合わせて鍼を当て、必要に応じて灸を施し、脈・腹部の確認をして治療を終わる。治療終了後、病の「からくり」を説明して予後と食事・生活指導をしてお帰りいただくのである。

　果たして私の現状を自負するに、これに「やや近いかな」とも思うが、未だ許容範囲が狭いのも事実で、今後の課題として日々研鑽していかねばと、思い新たにしています。

　本書は『第1次邦医学教室（三つ葉会）』（現在第2次邦医学教室開催中）のテキスト教材として愚木が著した原稿に手を入れて加筆したものです。本書作成に当たり、当時助手としてご尽力いただいた女史の方々にもあらためてお礼申し上げます。また静風社の岡村静夫、真名子漢両氏のご尽力により出版に至りましたことを、この場をお借りいたしましてお礼申し上げます。

蛇足
最後までお読みくださった皆様、ありがとうございました。
最後に私から"なぞなぞ"をご用意しております。
「海の水も空の空気も、手のひらの中では無色透明なのに、なぜ海も空も青く見えるのでしょうか」
医学的にお考えください。

上弦の不安定な月模様に
一歩記す

『邦医学教室』のご案内（木田一歩主宰）
　当教室は日本漢方が最も隆盛を極めた江戸後期の医術方法を最大限に尊重して、現代の医療知識とリンクさせ、かつ素問医学に含まれている矛盾や、未解決の諸問題に対して、多くの意見や書籍の中から現時点での一結論を求め、それを臨床の中に織り込み、少しでも病める方々の救いとなるべく、多くの賛同者とともに討論を重ねることを趣旨としています。
　なお授業料はすべて2011年に発生した「東北大震災」の義援金として寄付しています。

（お問い合わせ先）
木田鍼灸院
〒673-0534
兵庫県三木市緑ヶ丘町本町1－279－5
E-mail：hoigaku.kyoshitu01@gmail.com
　　　　（邦医学教室）

出版予定の邦医学テキストシリーズ
『薬方愚解』
『難経愚解』
『腹診／脈診篇』
『現代版素問諺解・総論編』
『現代版素問諺解・各論編』
『新釈陰陽論・格致余論』
『愚解傷寒論・尚論』他

■著者略歴

木田 一歩（きだ いっぽ）

　1963年癸卯生。二十数年後鍼師・灸師免許取得。在学中から多種多様な方々と交わり、行動や意見を見聞きして自問自答して考えた結果「人不頼・自習」に至る。現在、古典に書かれている事柄を、鍼灸治療の臨床現場で実践して研究を続けながら、書籍の執筆を行っている。著書に『傷寒論鍼灸配穴選注』（緑書房）がある。

　また後進の向学を目的に第1次邦医学教室（三つ葉会）を主催、現在は東日本大震災義援金作りを目的に第2次邦医学教室を開室中。

愚解経脈論　邦医学テキスト

2015年3月10日　第1刷発行

著　　者　　木田一歩
発 行 者　　岡村静夫
発 行 所　　株式会社静風社
　　　　　　〒101-0061
　　　　　　東京都千代田区三崎町2丁目20-7-904
　　　　　　TEL 03-6261-2661　FAX 03-6261-2660
　　　　　　http://www.seifusha.co.jp

本文・カバーデザイン　　有限会社オカムラ
印刷／製本　シナノ書籍印刷株式会社

©IPPO KIDA
ISBN978-4-9907537-2-6
Printed in Japan
落丁、乱丁本は弊社送料負担にてお取り替えいたします。

本書の複写にかかる複製、上映、譲渡、公衆送信（送信可能化も含む）の各権利は株式会社静風社が管理の委託を受けています。
JCOPY　〈（社）出版者著作権管理機構　委託出版物〉
本書の無断複写（電子化も含む）は著作権法上での例外を除き、禁じられています。複写される場合は、そのつど事前に、（社）出版者著作権管理機構（電話 03-3513-6969、FAX 03-3513-6979、e-mail : info@jcopy.or.jp）の許諾を得てください。